全国中医药行业高等教育"十四五"规划教材

全国高等中医药院校规划教材（第十一版）

中医正骨学

（新世纪第二版）

（供中医骨伤科学等专业用）

主　编　冷向阳　马　勇

U0343625

中国中医药出版社

·北 京·

图书在版编目（CIP）数据

中医正骨学 / 冷向阳，马勇主编 . —2 版 . —北京：
中国中医药出版社，2021.12（2024.8重印）
全国中医药行业高等教育"十四五"规划教材
ISBN 978–7–5132–6984–1

Ⅰ . ①中… Ⅱ . ①冷… ②马… Ⅲ . ①正骨疗法—
高等学校—教材 Ⅳ . ① R274.2

中国版本图书馆 CIP 数据核字（2021）第 095736 号

融合出版数字化资源服务说明

全国中医药行业高等教育"十四五"规划教材为融合教材，各教材相关数字化资源（电子教材、PPT 课件、
视频、复习思考题等）在全国中医药行业教育云平台"医开讲"发布。

资源访问说明

扫描右方二维码下载"医开讲 APP"或到"医开讲网站"（网址：www.e-lesson.cn）注
册登录，输入封底"序列号"进行账号绑定后即可访问相关数字化资源（注意：序列号
只可绑定一个账号，为避免不必要的损失，请您刮开序列号立即进行账号绑定激活）。

资源下载说明

本书有配套 PPT 课件，供教师下载使用，请到"医开讲网站"（网址：www.e-lesson.cn）认证教师身份
后，搜索书名进入具体图书页面实现下载。

中国中医药出版社出版

北京经济技术开发区科创十三街 31 号院二区 8 号楼
邮政编码　100176
传真　010–64405721
保定市西城胶印有限公司印刷
各地新华书店经销

开本 889×1194　1/16　印张 16.75　字数 447 千字
2021 年 12 月第 2 版　2024 年 8 月第 3 次印刷
书号　ISBN 978–7–5132–6984–1

定价　65.00 元
网址　www.cptcm.com

服 务 热 线　010–64405510　　微信服务号　zgzyycbs
购 书 热 线　010–89535836　　微商城网址　https://kdt.im/LIdUGr
维 权 打 假　010–64405753　　天猫旗舰店网址　https://zgzyycbs.tmall.com

如有印装质量问题请与本社出版部联系（010–64405510）

全国中医药行业高等教育"十四五"规划教材
全国高等中医药院校规划教材（第十一版）

《中医正骨学》
编 委 会

主　编

冷向阳（长春中医药大学）　　　　　　马　勇（南京中医药大学）

副主编

张俊忠（山东中医药大学）　　　　　　陈　锋（广西中医药大学）

陈长贤（福建中医药大学）　　　　　　陈兆军（北京中医药大学）

皆　强（陕西中医药大学）

编　委（以姓氏笔画为序）

马　云（中国人民解放军成都军区八一骨科医院）　　王　翔（上海中医药大学）

刘　康（浙江中医药大学）　　　　　　况　君（江西中医药大学）

宋建东（湖北中医药大学）　　　　　　张彦军（甘肃中医药大学）

罗宗键（长春中医药大学）　　　　　　赵文韬（云南中医药大学）

郝　琦（西南医科大学）　　　　　　　袁　凯（广州中医药大学）

学术秘书（兼）

罗宗键（长春中医药大学）

全国中医药行业高等教育"十四五"规划教材
全国高等中医药院校规划教材（第十一版）

专家指导委员会

名誉主任委员

余艳红（国家卫生健康委员会党组成员，国家中医药管理局党组书记、局长）

王永炎（中国中医科学院名誉院长、中国工程院院士）

陈可冀（中国中医科学院研究员、中国科学院院士、国医大师）

主任委员

张伯礼（天津中医药大学教授、中国工程院院士、国医大师）

秦怀金（国家中医药管理局副局长、党组成员）

副主任委员

王　琦（北京中医药大学教授、中国工程院院士、国医大师）

黄璐琦（中国中医科学院院长、中国工程院院士）

严世芸（上海中医药大学教授、国医大师）

高　斌（教育部高等教育司副司长）

陆建伟（国家中医药管理局人事教育司司长）

委　员（以姓氏笔画为序）

丁中涛（云南中医药大学校长）

王　伟（广州中医药大学校长）

王东生（中南大学中西医结合研究所所长）

王维民（北京大学医学部副主任、教育部临床医学专业认证工作委员会主任委员）

王耀献（河南中医药大学校长）

牛　阳（宁夏医科大学党委副书记）

方祝元（江苏省中医院党委书记）

石学敏（天津中医药大学教授、中国工程院院士）

田金洲（北京中医药大学教授、中国工程院院士）

仝小林（中国中医科学院研究员、中国科学院院士）

宁　光（上海交通大学医学院附属瑞金医院院长、中国工程院院士）

匡海学（黑龙江中医药大学教授、教育部高等学校中药学类专业教学指导委员会主任委员）

吕志平（南方医科大学教授、全国名中医）

吕晓东（辽宁中医药大学党委书记）

朱卫丰（江西中医药大学校长）

朱兆云（云南中医药大学教授、中国工程院院士）

刘　良（广州中医药大学教授、中国工程院院士）

刘松林（湖北中医药大学校长）

刘叔文（南方医科大学副校长）

刘清泉（首都医科大学附属北京中医医院院长）

李可建（山东中医药大学校长）

李灿东（福建中医药大学校长）

杨　柱（贵州中医药大学党委书记）

杨晓航（陕西中医药大学校长）

肖　伟（南京中医药大学教授、中国工程院院士）

吴以岭（河北中医药大学名誉校长、中国工程院院士）

余曙光（成都中医药大学校长）

谷晓红（北京中医药大学教授、教育部高等学校中医学类专业教学指导委员会主任委员）

冷向阳（长春中医药大学校长）

张忠德（广东省中医院院长）

陆付耳（华中科技大学同济医学院教授）

阿吉艾克拜尔·艾萨（新疆医科大学校长）

陈　忠（浙江中医药大学校长）

陈凯先（中国科学院上海药物研究所研究员、中国科学院院士）

陈香美（解放军总医院教授、中国工程院院士）

易刚强（湖南中医药大学校长）

季　光（上海中医药大学校长）

周建军（重庆中医药学院院长）

赵继荣（甘肃中医药大学校长）

郝慧琴（山西中医药大学党委书记）

胡　刚（江苏省政协副主席、南京中医药大学教授）

侯卫伟（中国中医药出版社有限公司董事长）

姚　春（广西中医药大学校长）

徐安龙（北京中医药大学校长、教育部高等学校中西医结合类专业教学指导委员会主任委员）

高秀梅（天津中医药大学校长）

高维娟（河北中医药大学校长）

郭宏伟（黑龙江中医药大学校长）

唐志书（中国中医科学院副院长、研究生院院长）

彭代银（安徽中医药大学校长）

董竞成（复旦大学中西医结合研究院院长）

韩晶岩（北京大学医学部基础医学院中西医结合教研室主任）

程海波（南京中医药大学校长）

鲁海文（内蒙古医科大学副校长）

翟理祥（广东药科大学校长）

秘书长（兼）

陆建伟（国家中医药管理局人事教育司司长）

侯卫伟（中国中医药出版社有限公司董事长）

办公室主任

周景玉（国家中医药管理局人事教育司副司长）

李秀明（中国中医药出版社有限公司总编辑）

办公室成员

陈令轩（国家中医药管理局人事教育司综合协调处处长）

李占永（中国中医药出版社有限公司副总编辑）

张峘宇（中国中医药出版社有限公司副总经理）

芮立新（中国中医药出版社有限公司副总编辑）

沈承玲（中国中医药出版社有限公司教材中心主任）

编审专家组

全国中医药行业高等教育"十四五"规划教材
全国高等中医药院校规划教材（第十一版）

组　长

余艳红（国家卫生健康委员会党组成员，国家中医药管理局党组书记、局长）

副组长

张伯礼（天津中医药大学教授、中国工程院院士、国医大师）

秦怀金（国家中医药管理局副局长、党组成员）

组　员

陆建伟（国家中医药管理局人事教育司司长）

严世芸（上海中医药大学教授、国医大师）

吴勉华（南京中医药大学教授）

匡海学（黑龙江中医药大学教授）

刘红宁（江西中医药大学教授）

翟双庆（北京中医药大学教授）

胡鸿毅（上海中医药大学教授）

余曙光（成都中医药大学教授）

周桂桐（天津中医药大学教授）

石　岩（辽宁中医药大学教授）

黄必胜（湖北中医药大学教授）

前　言

为全面贯彻《中共中央 国务院关于促进中医药传承创新发展的意见》和全国中医药大会精神，落实《国务院办公厅关于加快医学教育创新发展的指导意见》《教育部 国家卫生健康委 国家中医药管理局关于深化医教协同进一步推动中医药教育改革与高质量发展的实施意见》，紧密对接新医科建设对中医药教育改革的新要求和中医药传承创新发展对人才培养的新需求，国家中医药管理局教材办公室（以下简称"教材办"）、中国中医药出版社在国家中医药管理局领导下，在教育部高等学校中医学类、中药学类、中西医结合类专业教学指导委员会及全国中医药行业高等教育规划教材专家指导委员会指导下，对全国中医药行业高等教育"十三五"规划教材进行综合评价，研究制定《全国中医药行业高等教育"十四五"规划教材建设方案》，并全面组织实施。鉴于全国中医药行业主管部门主持编写的全国高等中医药院校规划教材目前已出版十版，为体现其系统性和传承性，本套教材称为第十一版。

本套教材建设，坚持问题导向、目标导向、需求导向，结合"十三五"规划教材综合评价中发现的问题和收集的意见建议，对教材建设知识体系、结构安排等进行系统整体优化，进一步加强顶层设计和组织管理，坚持立德树人根本任务，力求构建适应中医药教育教学改革需求的教材体系，更好地服务院校人才培养和学科专业建设，促进中医药教育创新发展。

本套教材建设过程中，教材办聘请中医学、中药学、针灸推拿学三个专业的权威专家组成编审专家组，参与主编确定，提出指导意见，审查编写质量。特别是对核心示范教材建设加强了组织管理，成立了专门评价专家组，全程指导教材建设，确保教材质量。

本套教材具有以下特点：

1.坚持立德树人，融入课程思政内容

将党的二十大精神进教材，把立德树人贯穿教材建设全过程、各方面，体现课程思政建设新要求，发挥中医药文化育人优势，促进中医药人文教育与专业教育有机融合，指导学生树立正确世界观、人生观、价值观，帮助学生立大志、明大德、成大才、担大任，坚定信念信心，努力成为堪当民族复兴重任的时代新人。

2.优化知识结构，强化中医思维培养

在"十三五"规划教材知识架构基础上，进一步整合优化学科知识结构体系，减少不同学科教材间相同知识内容交叉重复，增强教材知识结构的系统性、完整性。强化中医思维培养，突出中医思维在教材编写中的主导作用，注重中医经典内容编写，在《内经》《伤寒论》等经典课程中更加突出重点，同时更加强化经典与临床的融合，增强中医经典的临床运用，帮助学生筑牢中医经典基础，逐步形成中医思维。

3.突出"三基五性"，注重内容严谨准确

坚持"以本为本"，更加突出教材的"三基五性"，即基本知识、基本理论、基本技能，思想性、科学性、先进性、启发性、适用性。注重名词术语统一，概念准确，表述科学严谨，知识点结合完备，内容精炼完整。教材编写综合考虑学科的分化、交叉，既充分体现不同学科自身特点，又注意各学科之间的有机衔接；注重理论与临床实践结合，与医师规范化培训、医师资格考试接轨。

4.强化精品意识，建设行业示范教材

遴选行业权威专家，吸纳一线优秀教师，组建经验丰富、专业精湛、治学严谨、作风扎实的高水平编写团队，将精品意识和质量意识贯穿教材建设始终，严格编审把关，确保教材编写质量。特别是对 32 门核心示范教材建设，更加强调知识体系架构建设，紧密结合国家精品课程、一流学科、一流专业建设，提高编写标准和要求，着力推出一批高质量的核心示范教材。

5.加强数字化建设，丰富拓展教材内容

为适应新型出版业态，充分借助现代信息技术，在纸质教材基础上，强化数字化教材开发建设，对全国中医药行业教育云平台"医开讲"进行了升级改造，融入了更多更实用的数字化教学素材，如精品视频、复习思考题、AR/VR 等，对纸质教材内容进行拓展和延伸，更好地服务教师线上教学和学生线下自主学习，满足中医药教育教学需要。

本套教材的建设，凝聚了全国中医药行业高等教育工作者的集体智慧，体现了中医药行业齐心协力、求真务实、精益求精的工作作风，谨此向有关单位和个人致以衷心的感谢！

尽管所有组织者与编写者竭尽心智，精益求精，本套教材仍有进一步提升空间，敬请广大师生提出宝贵意见和建议，以便不断修订完善。

国家中医药管理局教材办公室

中国中医药出版社有限公司

2023 年 6 月

编写说明

　　中医骨伤科学是在中医理论指导下，研究人体运动系统损伤和疾病的预防、诊断、治疗及康复的一门学科，具有悠久历史和丰富的临床经验，对保障人民健康发挥着重要作用。2019 年教育部恢复中医骨伤科学本科专业。中国中医药出版社于 2019 年 4 月启动全国中医药高等教育中医骨伤科学专业院校规划教材的编写，成立了以孙树椿教授为主任的全国中医药高等教育中医骨伤科学专业院校规划教材编审委员会，其中委员有王和鸣、韦贵康、朱立国、李盛华、肖鲁伟、宋春生、赵文海、郝胜利、施杞、郭艳幸、黄桂成（以姓氏笔画为序），学术秘书为于栋，共同组织全国中医骨伤界专家编写本系列教材。本系列教材既要传承中医骨伤精粹，又要充分吸收现代科技新成果，以期培养出高层次中医骨伤专业人才。

　　全国中医药高等教育中医骨伤科学专业院校规划教材共 15 门。供五年制本科生使用的有《中医骨伤科学基础》《骨伤解剖学》《骨伤影像学》《中医正骨学》《中医筋伤学》《中医骨病学》《创伤急救学》《骨伤手术学》8 门，以上 8 门同时也是全国中医药行业高等教育"十四五"规划教材。供"5+3"或"5+4"长学制或硕士研究生使用的有《中医骨伤学发展史》《骨伤科古医籍选》《骨伤方药学》《骨伤科生物力学》《实验骨伤科学》《骨伤运动医学》《中医骨伤康复学》7 门。

　　《中医正骨学》是一门研究骨折和脱位诊断、治疗及康复的课程，是中医骨伤科学专业的核心内容及主干课程。讲授本课程的目的与任务，是使学生在已学过中医学各类基础课程的基础上，了解与掌握中医正骨的基本理论与骨折、脱位诊断、治疗的基本方法。

　　本教材的教学，既强调中医理论的系统性，又要突出骨伤科的学术特点，贯彻"少而精"的原则；对重要学术内容必须讲深讲透，既强调临床实用性，又能反映当代本学科的新成就、新成果，造就新世纪高水平的复合型中医药人才。

　　《中医正骨学》共有 6 章。概论主要讲述中医正骨学的发展简史，后 5 个章节分别着重介绍上肢骨折、下肢骨折、躯干骨折、脱位概论、脱位各论等常见疾病的诊治要领。

　　本教材教学总时数为 72 学时。教学方法要求理论密切联系实际，有利于培养学生的辩证思维和临床实践能力。教学方式应以启发式教学为主，通过典型案例，结合 X 线片、CT、MRI、PPT、实物、录像及多媒体等现代教学手段，为学生更直观、更生动地讲解疾病，从而达到提升教学效果的目的，本教材融入了课程思政教学内容。

　　本教材供全国高等中医药院校中医骨伤科学等专业的学生使用，也可作为相关专业医务人员学习参考书籍使用。本教材绪论部分由冷向阳撰写；第一章骨折概论由张俊忠、冷向阳、马云、况君撰写；第二章上肢骨折由马勇、昝强、赵文韬、刘康撰写；第三章下肢骨折由陈兆军、王翔、郝琦撰写；第四章躯干骨折由陈长贤、宋建东、况君撰写；第五章脱位概论由罗宗键撰写；第六章脱位各论由陈峰、马勇、赵文韬、刘康、袁凯、张彦军撰写。

　　本教材在编写过程中得到全国各高等中医药院校同行、中国中医药出版社的大力支持，在此表示衷心的感谢！教材中难免有疏漏或不足之处，望各院校师生和广大读者使用后多提出宝贵意见，以便再版时修订提高。

《中医正骨学》编委会
2021 年 4 月

目　录

扫一扫，查阅
本书数字资源

绪 论

扫一扫，查阅本章数字资源，含 PPT、音视频、图片等

中医正骨学是研究防治骨折和关节脱位的一门学科，是中医骨伤科数千年临床经验的结晶，也是中医骨伤科的重要组成部分。

中医治疗骨关节损伤历史悠久，经历代医家的临床实践，至今已形成了一套独具特色的诊疗体系和方法。

早在公元前 16 世纪殷商时期的甲骨文中就有关于骨折的描述。当时就已懂得用器官位置定病名，包括疾肘、疾手、疾胫、疾毗等伤病名称。

公元前 11 世纪至公元前 3 世纪，《周礼》把医生分为食医、疾医、疡医、兽医四类，其中疡医"掌肿疡、溃疡、金疡、折疡……"这是我国现有最早的医学分科的文献记载。《礼记·孟秋》记载："命理瞻伤、察创、视折、审断，决狱讼，必端平。"蔡邕注："皮曰伤，肉曰创，骨曰折，骨肉皆绝曰断。"记录了疡医对创伤所做的诊查和分类，并采用内治、外治法相结合治疗创伤骨折，采用祛腐生肌的药物处理感染伤口，懂得做些病灶清除手术。

公元前 8 世纪至公元前 3 世纪为中医学隆盛时期。在临证医学发展的基础上，从医药的临床实践提高到理论方面的划时代的总结，完成了中医学的经典著作——《黄帝内经》《难经》《神农本草经》和《伤寒杂病论》。这些经典著作，确立了中医学的理论体系，奠定了我国中医药学发展的基础。《黄帝内经》比较详细地记载了人体解剖、生理、病理、诊断及治疗等基本理论，其中阐发的肾主骨、肝主筋、脾主肌肉，以及气伤痛、形伤肿等学说和论述，奠定了中医正骨学的理论基础，并一直指导后世伤科临床医疗实践；它是中医整体观念在骨伤科领域的运用，也是正骨学内外兼治、筋骨并重原则形成的理论渊源。《神农本草经》记载王不留行、续断、泽兰、地榆、桃仁等 23 种药物用于伤科内服或外敷，这些原始的医疗实践记录成了后世正骨学三期用药理论基础。此外，《吕氏春秋》记载："流水不腐，户枢不蠹，动也。形气亦然。形不动则精不流，精不流则气郁。"其主张采用运动锻炼的方法治疗足部"痿痹"（肢体筋脉迟缓、软弱无力、行动不便的疾病），可谓功能体育疗法思想的萌芽。这个理论被引用到骨折脱位的医疗实践中，成了后世正骨学的动静结合、医患协作原则。《左传》已有"折肱""折股"的记载。马王堆汉墓出土的帛书《五十二病方》记载："痉者，伤，风入伤，身信（伸）而不能诎（屈）。"这是最早指出破伤风是创伤后并发症的记载。

公元 3 世纪的中医骨伤科鼻祖华佗已使用麻沸散麻醉进行骨外科手术，还创造了"五禽戏"，指出了功能锻炼在治疗疾病中的重要作用。

公元 4 世纪，葛洪在《肘后备急方》中首先记载了使用竹板固定骨折，指出固定后伤肢"勿令转动"，以防骨折处移位，同时强调夹缚的松紧度要适宜。他提出应用局部外敷药物后加小夹板固定治疗骨折。葛洪提倡的不超关节的局部固定法成为中医治疗骨折的主要外固定法而延续了16 个世纪。葛洪对开放创伤和危重创伤还有较为科学的认识。他提出开放创口可受"毒气"感

染和继发感染，并描述了股动脉、腘动脉外伤出血和颅脑损伤，指出这些损伤的危险性。他主张用有杀菌作用的药物处理伤口，论述了开放创口早期处理的重要性。他还记载了烧灼止血法。书中记载的颞颌关节脱位口内整复方法，"令人两手牵其颐已，暂推之，急出大指，或咋伤也"。这是最早记载整复颞颌关节脱位的方法，他描述的整复下颌关节脱位的方法至今还为临床所应用。

公元5～6世纪，当时朝廷太医署已有专职从事治疗骨折损伤的医生，称为"折伤医"。《北史》记录的骨折手术，可谓切升复位手术疗法的萌芽。这个时期，龚庆宣著《刘涓子鬼遗方》是我国现存最早的外伤科专著，对金疮和痈疽的诊治有较详尽的论述。收载治疗金疮跌仆的方剂有34首之多。

公元7世纪，巢元方著的《诸病源候论》一书指出开放性骨折感染化脓可因中风、着水、异物污染、死骨和包扎不严引起，提出了与现代清创手术原则相似的手术疗法。他还记载了循环障碍、神经麻痹、运动障碍的症状。他指出骨与关节开放性损伤必须在伤后立即缝合；折断的骨骼可用丝线缝合固定，这是用内固定法治疗骨折最早的记载。书中记载了"以生丝缕系绝其血脉"的结扎止血法。此外，该书将化脓性骨感染分为附骨痈（急性）和附骨疽（慢性）两类型，并加以明确论述。

唐代太医署内设按摩科负责治疗骨折，强调正确复位治疗骨折的重要性。这期间，孙思邈还总结了补骨髓、长肌肉、坚筋骨的药物，奠定了内服药物治疗骨折的理论基础。公元739年，陈藏器报告牲畜骨折后用自然铜屑喂养，在骨折愈合处发现铜的痕迹。类似这种发现，国外1000年后才由英国人贝尔彻报告。由于陈氏的发现，导致内服铜类药治疗骨折自唐之后盛行。公元752年，王焘编《外台秘要》对创伤再次进行分类，列出创伤重症、骨折、关节脱位、伤筋、内伤和金疮（开放创伤）等，初步确立创伤的诊断分类。

公元841～846年，蔺道人对骨折的诊疗进行了总结，著《仙授理伤续断秘方》为我国现存最早的一部伤科专著，他阐述骨折的治疗原则为复位、夹板固定、功能锻炼、药物治疗，提倡骨折的修复首先依赖气血的生长，提出："凡骨折，皆用热药，以生血气。"他治疗骨折首先整复，总结了手摸心会、拔伸牵引、端挤提按和按摩等复位法；介绍了肩关节脱位的整复法——椅背复位法及手牵足蹬法整复髋关节后脱位。他继承葛洪的经验，用小夹板局部外固定治疗骨折；并且十分强调固定后要活动上下关节，认为如此可以活血化瘀，有利骨折愈合。他描写了颅骨、胸肋骨、股骨、胫腓骨、前臂骨，以及肘、手指、足趾等部位骨折，首次报告髋关节脱位有前后脱位的类型。蔺道人很重视药物的应用，不仅创制有活血化瘀、舒筋活络功效的外敷、外洗药方，还根据骨折损伤的轻重，不同的病程、证候、体质，辩证地应用攻下逐瘀、活血化瘀、补气补血和调补肝脾肾的方药，奠定了辨证论治骨折损伤的理、法、方、药基础。

蔺道人的骨折疗法，反映了他的"整体观念""筋骨并重，动静结合""内外兼治""辨证论治"治疗思想。他对开放性骨折主张用煮过的水冲洗伤口，然后缝合或不缝合而外敷药物，骨折进行复位，再用小夹板外固定治疗。

宋代太医局设"疮肿兼折疡科"，再次确立创伤骨科。当时专门从事接骨的医生遍及城乡，接骨医院也相继出现。宋人治疗骨折的特点：一是盛行局部治疗，采取药物煮水淋洗或贴膏药、按摩治疗；二是认为骨的修复需要骨类物质补充，因而广泛选用动物骨骼内服治疗骨折。在当时成书的《太平圣惠方》和《圣济总录》中，记载的上述两种疗法的方剂琳琅满目，积累了丰富的用药经验。

1189年，张杲报告施行骨的切开复位术，发现切除了大块死骨的胫骨还能再生骨骼。同一时期，《夷坚志》记载当时一位医生用同体骨移植于颌骨缺损取得成功。张杲后700年，英国的麦克尤恩也报告了死骨切除后再生骨以及植骨术的尝试。

13 世纪，宋慈于《洗冤集录》一书中记录，他通过亲身的解剖活动观察到的骨、关节结构及检查外伤的方法，从而促进了骨折的诊断和治疗。

13 世纪，元朝改"折疡科"为"正骨兼金镞科"。延续到 14 世纪上半期，随着元朝疆域的扩大，沟通欧亚大陆，促进了中西医学的交流。1331 年，李仲南主张用过伸牵引法复位治疗腰椎骨折。1337 年，危亦林著《世医得效方》。危亦林的骨折疗法，也是秉承蔺道人的整体观念、辨证论治和动静结合的治疗观，以及推复、局部外固定、练功和内外用药的四大疗法而来，并使之丰富和发展。例如，他处理关节部位骨折主张在复位固定后"不要定放"，要"时时用屈直"，否则"日后曲直不得"。危亦林描写了肩关节喙突下脱位和腋下脱位两种类型，创立多种应用杠杆原理的复位法，介绍了悬吊法整复髋关节脱位（17 世纪欧洲的医学文献也主张用悬吊法治疗髋关节脱位）。危亦林较之蔺道人进步之处：一是记载了肘、腕、踝关节部位的骨折损伤，指出踝部骨折脱位有内翻和外翻两大类型，应用揣、拽、搦的手法整复这些部位的骨折；二是描写了脊椎屈曲型骨折，首创垂直悬吊法整复，并主张用类似于现代腰围一样的夹板固定脊椎骨折于过伸位。1351 年，继《世医得效方》问世 580 余年后，戴维斯也主张用悬吊法处理脊椎骨折。危亦林处理脊椎屈曲型骨折的原则，至今仍有临床价值。

约 1368 年，在我国的阿拉伯医广泛汲取了中医治疗骨折的经验，用中文著成《回回药方》。该书首次用"动静"这个词概括了骨折的治疗问题，描述了脊柱骨折合并截瘫；运用多种过伸法复位法，复位后在腰背下垫枕治疗。书中还比较准确地记录了四肢长骨干骨折愈合的时间，描写了骨折愈合处的骨痂（称为"脆骨"）有经过软骨痂和骨性骨痂生长过程。《回回药方》描写的骨折愈合过程，显然是一期愈合方式。"将骨折辏接后，却生一薄物，如脆骨在骨折周围显示出来，将骨折把定，如焊接一样"。这种说法已由现代科学方法所证实，和现代骨折愈合新概念完全相符。它既介绍了蔺道人、危亦林的经验，也介绍了古希腊希波克拉底治疗骨折的经验，如手牵足蹬整复肩关节脱位等。但其治疗观点与法则是以蔺道人、危亦林为准绳的。《回回药方》中有关骨折治疗的论述，是中医治疗骨折史上第一次汲取了西方医药经验的代表作，从而丰富和发展了中医治疗骨折的经验。

自葛洪之后到元代危亦林这一时期，中医对骨折的治疗经历了 1000 多年的反复实践，对四肢骨折脱位和脊椎骨折已有了较完整的治法。其整体观念、辨证论治、动静结合的治疗观基本形成。整复、局部外固定、练功和内外用药的四大疗法也初步确立并积累了经验。

14 世纪末，明朝设"正骨科"，又名"正体科"。1406 年，朱橚主编的《普济方》中记录了 15 个部位的骨折脱位，描写了颈椎骨折脱位，主张用悬吊带快速牵引复位治疗。1677 年，法国格利森也提出类似《普济方》的悬吊带治疗颈椎损伤，但较其晚 270 多年。《普济方》还详细描写了伸直型桡骨远端骨折，应用揣、搦法复位和超腕关节夹板外固定治疗。400 年后，克雷氏也报告了与《普济方》描写相似的桡骨远端骨折。《普济方》中还提到"粘膝不能开"和"不粘膝"的体征来鉴别髋关节前后脱位的诊断方法。其描述了膝关节脱位、髌骨骨折脱位；将髌骨损伤分为骨折脱位、移位骨折和无移位骨折；介绍应用抱膝圈外固定法。介绍用伸、舒、揣、捏的手法整复前臂双骨折及胫腓双骨折。其还记载用布巾悬吊于胸前、胸后的方法纠正肱骨骨折的成角移位；用砖头固定牵引治疗下肢骨折。《普济方》所记载的骨折疗法，着重恢复伤肢的功能，在论述治疗下肢骨折时强调要保持伤肢与健肢的等长和中立位。自此，骨折的诊断学和治疗学取得较大发展。

15 ～ 16 世纪，我国医者十分重视理论的研究，对骨折的治疗强调必须明确骨骼结构。1470

年，方贤在《奇效良方》中论述骨折时首先转录《洗冤集录》有关骨学的描述，指出正骨必须首先明了骨骼构造。此外，在 1378 年杨清叟提出"肾实则骨有生气"的观点之后，1529 年薛已在《正体类要》中力主用调补气血肝肾的药物治疗损伤骨折，是按八纲辨证论治方法治疗跌打损伤的代表作，很有临床价值。1557 年，李梴提出"折伤专从血论"的观点，从而使治疗骨折的理论有所提高，从气血肝肾论治骨折损伤的疗法进一步确立。

1608 年，王肯堂较系统地总结了历代治疗骨折的经验。在他的《疡医准绳》中强调整复骨折不用暴力，主张运用技巧。他还介绍了用牵引内收法整复髋关节前脱位。17 世纪，对骨折的治疗基本上是遵循前人经验。骨折的手术，如切开复位术、植骨术等虽有尝试，但终因未取得突破而尚不能广为应用。为此，人们趋向于运用手法技巧，借用外力和肢体内动力进行整复骨折。所以，闭合的手法复位技术不断提高，相应的外固定器具也逐渐增多。

1742 年，吴谦等编著的《医宗金鉴》，记载了不少正骨图谱和器具图谱，记录各部位骨折脱位达 30 处（颅骨损伤不计），强调手法整复之前要熟识人体骨骼结构并诊断明确；整复时手法要轻、巧、稳、准，反对暴力复位。书中介绍攀索叠砖法、腰部垫枕法和披肩固定治疗脊椎或肩部损伤；胸腰段损伤用通木固定，下腰段损伤采用腰柱固定；四肢长骨干骨折采用竹帘、杉篱固定等，也描写全身各部位骨折损伤的机理。该书把正骨手法归纳为摸、接、端、提、推、拿、按、摩八法。对内外用药实施严格的辨证论治。《医宗金鉴》对骨折的治疗观点和方法与蔺道人、危亦林是一脉相承的，但在诊断、整复手法及固定器材方面又有不断发展。

1773 年，顾世澄于《疡医大全》中对骨折愈合又提出"瘀不去则骨不能接，瘀去新骨生"的论点，强调了治疗骨折在早期活血化瘀的重要性。从此，活血化瘀法治疗骨折成了传统。

19 世纪初，中医治疗骨折的丰富经验被广泛推广，有关著作流传至欧洲。1807 年，日本人二宫献彦可将日本人学习中医正骨学的经验编成《中国接骨图说》，介绍当时中医整复骨折损伤的手法和中医应用旋转复位法整复颈椎、腰椎的损伤，绘图谱 51 幅。

1815 年，胡廷光编著《伤科汇纂》，运用带关节的夹板外固定治疗关节部位的骨折，记载对肱骨髁上骨折、足踝骨折的整复手法和外固定方法。这些方法，至今还有临床价值。胡廷光还首次报告了腰椎过伸性损伤；提出屈曲腰椎的"腰部枕杠法"整复这类骨折脱位；描述了桡骨远端屈曲型和伸直型两种不同类型骨折；介绍牵抖法整复和超腕关节的夹板固定。胡廷光还指出肌肉扭转外力引起的骨折。1818 年，钱秀昌在《伤科补要》中又记录了用提膝屈髋位牵引和伸足外展的手法整复髋关节脱位。1852 年，赵廷海于《救伤秘旨》一书撰写用布兜牵引固定治疗颈椎骨折脱位。至此，中医对各部位的骨折从诊断、整复、外固定、练功等方面都积累了一整套经验，治疗观点和方法也形成了传统。

19 世纪下半期和 20 世纪上半期，由于封建主义的禁锢、殖民主义文化侵略的摧残，中医濒临灭亡的厄运。但是，中医治疗骨折在 19 世纪以前已积累下丰富的经验，由于这些经验的科学性和临床实用价值，而得以传继。

中华人民共和国成立后，党和政府制订了一系列挽救民族文化遗产的政策，中医这门中华民族科学遗产得到了继承和发展。20 世纪 50 年代末，全国各地一些著名的中医正骨医师的经验得到总结和继承。如北京的杜自明、刘寿山，天津的苏绍三，上海的石筱山、魏指薪，福建的林如高，黑龙江的陈占魁，陕西的朱恭兴、郭汉章，山东的梁铁民等。河南郭春园总结的"平乐正骨"经验影响较大。我国广大医务工作者总结和学习中医治疗骨折的经验，开展中西医结合治疗骨折的临床科研工作，到 20 世纪 60 年代取得了较大成就。中国著名的骨科学家方先之、尚天裕等编著的《中西医结合治疗骨折》一书于 1966 年出版，继而中西医结合治疗骨折在全国推广；

1977 年，有 11 个国家的医师来华学习中西医结合治疗骨折；《中西医结合治疗骨折》一书还被译为德文、日文，在国际流传；既为中医治疗骨折的经验得到继承何发扬，又对世界医学科学产生了影响。

20 世纪 80～90 年代，在中西医结合治疗骨折所取得的成就上，骨穿针外固定技术和生物力学日益受到骨科医师的关注，外固定器械也在不断改进。以孟和教授的"骨科复位固定器疗法"为代表的外固定技术，将手法复位、穿针外固定技术等融合，逐渐形成了体现中西医结合特点的技术。这些技术在骨折疾病的治疗中发挥了巨大的作用，在国内外产生了一定的影响。

进入 21 世纪，生物技术、信息技术等高科技迅猛发展，并深刻地影响着医学各领域。在骨折和关节脱位的防治方面发生了巨大的变化，影像诊断手段使人们对骨折和脱位的诊断更加直观和准确，现代技术使复位和固定更加准确和坚强，治疗效果有了一定程度的提高。但是，技术的提高除带来较好的疗效外，也同时带来了高额的医疗费用。

回顾中医正骨学的发展史，可以了解到正骨学的发展就是中医正骨整体观念、辨证论治和动静结合治疗观点的形成发展史，也是其整复、外固定、练功和内外用药四大疗法的形成发展史。中医治疗骨折脱位注重整体因素，注重功能活动对功能恢复的积极作用，注重不加大损伤的复位手法的应用、有利于发挥肢体内动力及保证功能活动的外固定方法。随着医学发展的现代化，借助现代科学技术，以中医骨伤科学术思想为指导，在骨折和关节脱位的防治方面有所创新，形成具有自主知识产权的预防、保健、诊断、治疗的系列中医正骨学，使古老的中医正骨疗法取得飞跃发展，为人类健康事业作出贡献。

骨折概论

骨的完整性或连续性遭到破坏者，称为骨折。骨折的概念，我国古代医家很早就有所认识，甲骨文已有"疾骨""疾胫""疾肘"等病名；《周礼·天官》记载了"折疡"；《灵枢·邪气脏腑病形》记载了"折脊"；汉代马王堆出土的医籍中也有"折骨"的记载。骨折这一病名出自唐代王焘的《外台秘要》。中医骨伤科在骨折复位、固定、练功活动和药物治疗等方面具有其独特的优势。

第一节　骨折的病因病机

一、骨折的病因

（一）外因

造成骨折的外因系损伤外力，一般可分为直接暴力、间接暴力、肌肉牵拉力和累积性力四种。不同的暴力性质所致的骨折，临床特点各异。

1. 直接暴力　骨折发生在外来暴力直接作用的部位，如打伤、压伤、撞击伤、枪伤、炸伤等。这类骨折多为横断骨折或粉碎性骨折，骨折处的软组织损伤较严重。若发生在前臂或小腿，两骨骨折部位多在同一平面。如为开放性骨折，则因打击物由外向内穿破皮肤，故感染率较高。

2. 间接暴力　骨折发生在远离于外来暴力作用的部位。间接暴力包括传达暴力、扭转暴力、杠杆作用力等。多在骨质薄弱处造成斜形骨折或螺旋形骨折，骨折处的软组织损伤较轻。若发生在前臂或小腿，则两骨骨折的部位多不在同一平面。如为开放性骨折，则多因骨折断端由内向外穿破皮肤，故感染率较低。

3. 肌肉牵拉力　在运动或劳动等活动中，由于用力过猛，出现不协调的肌肉强力收缩和牵拉，可拉断或撕脱肌肉附着处的骨骼而发生骨折。如投掷手榴弹、标枪时肌肉强力收缩可发生肱骨干骨折，跌倒时股四头肌剧烈收缩可导致髌骨骨折，跌倒、掰手腕或投掷时前臂屈肌群剧烈收缩可导致肱骨内上髁骨折。

4. 累积性力　骨骼长期反复受到震动或形变，因外力的积累，可造成骨折。如长途跋涉后或行军途中，以第2、3跖骨及腓骨干下1/3骨折为多见；跑步锻炼过量时可致胫骨骨折；操纵机器震动过久而致尺骨下端骨折；持续过量负重可致椎体压缩骨折。这类骨折又称为疲劳骨折，多无移位或移位不多，但愈合较缓慢。

（二）内因

内因是指由于人体内部变化的影响而致骨折的因素。骨折主要是由于外力伤害等外在因素所致，但也都有各种不同的内在因素，如年龄、体质、解剖位置和骨结构状况等。《素问·评热病论》指出："邪之所凑，其气必虚。"而《灵枢·百病始生》曰："此必因虚邪之风，与其身形，两虚相得，乃客其形。"说明大部分外界致病因素只有在机体虚弱的情况下，才能伤害人体。因此，我们不仅重视骨折外因的作用，而且强调内因在发病学上的重要作用。但是，当外来暴力比较大，超越了人体防御力量或耐受力时，外力伤害就成为决定性因素。

1. 年龄和健康状况 年轻体健，筋骨坚韧，身体灵活，能耐受或避免较大的外力，一般不易发生骨折。年老体弱，骨质松脆，筋骨脆弱，遭受轻微外力，即可引起骨折。如跌倒时一侧臀部着地，外力作用相同，老年人易引起股骨颈骨折或股骨转子间骨折，其中股骨转子间骨折的发病年龄又相对高些，而青壮年则较少发生。幼儿因骨骼柔嫩，尚未坚实，所以容易发生骨折，但幼儿的骨膜较厚而富有韧性，骨折时多发生不完全骨折。骨骺损伤多发生在儿童或正在生长发育、骨骺尚未愈合的少年。

2. 骨的解剖位置和结构状况 骨折与其解剖部位和骨骼结构有一定的关系。一般情况下，骨折多发生在松质骨与密质骨临界处、静止与活动部位的交界处、解剖结构较薄弱部位或长期持续负重部位。幼儿骨膜较厚，胶质较多，易发生青枝骨折；儿童易发生肱骨髁上骨折；18岁以下的青少年，骨骺未闭合易发生骨骺分离；老年人骨质疏松、骨的脆性增大，最易发生胸腰椎骨折、股骨转子间骨折和桡骨远端骨折。又如肱骨下端扁而宽，前面有冠状窝，后面有鹰嘴窝，中间仅一层较薄的骨片，这一部位就容易发生骨折。锁骨骨折多发生在无韧带肌肉保护的锁骨两个弯曲的交界处。在骨质的疏松部位和致密部位交接处（如肱骨外科颈和桡骨远端），或脊柱的活动段与静止段交接处（如脊柱胸腰段）也容易发生骨折。

3. 骨骼的病变 骨折的发生与骨骼系统的病变有密切关系。如先天性脆骨病、营养不良、佝偻病、甲状腺功能亢进症、骨髓炎、骨结核、骨肿瘤等可导致骨质破坏，遭受轻微的外力，就能导致骨折。这类骨折需要进一步明确骨骼原有疾病的诊断，治疗上可按疾病的性质选择不同的方法，或找出原因后采取相应的措施。这类骨折是原发疾病发展的必然结果，而骨折往往是这些疾病的首要症状。

外力作用于人体，可由于年龄、健康状况、解剖位置、骨结构、骨骼是否原有病变等内在因素的差异，而产生各种不同类型的损伤。例如，同是跌倒时手掌撑地致伤，暴力沿肢体向上传导，老年人因肝肾不足、筋骨脆弱，易在较疏松的桡骨远端、肱骨外科颈处发生骨折；儿童则因骨膜较厚，骨骼中的有机质较多而易发生青枝骨折或不完全骨折。不同的致伤暴力又可有相同的受伤机理。例如，屈曲型脊椎压缩骨折可因从高处坠下，足跟着地时由于身体向前屈而引起；亦可因建筑物倒塌，重物自头压下或击中背部而发生，但两者都具备同一内在因素：脊柱处于屈曲位。因此，骨折是外因和内因综合作用的结果。

二、骨折的移位

骨折移位的程度和方向，一方面与暴力的大小、作用方向、作用点及搬运情况等外在因素有关，另一方面还与肢体远侧端的重量、肌肉附着点及其收缩牵拉力等内在因素有关。骨折移位方式有下列五种，临床上常合并存在（图1-1）。

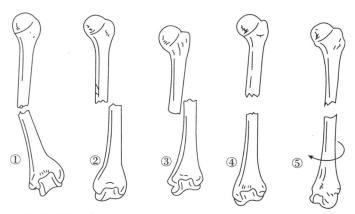

①成角移位　②侧方移位　③缩短移位　④分离移位　⑤旋转移位

图 1-1　骨折的移位

1. 成角移位　两骨折段的轴线交叉成角，以角顶的方向称为向前、向后、向外或向内成角（图 1-1 ①）。

2. 侧方移位　两骨折端移向侧方。四肢按骨折远端的移位方向称为向前、向后、向内或向外侧方移位。脊柱则以上位椎体移位的方向来分（图 1-1 ②）。

3. 缩短移位　骨折端互相重叠或嵌插，骨的长度因而缩短（图 1-1 ③）。

4. 分离移位　两骨折端互相分离，骨的长度增加。分离移位多由于肢体的重力的牵引造成，如肱骨干骨折，延长了桥梁骨痂汇集融合的时间，有时可导致骨不连接，故在治疗中应避免发生（图 1-1 ④）。

5. 旋转移位　骨折段围绕骨的纵轴而旋转。旋转移位可使相邻关节的运动平面发生改变，使其功能活动发生严重障碍，故在治疗时应完全矫正（图 1-1 ⑤）。

【思考题】

1. 骨折的移位方式有哪些？
2. 试述骨折的病因。

第二节　骨折的分类

对骨折进行分类，是决定治疗方法和掌握其发展变化规律的重要环节。骨折的分类方法很多，现将主要的分类方法介绍如下。

一、根据骨折处是否与外界相通

1. 闭合骨折　骨折处皮肤或黏膜未破裂，骨折断端与外界不相通者。

2. 开放骨折　骨折处皮肤或黏膜破裂，骨折断端通过破裂处与外界相通者。潜在性开放骨折，损伤当时虽然没有伤口，由于重力的碾挫或骨折断端从内向外对皮肤直接撞击、压迫，损伤的皮肤往往在数日后发生坏死，发展成开放性骨折。但如果骨折周围包裹有完整的肌肉，则即使皮肤坏死也不会成为开放骨折。有的开放性骨折皮肤伤口很小，检查中不易发现，但存在血液渗出。有些开放性骨折易被误诊为闭合性骨折，如耻骨骨折合并尿道损伤、骶尾骨骨折合并直肠损伤等。

二、根据骨折的损伤程度

1. 单纯骨折　未并发重要血管、神经、肌腱或脏器损伤者。

2. 复杂骨折　并发重要血管、神经、肌腱或脏器损伤者。

3. 不完全骨折　骨小梁的连续性仅有部分中断，此类骨折多无移位。

4. 完全骨折　骨小梁的连续性完全中断者。管状骨骨折后形成远近两个或两个以上的骨折段，此类骨折断端多有移位。

三、根据骨折线的形态

1. 横断骨折　骨折线与骨干纵轴垂直或接近垂直（图 1-2 ①）。

2. 斜形骨折　骨折线与骨干纵轴相交成锐角（图 1-2 ②）。

3. 螺旋形骨折　骨折线呈螺旋形（图 1-2 ③）。

4. 粉碎骨折　骨碎裂成三块以上，称为粉碎骨折。骨折线呈"Y"形或"T"形时，又称"Y"形或"T"形骨折（图 1-2 ④）。

5. 青枝骨折　多发生于儿童，仅有部分骨折和骨膜被拉长、皱褶或破裂，骨折处有成角、弯曲畸形，与青嫩的树枝被折时的情形相似（图 1-2 ⑤）。

6. 嵌插骨折　发生在长管骨干骺端松质骨和密质骨交界处。骨折后，密质骨嵌插入松质骨内，可发生在股骨颈、肱骨外科颈、桡骨远端等处（图 1-2 ⑥）。

7. 裂缝骨折　或称骨裂，骨折间隙呈裂缝纹或线状，常见于颅骨、肩胛骨、桡骨远端等处。

8. 骨骺分离　发生在骨骺板部位，骨骺与骨干分离，骨骺的断面可带有数量不等的骨组织，故骨骺分离亦属骨折的一种，见于儿童和青少年（图 1-2 ⑦）。

9. 压缩骨折　松质骨因压缩而变形，多见于椎体骨和跟骨等部位（图 1-2 ⑧）。

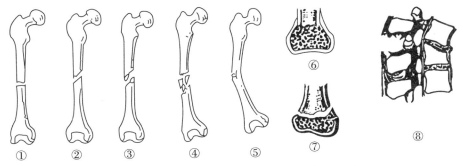

①横断骨折　②斜形骨折　③螺旋形骨折　④粉碎骨折
⑤青枝骨折　⑥嵌插骨折　⑦骨骺分离　⑧压缩骨折

图 1-2　骨折的种类

四、根据骨折整复后的稳定程度

1. 稳定骨折　复位后经适当外固定不易发生再移位者，如裂缝骨折、青枝骨折、嵌插骨折等。此类骨折的特点是治疗较容易，预后好，较少出现畸形愈合、延迟愈合或不愈合等并发症。

2. 不稳定骨折　复位后易于发生再移位者，如斜形骨折、螺旋形骨折、粉碎骨折；肌肉强大，受剪应力影响较大部位的骨折，如股骨颈骨折、股骨干骨折和踝关节骨折等。此类骨折复位固定都比较困难，治疗效果一般比稳定骨折差。

五、根据骨折后就诊的时间

1. 新鲜骨折　伤后 2～3 周以内就诊者。
2. 陈旧骨折　伤后 2～3 周以后就诊者。

六、根据受伤前骨质是否正常

1. 外伤骨折　骨折前，骨质结构正常，纯属外力作用而发生骨折者。
2. 病理骨折　骨质原已有病变（如骨质疏松症、骨结核、骨肿瘤、骨髓炎等），经轻微外力作用而发生骨折者。

【思考题】

1. 常用的骨折分类方法有哪几种?
2. 试述骨折各种分类方法的具体内容。

第三节　骨折的诊断

　　骨折的诊断，是通过对患者受伤病史、全身情况、局部情况的全面了解和受伤部位的影像学检查等，将临床收集的资料进行分析、归纳、推理和判断，从而做出是否骨折、骨折部位和类型、移位情况、有无并发症等正确诊断结果的过程。

　　在骨折的诊断过程中，要防止只看到浅表损伤，不注意深部创伤；只观察一处损伤，而忽略别处或多处损伤；只注意骨折局部，不考虑患者全身伤情等。通过仔细询问受伤经过，详细进行体格检查，认真分析症状、体征和影像学表现，从而及时做出准确、全面的诊断，以防漏诊、误诊。

一、病史

　　询问病史对指导检查、及时诊断、迅速做出治疗方案有重要意义。在询问时需注意以下问题。

　　1. 暴力的大小、方向和作用部位　以判断可能受伤的部位、程度及是否有合并损伤。
　　2. 受伤的时间　有利于对伤情的判断和对损伤的处理。尤应注意出血、休克的时间，以便及时抢救，估计预后。对开放伤口暴露的时间必须问清，以决定是否缝合伤口及扩创的范围。从受伤时间及肢体肿胀的程度可以估计出血量。断肢的时间长短对能否再植成活有极重要的影响。此外，对于可能合并有腹部损伤的骨盆骨折、脊柱的复杂骨折，了解受伤与进食、排尿的时间关系，在判断脏器损伤方面有较重要的参考价值。
　　3. 伤后的全身情况　有无昏迷、呕吐、呼吸困难或腹痛等。应注意了解有无合并颅脑或胸腹部损伤，应重视肝区、脾区受伤情况的检查，有时较小的外力可致肝脾损伤。
　　4. 伤后肢体的功能情况　对不能活动或有感觉障碍的肢体，应了解现场急救情况、转送方式和伤情变化，对截瘫患者尤应注意，还应及时根据截瘫平面初步确定损伤部位。
　　5. 伤后处理情况　如止血带的种类及时间，肢体是否恰当制动，是否注射过止痛剂、破伤风抗毒素，以及创口的包扎情况。
　　6. 既往重要疾患情况　如心脏病、高血压、癫痫、结核、糖尿病、出血性疾患、肿瘤等疾病，当前应用哪种药物治疗等治疗情况。

7. 陈旧性损伤　应询问既往治疗方法、肢体固定情况、锻炼活动情况、是否感染，以及患者存在的困难和要求。

二、临床表现

（一）全身情况

一般无并发症的单纯性骨折，全身症状不甚明显或不严重，由于局部有瘀血停聚，积而化热，常有轻度发热，体温一般在38.5℃以下，5～7天后逐渐降至正常，无恶寒或寒战，或兼有口干、心烦、尿赤便燥、失眠多梦、脉浮数或弦紧、舌质红、苔黄厚腻等症。

严重的创伤和骨折可发生休克，多见于股骨干、脊柱、骨盆等骨折及大关节脱位。创伤所引起的休克，多因失血过多、剧烈疼痛、精神遭受严重刺激和重要器官如心、肺、肝、脑的功能障碍所致。

（二）局部情况

1. 一般症状

（1）疼痛和压痛　骨折后，由于骨断筋伤，脉络受损，恶血留内，气血凝滞，阻塞经络，不通则痛，故骨折部位常出现不同程度的疼痛、压痛和纵轴叩击痛等。除有脊髓损伤造成截瘫或感觉神经丧失功能的疾病外，骨折处均有不同程度的疼痛及压痛。移动患肢时疼痛加剧，当患肢经妥善固定后疼痛可以减轻并渐至消失。触摸时骨折处有局限性压痛，借此可以准确判定骨折的部位及范围。间接压痛对骨折诊断有重要意义，如肢体纵轴叩击痛、胸廓挤压痛、骨盆挤压痛等。不完全性骨折和嵌插骨折，仅有局限性压痛而无骨折特有体征。

（2）肿胀和瘀斑　骨折后，由于脉络损伤，筋骨折断，骨髓、骨膜和周围软组织损伤，血管破裂出血，离经之血外溢肌肤，组织水肿，损伤部位可出现肿胀。若骨折处出血较多，伤血离经，通过撕裂的肌膜及深筋膜，溢于皮下，即成瘀斑，严重肿胀时还可出现水疱、血疱。如出血量大，肌膜完整又不能外溢，或因骨折端压迫，循环受阻，可使肌筋膜间室内压力继续增高，影响动脉血的灌流，从而造成缺血、缺氧，导致肌肉和神经组织坏死。

（3）功能障碍　骨折后，由于肢体失去杠杆和支柱作用，以及剧烈疼痛、筋肉痉挛、组织破坏等原因而造成肢体出现活动功能障碍。一般来说，不完全骨折、嵌插骨折的功能障碍程度较轻，完全骨折、有移位骨折的功能障碍程度较重。如儿童的青枝骨折和成人的嵌插骨折，可无明显运动功能丧失。这是因为骨的连续性尚部分存在，骨骼的杠杆作用仍存在或部分存在的缘故，如稳定的嵌插型股骨颈骨折，损伤后仍可负重行走，X线检查不易发现，易出现漏诊。

2. 骨折的特征

（1）畸形　骨折后，由于暴力作用、肌肉收缩牵拉、肢体重量、搬运不当等，可使骨折端发生不同程度和不同方向的移位，出现肢体外形改变而产生畸形。如短缩、成角、侧方移位、旋转、隆起、凹陷等畸形。某些骨折往往有特定的畸形，如桡骨远端伸直型骨折出现"餐叉样"畸形、"枪刺样"畸形；移位的股骨颈骨折出现患肢短缩、外展、外旋畸形。

（2）骨擦音（感）　骨折断端互相触碰或摩擦所发出的粗糙声音（感觉）。一般完全骨折在局部检查时，用手触摸骨折处即可感觉到。由于骨膜上的神经十分丰富，骨折断端摩擦时会给患者增加痛苦并加重损伤，所以不应为检查有无骨擦音而活动患肢。

（3）异常活动（假关节活动）　骨干部无嵌插的完全性骨折，可出现类似关节一样的屈伸、旋转等不正常活动，被称之为异常活动或假关节活动。这是一种骨的连续性丧失后所呈现的异常活动。

畸形、骨擦音和异常活动是骨折的特征，这三种特征只要其中一种出现，在排除关节脱位、肌腱损伤或其他病变引起的肢体畸形后，即可初步诊断为骨折。但在检查时不应主动寻找骨擦音或异常活动，以免增加患者痛苦、加重局部损伤或导致严重的并发症。如果骨折端移位明显而无骨擦音，则骨折断端间或有软组织嵌入。

三、临床检查

（一）望诊

对骨折患者进行诊治时，应该首先通过望诊来进行全面观察。望诊，除了对全身的神色、形态、舌象及分泌物等做全面的观察检查外，对损伤局部及其邻近部位必须特别认真查看。如《伤科补要》明确指出："凡视重伤，先解开衣服，遍观伤之轻重。"其要求暴露足够的范围，一般采用与健肢对比，进行功能活动的动态观察。通过望全身、望损伤局部等方面，以初步确定损伤的部位、性质和轻重。

1. 望全身

（1）望神色　首先通过察看神态色泽的变化来判断损伤轻重、病情缓急。如精神爽朗、面色清润者，正气未伤；若面容憔悴、神色委顿、色泽晦暗者，正气已伤，病情较重。对重伤患者要观察其神志是否清醒。若神志昏迷、神昏谵语、目暗睛迷、瞳孔缩小或散大、面色苍白、形羸色败、呼吸微弱或喘急异常，多属于危候。如果出现表情痛苦、出冷汗、面色苍白、四肢发冷、呼吸短促、口唇青等症状，应考虑休克的可能。

（2）望形态　望形态可了解损伤部位和病情危重。如下肢骨折时，患者多不能直立行走；肩、肘等部位骨折时，多用健手扶持患侧前臂。

2. 望局部

（1）望畸形　四肢完全性骨折因重叠移位而出现不同程度的增粗和短缩，在骨折处出现高突或凹陷等。如股骨颈和股骨转子间骨折，多有典型的患肢缩短与外旋畸形。桡骨远端骨折时可出现"餐叉样"或"枪刺样"畸形等。因此可以通过观察肢体标志线或标志点的异常改变，进行初步判断。

（2）望肿胀、瘀斑　骨折损伤后因气滞血瘀，多伴有肿胀、瘀斑，故需要观察其肿胀、瘀斑的程度以及色泽的变化。肿胀较重而肤色青紫者，为新伤；肿胀较轻而青紫带黄者，为陈伤。

（3）望创口　对开放性骨折，须注意创口的大小、深浅，创口边缘是否齐整，骨折断端是否与外界相通，是否被污染及有异物，色泽鲜红还是紫暗，以及出血情况等。如已感染，应注意流脓是否畅通，脓液的颜色及稀稠等情况。

（4）望肢体功能　肢体功能活动，对了解骨关节损伤有重要意义。不同部位、不同程度的骨折，可出现不同程度的功能丧失。除观察上肢能否上举、下肢能否行走外，还应进一步检查局部神经损伤。如胫骨平台骨折，出现同侧足下垂时，需要考虑腓总神经损伤；肱骨中下1/3骨折时，常常合并桡神经损伤，出现腕下垂症状等。通过肢体的功能活动与健侧的对比观察可以初步判断骨折部位及损伤性质。

（二）闻诊

1. 听骨擦音 骨擦音是骨折的主要体征之一。注意听骨擦音，不仅可以帮助辨明是否存在骨折，而且还可进一步分析骨折属于何种性质。如《伤科补要》曰："骨若全断，动则辘辘有声。如骨损未断，动则无声。或有零星败骨在内，动则渐渐有声。"骨骺分离的骨擦音与骨折的性质相同，但较柔和。骨擦音出现处即为骨折处。骨擦音经治疗后消失，表示骨折已接续。但应注意，骨擦音多数是触诊检查时偶然感觉到的，不宜主动去寻找骨擦音，以免增加患者的痛苦和损伤。

2. 听骨传导音 听骨传导音主要用于检查某些不易发现的长骨骨折，如股骨颈骨折、股骨转子间骨折等。检查时将听诊器置于伤肢近端的适当部位，或置于耻骨联合，或放在伤肢近端的骨突起处，用手指或叩诊锤轻轻叩击远端骨突起处，可听到骨传导音。骨传导音减弱或消失说明骨的连续性遭到破坏。但应注意与健侧对比，检查时伤肢不附有外固定物，并与健侧位置对称，叩诊时用力大小相同等。

3. 听入臼声 关节脱位在整复成功时，常能听到"咯嗒"关节入臼声，当听到此声响时，应立刻停止增加拔伸牵引力，避免肌肉、韧带、关节囊等软组织被过度拔伸而增加损伤。

4. 听啼哭声 用于辨别小儿患者的受伤部位。小儿不能够准确表达病情，家属有时也不能提供可靠的病史资料。检查患儿时，当检查到某一部位时，小儿啼哭或哭声加剧，则往往提示该处可能是损伤的部位。

5. 听捻发音 创伤后发现皮下组织有大片不相称的弥漫性肿起时，应检查有无皮下气肿。检查时手指分开，轻轻揉按患部，当皮下组织中有气体存在时，可感到一种特殊的捻发音或捻发感。肋骨骨折后，若断端刺破肺脏，皮下组织可能形成皮下气肿；开放骨折合并气性坏疽时也可能出现皮下气肿。

6. 闻气味 除闻二便气味外，主要是闻局部分泌物的气味。如局部伤处分泌物具有恶臭味，多有湿热或热毒。

（三）问诊

问诊是骨伤科辨证的一个非常重要的环节，在四诊中占有重要地位。正如《四诊抉微》所曰："问为审察病机之关键。"通过问诊可以更多更全面地把握患者的发病情况，更准确地辨证论治，从而提高疗效，缩短疗程，减少损伤后遗症。

1. 一般情况 了解患者的一般情况，如详细询问患者姓名、性别、年龄、职业、婚姻、民族、籍贯、住址、就诊日期、病历陈述者（患者本人、家属或亲朋等），并建立完整的病案记录，以利于查阅、联系和随访。特别是对涉及交通意外、刑事纠纷等方面的伤者，这些记录更为重要。

2. 发病情况

（1）**主诉** 即患者主要症状、发病部位及发生时间。主诉是促使患者前来就医的主要原因，可以提示病变的性质。骨伤科患者的主诉有疼痛、肿胀、功能障碍、畸形及挛缩等。记录主诉应简明扼要。

（2）**发病过程** 应详细询问患者的发病情况和变化的急缓，受伤的过程，有无昏厥，昏厥持续的时间，醒后有无再昏迷，经过何种方法治疗，效果如何，目前症状情况怎么样，是否减轻或加重等。生活损伤一般较轻，工业损伤、农业损伤、交通事故或战伤往往比较严重，常为复合性创伤或严重的挤压伤等。应尽可能问清受伤的原因，如跌仆、闪挫、坠堕等，询问打击物的大小、重量和硬度，暴力的性质、方向和强度，以及损伤时患者所处的体位、情绪等。如伤者因高空作业坠落，足跟先着地，则损伤可能发生在足跟、脊柱或颅底；平地摔倒者，则应问清着地的姿势，如肢体处于屈曲位还是伸直位，何处先着地；若伤时正与人争论，情绪激昂或愤怒，则在遭受打击后不仅有外伤，还可兼有七情内伤。

（3）伤情　问损伤的部位和各种症状，包括创口情况。

1）疼痛：详细询问疼痛的起始日期、部位、性质、程度。应问清患者是剧痛、酸痛还是麻木；疼痛是持续性还是间歇性；麻木的范围是在扩大还是缩小；痛点固定不移或游走，有无放射痛，放射到何处；服止痛药后能否减轻；各种不同的动作（负重、咳嗽、打喷嚏等）对疼痛有无影响等。

2）肿胀：应询问肿胀出现的时间、部位、范围、程度。如系增生性肿物，应了解是先有肿物还是先有疼痛，以及肿物出现的时间和增长速度等。

3）功能障碍：如有功能障碍，应问明是受伤后立即发生的，还是受伤后一段时间才发生的。一般骨折后，功能大都立即发生障碍或丧失。如果病情允许，应在询问的同时，由患者以动作显示其肢体的功能。

4）畸形：应询问畸形发生的时间及演变过程。外伤引起的肢体畸形，可在伤后立即出现，亦可经过若干年后才出现。与生俱来或无外伤史者应考虑为先天性畸形或发育畸形。

5）创口：应询问创口形成的时间、污染情况、处理经过、出血情况，以及是否使用过破伤风抗毒血清等。

3. 全身情况

（1）问寒热　恶寒与发热是骨伤科临床上的常见症状。除指体温的高低外，还有患者的主观感觉。要询问寒热的程度和时间的关系，恶寒与发热是单独出现抑或并见。感染性疾病，恶寒与发热常并见；骨折初期发热多为血瘀发热，中后期发热可能为邪毒感染，或虚损发热。

（2）问汗　问汗液的排泄情况，可了解脏腑气血津液的状况。严重损伤或严重感染，可出现四肢厥冷、汗出如油的险象；邪毒感染可出现大热大汗；自汗常见于损伤初期或手术后；盗汗常见于慢性骨关节疾病、阴疽等。

（3）问饮食　应询问饮食时间、食欲、食量、味觉、饮水情况等。对腹部损伤应询问其发生于饱食后还是空腹时，估计胃肠破裂后腹腔污染程度。食欲不振或食后饱胀，是胃纳呆滞的表现，多因伤后血瘀化热导致脾虚胃热，或长期卧床体质虚弱所致。口苦者为肝胆湿热，口淡者多为脾虚不运，口腻者属湿阻中焦，口中有酸腐者为食滞不化。

（4）问二便　伤后便秘或大便燥结，为瘀血内热。老年患者伤后可因阴液不足，失于濡润而致便秘。大便溏薄为阳气不足，或伤后机体失调。对脊柱、骨盆、腹部损伤者尤应注意询问二便的次数、量和颜色。

（5）问睡眠　伤后久不能睡，或彻夜不寐，多见于严重创伤，心烦内热。昏沉而嗜睡，呼之即醒，闭眼又睡，多属气衰神疲；昏睡不醒或醒后再度昏睡，不省人事，为颅内损伤。

4. 其他情况

（1）过去史　应自出生起详细追询，按发病的年月顺序记录。对过去的疾病可能与目前的损伤有关的内容，应记录主要的病情经过，当时的诊断、治疗情况，以及有无并发症或后遗症。

（2）个人史　应询问患者从事的职业或工种的年限，劳动的性质、条件和常处体位，以及个人嗜好等。对妇女要询问月经、妊娠、哺乳史等。

（3）家族史　询问家族内成员的健康状况。如已死亡，则应追询其死亡原因、年龄，以及有无可能影响后代的疾病。

（四）切诊

切诊又称脉诊，通过切脉可掌握机体内部气血、虚实、寒热等变化。

损伤常见的脉象有如下几种。

1. 浮脉 轻按应指即得，重按之后反觉脉搏的搏动力量稍减而不空，举之泛泛而有余。在新伤瘀肿、疼痛剧烈或兼有表证时多见之。大出血及长期慢性劳损患者，出现浮脉时说明正气不足，虚象严重。

2. 沉脉 轻按不应，重按始得，一般沉脉主病在里，内伤气血、腰脊损伤疼痛时多见。

3. 迟脉 脉搏至数缓慢，每息脉来不足四至，一般迟脉主寒、主阳虚，在筋伤挛缩、瘀血凝滞等证常见。迟而无力者，多见于损伤后期气血不足，复感寒邪。

4. 数脉 每息脉来超过五至。数而有力，多为实热；虚数无力者多属虚热。在损伤发热时多见之。浮数热在表，沉数热在里。

5. 滑脉 往来流利，如盘走珠，应指圆滑，充实而有力，主痰饮、食滞。在胸部挫伤血实气雍时及妊娠期多见。

6. 涩脉 指脉形不流利，细而迟，往来艰涩，如轻刀刮竹，主气滞、血瘀、精血不足。损伤血亏津少不能濡润经络的虚证、气滞血瘀的实证多见之。《四诊抉微》记载："滑伯仁曰，提纲之要，不出浮沉迟数滑涩之六脉。夫所谓不出于六者，亦为其足统表里阴阳虚实，冷热风寒湿燥，脏腑血气之病也。"故有以上述六脉为纲的说法。

7. 弦脉 脉来端直以长，如按琴弦，主诸痛，主肝胆疾病，阴虚阳亢。在胸胁部损伤以及各种损伤剧烈疼痛时多见之，还常见于伴有肝胆疾病、动脉硬化、高血压等证的损伤患者。弦而有力者称为紧脉，多见于外感寒盛之腰痛。

8. 濡脉 与弦脉相对，浮而细软，脉气无力以动，气血两虚时多见。

9. 洪脉 脉形如波涛汹涌，来盛去衰，浮大有力，应指脉形宽，大起大落。主热证，伤后邪毒内蕴，热邪炽盛，或伤后血瘀化热时多见。

10. 细脉 脉细如线，多见于虚损患者，以阴血虚为主，亦见于气虚或久病体弱患者。

11. 芤脉 浮大中空，为失血之脉，多见于损伤出血过多时。

12. 结、代脉 间歇脉的统称。脉来缓慢而时一止，止无定数为结脉；脉来动而中止，不能自还，良久复动，止有定数为代脉。在损伤疼痛剧烈，脉气不衔接时多见。

（五）摸诊（触）

摸诊是伤科诊断方法中的重要方法之一。通过医者的手对损伤局部的认真触摸，可帮助了解损伤的性质，有无骨折、脱位，以及骨折、脱位的移位方向等。

1. 摸诊作用

（1）摸压痛 根据压痛的部位、范围、程度来鉴别损伤的性质种类。直接压痛可能是局部有骨折或伤筋；而间接压痛（如纵轴叩击痛）常提示骨折的存在。长骨干完全骨折时，在骨折部位多有环状压痛。骨折斜断时，压痛范围较横断骨折大。

（2）摸畸形 触摸体表骨突变化，可以判断骨折和脱位的性质、移位方向，以及呈现重叠、成角或旋转畸形等情况。

（3）摸肤温 从局部皮肤冷热的程度，可以辨识是热证或是寒证，了解患肢血运情况。热肿一般表示新伤或局部瘀热或感染；冷肿表示寒性疾患；伤肢远端冰凉、麻木、动脉搏动减弱或消失，则表示血运障碍。摸肤温时一般用手背测试与对侧比较。

（4）摸异常活动　在肢体没有关节处出现了类似关节的活动，或关节原来不能活动的方向出现了活动，多见于骨折或韧带断裂。但检查骨折患者时，不要主动寻找异常活动，以免增加患者的痛苦和加重局部组织的损伤。

（5）摸弹性固定　脱位的关节常保持在特殊的畸形位置，在摸诊时有弹力感。这是关节脱位特征之一。

（6）摸肿块　首先应区别肿块的解剖层次，骨性的或是囊性的，是在骨骼还是在肌肉、肌腱等组织中。还须触摸其大小、形态、硬度，边界是否清楚，推之是否可以移动及其表面光滑度等。

2. 常用方法

（1）触摸法　本法是以拇指或拇指、食指、中指置于伤处，稍加按压之力，细细触摸。范围先由远端开始，逐渐移向伤处，用力大小视部位而定。触摸时仔细体验指下感觉，古人有"手摸心会"的要领。通过触摸可了解损伤和病变的确切部位，病损处有无畸形及摩擦感，皮肤温度、软硬度有无变化，有无波动感等。这一手法往往在检查时最先使用，然后在此基础上再根据情况选用其他摸法。

（2）挤压法　用手掌或手指挤压患处上下、左右、前后，根据力的传导作用来诊断骨骼是否折断。如检查肋骨骨折时，常用手掌挤按胸骨及相应的脊柱骨，进行前后挤压；检查骨盆骨折时，常用两手挤压两侧髂骨翼；检查四肢骨折，常用手指挤捏骨干。此法有助于鉴别是骨折还是挫伤。

（3）叩击法　本法是以手掌根或拳头施以冲击力，利用对肢体远端的纵向叩击所产生的冲击力，来检查有无骨折的一种方法。检查股骨、胫腓骨骨折，有时采用叩击足跟的方法。检查脊椎损伤时可采用叩击头顶的方法。检查四肢骨折是否愈合，亦常采用纵向叩击法。

（4）旋转法　用手握住伤肢下端，做轻轻的旋转活动，以观察伤处有无疼痛、活动障碍及特殊的响声。旋转法常与屈伸关节的手法配合应用。

（5）屈伸法　本法一手握关节部，另一手握伤肢远端，做缓缓的屈伸运动。若关节部出现剧痛，说明有骨与关节的损伤。关节内骨折者，可出现骨摩擦音。此外，患者主动的屈伸与旋转活动常与被动活动进行对比，以此作为测量关节活动功能的依据。

（6）摇晃法　本法一手握于伤处，另一手握伤肢远端，做轻轻的摇摆晃动，结合问诊与望诊，根据患部疼痛的性质、异常活动、摩擦音的有无，判断是否有骨与关节损伤。

临床运用摸诊时非常重视对比，并注意"望、比、摸"的综合应用。只有这样，才能正确分析通过摸诊所获得资料的临床意义。

（六）量诊

对伤肢诊查时，可用带尺测量其长短、粗细，量角器测量关节活动角度大小等，并与健侧做比较。通过量法进行对比分析，能使辨证既准确又具体。

1. 肢体长度测量法　测量时应将肢体置于对称的位置上，而且先定出测量的标志，并做好标记，然后用带尺测量两标志点间的距离。如有肢体挛缩而不能伸直时，可分段测量。测量中发现肢体长于或短于健侧，均为异常。四肢长度测量方法如下。

（1）上肢长度　从肩峰至桡骨茎突尖（或中指尖）。

（2）上臂长度　肩峰至肱骨外上髁。

（3）前臂长度 肱骨外上髁至桡骨茎突，或尺骨鹰嘴至尺骨茎突。

（4）下肢长度 髂前上棘至内踝下缘，或脐至内踝下缘（骨盆骨折或髋部病变时使用）。

（5）大腿长度 髂前上棘至膝关节内缘。

（6）小腿长度 膝关节内缘至内踝，或腓骨头至外踝下缘。

2. 肢体周径测量法 两肢体取相应的同一水平测量，测量肿胀时取最肿处，测量肌萎缩时取肌腹处。如下肢常在髌上 10 ～ 15cm 处测量大腿周径，在小腿最粗处测定小腿周径等。通过肢体周径的测量，可了解其肿胀程度或有无肌肉萎缩等。肢体周径变化可见如下几种情况：

（1）粗于健侧 较健侧显著增粗并有畸形者，多属骨折、关节脱位。如无畸形而量之较健侧粗者，多系筋伤肿胀等。

（2）细于健侧 多由于陈伤误治或有神经疾患而致肌肉萎缩。

3. 关节活动范围测量法 主要测量各关节主动活动和被动活动的角度。可用特制的量角器来测量关节活动范围，并以角度记录其屈伸旋转的度数，与健侧进行对比，如小于健侧多属关节活动功能障碍。测量关节活动度时应将量角器的轴心对准关节的中心，量角器的两臂对准肢体的轴线，然后记载量角器所示的角度（没有量角器时，也可用目测并用等分的方法估计近似值），与健肢的相应关节比较（表 1-1）。目前临床应用的记录方法多为中立位 0°法。对难以精确测量角度的部位，关节活动功能可用测量长度的方法以记录关节的相对移动范围。例如，颈椎前屈活动可测量下颌至胸骨柄的距离，腰椎前屈测量下垂的中指尖与地面的距离等。

（1）中立位 0°法 先确定每一关节的中立位 0°，如肘关节完全伸直时定为 0°，完全屈曲时可成 140°。

（2）邻肢夹角法 以两个相邻肢体所构成的夹角计算。如肘关节完全伸直时定为 180°，完全屈曲时可成 40°，那么关节活动范围是 140°（180°～ 40°）。

表 1-1　人体各关节功能活动范围（中立位 0°法）

关节	中立位	前后	左右	旋转	内外展	上举
颈椎	面部向前，双眼平视	前屈、后伸 35°～ 45°	左右侧屈 45°	左右旋转 60°～ 80°		
腰椎	腰伸直自然体位	前屈 90°，后伸 30°	左右侧屈 20°～ 30°	左右旋转 30°		
肩关节	上臂下垂，前臂指向前方	前屈 90°，后伸 45°		内旋 80°，外旋 30°	外展 90°，内收 20°～ 40°	上举 90°
肘关节	前臂伸直，掌心向前	屈曲 140°，过伸 0°～ 10°		旋前 80°～ 90°，旋后 80°～ 90°		
腕关节	手与前臂成直线，手掌向下	背伸 35°～ 60°，掌屈 50°～ 60°	桡偏 25°～ 30°，尺偏 30°～ 40°	旋前及旋后均为 80°～ 90°		
髋关节	髋关节伸直，髌骨向前	屈曲 145°，后伸 40°		内旋和外旋均为 40°～ 50°（屈曲膝关节）	外展 30°～ 45°，内收 20°～ 30°	
膝关节	膝关节伸直，髌骨向前	屈曲 145°，过伸 10°～ 15°		内旋 10°，外旋 20°（屈曲膝关节）		
踝关节	足外缘与小腿呈 90°，无内翻或外翻	背伸 20°～ 30°，跖屈 40°～ 50°				

4. 常见畸形的测量

（1）肘内翻或肘外翻 上肢伸直前臂旋后位，测量上臂与前臂所形成的角度。

（2）膝内翻 两内踝并拢，测量两膝间距离。

（3）膝外翻 两侧股骨内髁并拢，测量两个内踝间的距离。

5. 测量注意事项

（1）测量前应注意有无先天、后天畸形，防止混淆。

（2）患肢与健肢须放在完全对称的位置上，如患肢在外展位，健肢必须放在同样角度的外展位。

（3）定点要准确，可在起点及止点做好标记，带尺要拉紧。

（七）神经检查

骨伤科疾病常伴有神经的损伤，神经功能的检查在骨伤科疾病诊断中具有相当重要的作用。

1. 感觉障碍 神经损伤后出现感觉障碍，感觉障碍包括浅感觉障碍和深感觉障碍。

（1）浅感觉 浅感觉包括痛觉、触觉、冷温觉。临床以痛觉检查为主。

1）痛觉：用针尖轻刺皮肤，确定痛觉减退、消失或过敏的区域。检查时注意刺激强度适中，从无痛区向正常区检查，并两侧对比。

2）触觉：患者闭目，以棉絮轻轻触及患者的皮肤，询问其感觉。

3）冷温觉：以盛有 5 ～ 10℃的冷水和 40 ～ 45℃的热水两个试管，分别贴于患者皮肤，询问其感觉。

（2）深感觉 深感觉包括位置觉、震动觉。临床以位置觉检查为主。

1）位置觉：患者闭目，医生用手指从两侧轻轻夹住患者末节指（趾）关节做伸、屈活动，询问其被夹的指（趾）名称和被扳动方向。

2）震动觉：将音叉振动后，放在患者的骨突起部，询问其有无震动感及震动时间。

3）实体感：患者闭目，用手触摸分辨物体的大小、方圆及硬度。

4）两点分辨觉：以圆规的两个尖端触及身体不同部位，测定患者分辨两点距离的能力。

2. 感觉定位 通过感觉障碍的程度和范围，确定神经损伤的部位，做出定位。

（1）神经干的损害 神经干（周围神经）的损害，深、浅感觉均受累，其障碍的范围与某一神经的感觉分布区相一致。常伴有该神经支配的肌肉瘫痪、萎缩和自主神经功能障碍。

（2）神经丛的损害 该神经丛分布区的深、浅感觉均受累，感觉障碍的分布范围较神经干型的要大，包括受损神经丛在各神经干内感觉纤维所支配皮肤的区域。

（3）神经根的损害 深、浅感觉均受累，其范围与脊髓神经节段分布区相一致，并伴有该部位的疼痛，称为"根"性疼痛，见于颈椎病、腰椎间盘突出症等。

（4）脊髓横断损害 被损害水平及其以下深、浅感觉均受累。

（5）半侧脊髓损害 被损害水平及其以下有对侧皮肤痛、温觉障碍，同侧的深、浅感觉和运动障碍，称为 Brown-Sequard 综合征。

3. 生理反射 生理反射分为深、浅反射两大类，生理反射的减弱或消失，表示其反射弧的抑制或中断。对骨伤科疾病的诊断意义较大。

（1）深反射 深反射是叩击肌肉、肌腱及骨膜等本体感受器引起的反射。常用的深反射有：

1）肱二头肌腱反射：患者前臂旋前肘关节半屈曲位，医生将拇指置于肱二头肌腱上，以叩诊锤叩击拇指，引起肱二头肌收缩、肘关节屈曲活动。反射弧通过肌皮神经，神经节段为颈

5～6。

2）肱三头肌腱反射：患者前臂旋前肘关节半屈曲位，叩击尺骨鹰嘴上方肱三头肌腱，引起肱三头肌收缩、肘关节呈伸直运动。反射弧通过桡神经，神经节段为颈6～7。

3）桡骨膜反射：患者肘关节半屈曲，叩击桡骨茎突，引起前臂屈曲、旋前动作。反射弧通过肌皮神经、正中神经、桡神经、神经节段为颈7～8。

4）膝腱反射：膝关节半屈曲，叩击髌韧带，引起膝关节伸直运动。反射弧通过股神经，神经节段为腰2～4。

5）跟腱反射：叩击跟腱，引起踝关节跖屈。反射弧通过坐骨神经，神经节段为骶1～2。

（2）浅反射 浅反射是刺激体表感受器所引出的反射。常用的浅反射有以下几种。

1）腹壁反射：患者仰卧，放松腹部肌肉，以钝器分别划腹壁两侧上、中、下部，引起该部的腹壁收缩。上腹壁反射神经节段为胸7～8，中腹壁为胸9～10，下腹壁为胸11～12。

2）提睾反射：以钝器划患者大腿内侧皮肤，引起提睾肌收缩，睾丸上提。神经节段为腰1～2。

3）肛门反射：以钝器划肛门周围皮肤，引起肛门外括约肌收缩。神经节段为骶4～5。

4. 病理反射 病理反射的出现，表示上神经运动元的损害。

（1）霍夫曼（Hoffman）征 医生以左手托住患者一手，用右手食指、中指夹住患者的中指，并用拇指轻弹患者中指指甲，引起患者其余手指做屈曲动作，为阳性征。

（2）巴彬斯基（Babinski）征 用钝器轻划患者足底外侧，自足跟向足趾方向，引出拇趾背伸、其余四指呈扇形分开，为阳性征。

（3）夏道克（Chaddock）征 用钝器从患者外踝沿足背外侧向前划，阳性表现同巴宾斯基征。

（4）奥本罕姆（Oppenheim）征 用拇指、食指沿胫骨前缘由上向下推移，阳性时拇趾背伸。

（5）戈登（Gordon）征 用力提腓肠肌，阳性时拇趾背伸。

（6）髌阵挛 患者膝伸直，医生拇指、食指夹住髌骨，将髌骨急速向下推动数次，引出髌骨有规律的跳动。

（7）踝阵挛 用力使踝关节突然背伸，然后放松，引出踝关节连续交替的伸屈反应。

（八）影像学检查

1. X线检查 X线检查是骨折诊断的重要手段之一。不仅能对绝大部分骨折存在与否加以确认，显示骨折类型、移位方向、骨折端形状等情况，还可在骨折治疗过程中观察骨折复位、固定、愈合等治疗效果。

X线摄片一般包括正侧两个方位。正位：分为前后位和后前位，常规采用前后位。侧位：与正位照片结合起来，可获得被检查部位的完整图像。对四肢的摄片必须包括邻近一个关节，使被检部位解剖关系清晰，同时还能避免关节部位骨折漏诊。对特殊部位的骨折应拍摄特殊角度的X线片。如腕舟骨骨折应加摄腕关节斜位片、第2颈椎齿状突骨折要摄开口位片。前臂及小腿骨折，骨折线往往不在同一平面，最好拍骨的全长，以免漏诊。股骨干骨折容易合并股骨颈骨折，X线摄片的范围应包括髋关节，避免股骨颈骨折漏诊。儿童四肢靠近骨骺的损伤，有时不易确定有无骨折及移位，需拍摄健侧肢体相应部位的照片，以资对照。

2. CT检查 计算机断层摄影（computer tomography，CT）是20世纪70年代出现的全新的影像学检查方法。CT常规扫描平片为轴位图像，影像没有重叠，解剖关系清楚。多层螺旋CT

溶积扫描采集数据量大，扫描速度快，一次扫描可获得多部位检查的诊断信息，并可进行多平面重建图像后处理，为诊断和鉴别诊断提供科学依据。增强扫描，可获得多脏器的诊断依据。检查时不需变换患者的体位，即可获得各种位置的图像。

CT 既可以发现复杂重叠部位的骨折，如骨盆、肩胛骨、脊椎、胸骨等，又可以发现很多部位的细小骨折，尤其是发现关节的碎片撕脱骨折和观察骨折片的位置与主骨的关系。当普通平片怀疑有骨折时 CT 扫描可帮助确定有无骨折，甚至可以确定骨折线是否进入关节。脊柱骨折的大部分患者都需要进行 CT 检查，用以观察骨折损伤范围和骨折对椎管的影响以及对脊髓的影响。对无移位的骨折特别是裂纹骨折可清晰观察骨折线的走形。对骨折恢复治疗的患者 CT 扫描可帮助观察骨折部位的内骨痂的形成情况。多层螺旋 CT 三维成像在骨创伤领域对骨折及脱位的显示展现出极大的优势，可充分显示冠状、矢状和斜位对骨结构的显示，更能清晰显示骨折端的立体感。临床常应用于脊柱创伤、关节内骨折、关节周围骨折及骨盆骨折的检查，并为临床制定治疗方案提供重要的依据。多层螺旋 CT 三维成像在显示肋骨和钙化肋软骨的全貌、肋骨走形、骨质的完整性、图像的直观性、诊断的准确性等方面是最佳检查方法。但是，在骨折诊断的过程中，我们应重视 X 线片的作用，行 CT 检查前认真阅读 X 线片，仔细观察平片上的异常征象和可疑征象，进行有的放矢的扫描，切忌不照 X 线片直接行 CT 扫描（颅骨除外）。

3. 磁共振（MRI）检查　磁共振成像（magnetic resonance imaging，MRI）是检查骨与软组织的最佳手段，可以很好地显示中枢神经、肌肉、肌腱、韧带、半月板、骨髓、软骨等组织。MRI 基本原理是某些特定的原子核置于静磁场内，受到一个适当的射频脉冲磁场激励时，原子核产生共振，向外界发出电磁信号的过程为磁共振现象。在磁共振过程中，受到激励的自旋质子产生共振信号到恢复到激励前的平衡状态所经历的时间称为弛豫时间，包括纵向弛豫时间（T_1）和横向弛豫时间（T_2）两种。不同的病变组织具有不同的 T_1 和 T_2 值，可以根据不同的 T_1 和 T_2 特点判断正常组织与病变组织。

MRI 检查图像的特点是组织分辨率高、多方位成像、多序列成像等优势，能够较好地反映解剖结构和组织特点，可任意方位断层，很好地显示骨、关节和软组织的解剖形态，加之其可在多平面成像，因而能显示 X 线平片和 CT 不能显示或显示不佳的一些组织和结构，如关节软骨、关节囊、滑膜、韧带、半月板、椎间盘和骨髓等，因此，MRI 在显示隐匿性骨折、骨骺损伤、骨髓水肿以及软骨损伤方面优于 X 线平片和 CT。并且，MRI 是目前唯一可以显示骨挫伤的影像学检查方法。尤其对于隐匿性骨折、应力性骨折、不完全骨折、病理性骨折的检查更有价值。椎体骨折时，受累椎体周围软组织内因出血水肿表现为长 T_1 和长 T_2 信号改变。陈旧性脊柱骨折因出血、水肿已吸收，受累椎体信号恢复正常，但有椎体楔形变或脊柱成角畸形，因此 MRI 检查在判断脊柱新鲜骨折与陈旧性骨折方面具有独特的优势。但 MRI 在显示骨结构的细节方面尚不如CT 清晰和明确，对软组织中的骨化和钙化的辨识能力也不及 CT。MRI 检查无辐射损伤，但是也存在一定的使用限度，对于骨折手术金属内固定术后的检查患者，应根据内固定物材质决定是否可行 MRI。与过去相比，内固定物材料有了很大改进提高，并不是所有的金属内固定物术后都是 MRI 检查禁忌证，许多镍钛合金的内固定物都可以进行 MRI 检查，但是由于金属伪影的存在，还是会影响病变细微结构的观察。体内安装心脏起搏器的患者不能行 MRI 扫描。临床检查应与 X 线、CT 及 MRI 等影像学检查相互补充，彼此印证，使诊断更为确切可靠。

【思考题】

1. 骨折的一般症状及体征有哪些？

2.试述急诊骨折患者，如何进行初步诊断？

第四节　骨折的并发症

骨折早期或在治疗过程中出现的全身或局部的其他并发疾病称为骨折并发症。在一些复杂的损伤，有时骨折损伤本身并不危及生命，伴有重要组织或重要器官损伤时，常引起严重的全身反应，甚至威胁到患者的生命。骨折治疗过程中出现的一些并发症，将严重地影响骨折的治疗效果，应正确、妥善地加以预防并及时予以正确处理，这在骨折的治疗中是很重要的。根据发生时间分为早期并发症和晚期并发症。

一、骨折早期并发症

（一）休克

休克是骨折早期严重的并发症，多由严重创伤、骨折引起大出血，或合并重要器官损伤等使有效循环血量锐减，微循环灌注不足；或剧烈疼痛、恐惧等多种因素综合形成的机体代偿失调而出现休克。

休克的临床表现：早期表现为皮肤苍白、出汗、四肢厥冷、烦躁不安、心率加速、脉压缩小、尿量减少等；严重时患者出现口渴、神志淡漠、反应迟钝、呼吸浅而快、脉搏细速、收缩压下降（可降至90mmHg以下）等。一旦出现休克时，会直接危及患者生命，应及时进行抗休克治疗及对症处理，如止血、输血、输液、输氧、镇痛等。

（二）内脏器官损伤

1.肝和脾破裂　严重的下胸壁损伤除可致肋骨骨折外，还可能引起左侧的脾和右侧的肝脏破裂出血，导致休克。

2.肺损伤　肋骨骨折时，骨折端可造成肺实质、胸膜或肋间血管损伤，而出现气胸、血胸或血气胸，引起严重的呼吸困难。

3.膀胱和尿道损伤　由于外伤暴力导致盆骨骨折，受外力挤压、骨峰刺伤可造成膀胱和尿道损伤，引起尿外渗所致的下腹部、会阴疼痛、肿胀、血尿、排尿困难。

4.直肠损伤　可由骶尾骨骨折所致，而出现下腹部疼痛和直肠内出血。

5.脑损伤　颅盖骨折、颅底骨折、凹陷性骨折时，由于严重撞击伤及对冲伤、骨折块的压迫等，常合并脑损伤，造成脑震荡、弥漫性轴索损伤、脑挫裂伤、脑干损伤及颅内血肿，重型脑损伤常常引起昏迷、脑水肿，甚至危及生命或遗留各种伤残。

（三）脂肪栓塞综合征

脂肪栓塞综合征发生于成年人，尽管少见，但这是骨折的严重并发症，是由于骨折后髓腔内血肿张力过大，骨髓被破坏，使髓腔内脂肪滴进入破裂的静脉窦内，再进入血循环，而引起肺、脑脂肪栓塞。栓塞的发生时间通常在伤后数小时到数天，症状轻微者常被忽略。临床表现主要为昏迷、休克，甚至突发死亡。肺栓塞的急性症状类似急性肺水肿。临床上出现呼吸功能不全、发绀。动脉低血氧可致烦躁不安、嗜睡，甚至昏迷和死亡。体格检查时发现患者胸壁和结膜下有出血点，胸部X线片有广泛性肺实质改变，呈现典型的"暴风雪"样阴影。脂肪栓塞也可引起严重的脑症状，主要表现为头痛、兴奋不安、谵妄、错乱、昏睡、昏迷、痉挛、尿失禁等症状。脂肪栓塞一般不易做出早期诊断，一旦发现尚无特效疗法，主要为对症处理和支持疗法，如纠正休克、呼吸支持、减轻脑损害等，以防止脂肪栓塞的进一步加重，纠正缺氧和酸中毒，防止和减轻重要器官的功能损害，促进受累器官的功能恢复，降低病死率和病残率。为预防发生脂肪栓塞，对于骨折患者，应妥善进行固定、转送，争取早期处理。

（四）感染

开放性骨折易并发感染，尤其由外向内损伤的开放性骨折，伤口污染严重者，或有异物存留，或受伤后未及时彻底清创者，均容易发生感染。感染可对骨折的愈合带来不利的影响，严重者可导致化脓性骨髓炎、蜂窝织炎、败血症、破伤风与气性坏疽等。因此，对开放性骨折患者，要求伤后尽快彻底清创，术后使用抗菌药物，预防感染的发生，对发生感染的患者要及时控制感染和充分引流.

（五）血管损伤

骨折部位邻近的大血管可被骨折端刺破或压迫而造成血管损伤，引起出血及肢体血液循环障碍。如肱骨髁上骨折可损伤肱动脉；股骨下端骨折及胫骨上端骨折可损伤腘动脉；锁骨骨折可损伤锁骨下动脉；骨盆骨折造成的髂部大血管破裂或撕裂引起巨大的腹膜后血肿等。重要的动脉损伤可危及生命，造成失血性休克，甚至死亡。动脉损伤也可引起骨折远端肢体血供障碍，甚至发生肢体缺血坏死。重要的静脉伤亦可造成严重的后果。动脉损伤的临床表现：伤口呈喷射性或搏动性出血，或局部有搏动性血肿迅速扩大，并有严重的肿痛，受伤肢体远侧端动脉搏动微弱或消失、温度低、皮肤苍白。对重要的动脉伤害及时发现和探查，采取妥善的处理措施。

（六）缺血性肌挛缩

缺血性肌挛缩多发生于肱骨髁上骨折、尺桡骨双骨折、胫骨上端骨折等。造成肌肉缺血的原因，有的因为肢体动脉受压、血管破裂、血栓形成和血管痉挛引起；有的因为小夹板或石膏过紧，影响静脉回流和动脉血供所引起。缺血挛缩的早期表现：如发生于上肢，则手和前臂麻木、发冷或胀痛，桡动脉搏动减弱或消失，手指和腕呈屈曲，不能自动伸指（拇）和伸腕，被动活动受限并引起疼痛。如发生于下肢，则足背动脉搏动减弱或消失，下肢深在的、持续的胀痛，伴足部苍白、皮温下降，足部活动障碍。肢体由于严重缺血，造成肌肉缺血坏死或挛缩，手、足部的畸形，神经因该区域供血不足，发生变性，以及受瘢痕压迫，常有神经部分麻痹或瘫痪。如果早期没有得到及时的诊断和正确的处理，肌肉坏死，经过机化形成瘢痕组织，逐渐挛缩成特有的畸形，爪形手、爪形足，将严重地影响患肢功能，使肢体严重残废。处理上应以预防为主，如小夹板或石膏过紧，应立即松解，否则后果是严重的。如肱动脉损伤，出现桡动脉搏动减弱或消失，手部发冷疼痛，应立即探查肱动脉；如有血栓形成，应做切除，修复血管；如为血管痉挛，应用生理盐水扩张血管；如为血管断裂，应做端端吻合或自体静脉移植修复血管。

（七）脊髓损伤

脊椎骨折脱位常可合并脊髓损伤，发生的原因多由椎体骨折移位或骨折碎片刺伤使脊髓受压或断裂，或损伤后引起脊髓水肿、椎管内小血管出血形成血肿等压迫脊髓而造成的脊髓的损害。脊髓受压或断裂，可造成损伤平面以下的相应节段出现各种运动、感觉功能障碍。肌张力异常及病理反射等的病理改变，如经治疗后脊髓损伤仍然不能恢复，可遗留损伤平面以下的肢体瘫痪。

（八）周围神经损伤

骨折时，如果发生在骨与神经紧密相邻的部位，由于骨折的移位可挤压、挫伤、牵拉、摩擦及外固定压迫，会造成附近的神经损伤。应检查患肢的运动和感觉功能，判断是否有神经损伤。如肱骨中、下 1/3 交界处骨折易损伤紧贴肱骨走行的桡神经；肱骨内上髁骨折，可合并尺神经损伤；桡骨下端骨折可伤及正中神经；腓骨上端骨折易致腓总神经损伤。如骨折引起神经损伤，可出现损伤神经支配区域感觉、运动功能障碍及肢体特有的畸形。如为骨折压迫、牵拉引起的神经损伤，将骨折复位及固定后随着骨折愈合，大多数患者 3 个月左右神经损伤可逐渐恢复。若仍没有恢复迹象者，可择期进行神经探查、松解、移位或神经移植术。

二、骨折晚期并发症

（一）坠积性肺炎

坠积性肺炎主要发生于因骨折长期卧床不起的患者，如下肢骨折或脊柱骨折合并截瘫的患者。特别是年老、体弱和伴有慢性病的患者。由于长期卧床、翻身困难、肺功能减弱、痰涎积聚、咳痰困难而引起呼吸道感染，有时可因此而危及患者生命。故长期卧床的患者，应注意多翻身，应鼓励其多做咳痰及深呼吸动作，积极进行功能锻炼，争取尽早起坐及下床活动。如发生肺部感染者．除上述措施外，应给予抗生素、吸氧、雾化吸入等。

（二）压疮

压疮多由于严重创伤骨折、患者长期卧床不能翻身，或由于石膏的压迫，使身体骨突起处受压，局部血循环障碍，以致溃疡、坏死，形成压疮。脊柱骨折合并截瘫或老年患者下肢骨折时更易发生。尤其是截瘫患者，由于失去神经支配，缺乏感觉和局部血循环差，不仅更易发生压疮，而且发生后经久不愈，常成为全身感染的来源，甚至引起败血症。压疮应以预防为主，对压疮好发部位应勤检查、勤翻身、勤按摩，保持局部清洁和干燥。在骨突部位放置棉垫、空气垫圈以减轻局部压迫。对于已发生的压疮，除了按时换药，清除脓性分泌物和坏死组织外，还应给予抗感染治疗及支持疗法，中医治宜清热解毒、托里排脓、益气生肌。

（三）泌尿系感染或结石

脊柱骨折合并截瘫长期卧床的患者及需长期留置导尿管者，容易引起泌尿系统的逆行感染，发生膀胱炎或肾盂肾炎等。长期卧床可引起全身骨骼失用性脱钙，尿中排钙量增加，可引起泌尿系结石。预防的措施应注意早期活动，多饮水，保持排尿通畅。留置导尿管者应定期在无菌条件下更换导尿管并冲洗膀胱。

（四）深静脉血栓形成

深静脉血栓形成多见于骨盆骨折、髋臼骨折、股骨骨折及其他下肢骨折，或骨科大手术后，下肢长时间制动，静脉血回流缓慢，加之静脉壁损伤所致血液高凝状态，易发生血栓形成。血栓形成后，除少数能自行消融或局限于发生部位外，大部分会扩散至整个肢体的深静脉主干，若不能及时诊断和处理，多数会演变为血栓形成后遗症，长时间影响患者的生活质量；还有一些患者可能并发肺栓塞，造成极为严重的后果。临床上应以预防为主，在盆腔或四肢邻近静脉周围的操作应轻巧、精细，避免静脉内膜损伤。骨科术后尽量抬高患肢，不要在腘窝或小腿下单独垫枕，以免影响小腿深静脉回流。可采用机械预防措施，如间歇性充气泵压迫治疗等。鼓励患者尽早开始足、趾的主动活动，配合使用活血化瘀中药，预防其发生。

（五）损伤性骨化

损伤性骨化又称骨化性肌炎。由于关节内或关节附近骨折，损伤使骨膜剥离形成骨膜下血肿，或处理不当使血肿扩大，渗入周围肌纤维之间，血肿机化并在关节附近软组织内广泛骨化，可引起关节活动功能严重障碍。临床上多见于肘关节，如肱骨髁上骨折，反复粗暴手法复位，或因骨折后肘关节伸屈活动受限而进行的强力反复被动活动所致。早期 X 线检查可显示局限性云雾状致密像，其靠近骨质部位有骨膜反应。伤后 8 周至数月，阴影逐渐清晰、缩小，病变边缘部显示致密骨质，并且有新生骨的外貌。损伤性骨化可引起受累肌肉相应关节僵直和残疾。因此，肘部伤后，应避免粗暴手法整复，禁忌过早被动活动。如骨化已形成，对肢体功能影响严重者，在骨化范围已局限致密时，可考虑消除骨化块，以改善关节的活动功能。

（六）骨折畸形愈合

骨折经治疗后，仍存在对位不良，有重叠、成角、旋转畸形，如未得到及时矫正，将发生骨折的畸形愈合。如发生在上肢，畸形可导致功能的明显减弱。如发生在下肢，畸形可导致疼痛、跛行，多累及髋、膝、踝等关节，由于负重的改变而导致创伤性关节炎。预防的方法是争取早期满意的复位。如畸形严重，影响功能明显，可考虑手术纠正畸形。

（七）骨折延迟愈合和骨不愈合

当骨折在应愈合的时间内尚未愈合，称为延迟愈合。当骨折数月后，骨折修复活动停止，骨折端平滑，骨折间隙变宽，骨折端仍有异常活动，形成假关节，骨髓腔闭塞，则称为骨不连。临床表现为骨折在 6 个月以上，骨折端在活动或负重时疼痛，骨折处有异常活动。X 线片显示骨折断端互相分离，骨痂稀少，两断端萎缩光滑，骨髓腔封闭，骨端硬化。导致骨不连的形成原因主要是原发损伤严重，如粉碎性骨折、骨缺损或合并周围软组织的严重损伤等，其次是治疗不当。

（八）创伤性关节炎

关节内骨折，关节面遭到破坏，软骨损伤、关节内骨块存留等，又未能得到准确的复位，骨愈合后由于关节面不平整，导致关节软骨面长期磨损、退变和继发的软骨增生、骨化而产生创伤性关节炎。或骨干骨折成角畸形愈合，使关节负重力线不正，长期承压处的关节面遭受过度磨损所致。创伤性关节炎多发于创伤后、承重失衡及活动负重过度的关节，以关节反复疼痛、肿胀，持续并逐渐加重，关节积液、畸形或有关节内游离体，关节活动时出现摩擦音，活动功能障碍为主要临床表现。X 线检查，可见关节间隙变窄，软骨下关节面硬化，关节边缘有程度不同的骨刺形成。晚期可出现关节面不整，骨端变形，或关节内有游离体。

（九）关节僵硬

关节内骨折整复不良、骨折腔内大量积血或骨折后长时间广泛的外固定，使静脉和淋巴回流不畅，关节周围组织中浆液纤维性渗出和纤维蛋白沉积，发生纤维粘连，并伴有关节囊和周围肌腱挛缩，致使关节活动障碍，甚至关节骨性僵硬。这是骨折和关节损伤最为常见的并发症。准确复位，及时消除关节腔内积血积液，及时拆除固定和积极进行功能锻炼，是预防和治疗关节僵硬的有效方法。

（十）缺血性骨坏死

骨折使某一骨折端的血供障碍引起缺血性骨坏死。常见的有腕舟状骨骨折后近侧骨折端缺血性坏死、股骨颈骨折后股骨头缺血性坏死、距骨颈骨折后发生距骨体坏死等。处理方法是早期良好复位，充足的固定时间，在骨坏死现象消失前不负重。若无菌坏死不能改善，可考虑手术治疗。

（十一）迟发性畸形

少年儿童的骨骺损伤可影响骨与关节的生长发育，骨骺生长的速度不同也会出现畸形，一般肢体的畸形改变会在若干年后发生。如股骨下端骨骺端损伤后，可出现膝内翻或膝外翻畸形；肱骨外上髁骨折可逐渐发生肘外翻畸形。预防的方法，在于骨折早期正确复位和良好固定，但部分儿童即使移位不明显的骨骺损伤，日后亦可发生迟发性畸形。畸形发生后，如对患肢功能影响较大，可考虑手术纠正。

（十二）急性骨萎缩

急性骨萎缩，即损伤所致关节附近的痛性骨质疏松，又称反射性交感神经性骨营养不良，好发于手、足骨折后，典型症状是疼痛和血管舒缩紊乱。疼痛与损伤程度不一致，随邻近关节活动而加剧，局部有烧灼感。由于关节周围保护性肌痉挛而致关节僵硬。血管舒缩紊乱可使早期皮温升高、水肿及汗毛、指甲生长加快，随之皮温低、多汗、皮肤光滑、汗毛脱落，致手或足肿胀、僵硬、略呈青紫达数月之久。骨折后早期应抬高患肢、积极进行主动功能锻炼，促进肿胀消退，预防其发生。一旦发生，治疗十分困难，以功能锻炼和物理治疗为主，必要时可采用交感神经封闭。

【思考题】

1. 骨折的早期并发症有哪些？
2. 骨折的晚期并发症有哪些？

第五节　骨折的愈合

一、愈合过程

骨折愈合是一个复杂而连续发展的过程，中医学认为骨折愈合是"瘀去、新生、骨合"的过程。从组织学和细胞学的变化，通常将其分为血肿机化期、原始骨痂期和骨痂改造期 3 个阶段，但三者之间又不可截然分开，而是相互交织逐渐演进的进程。

（一）血肿机化期

骨折后，骨本身的损伤导致骨髓腔、骨膜下和周围软组织血管破裂出血，在骨折断端及其周围形成血肿。伤后 4～8 小时，由于内、外凝血系统的激活，骨折断端的血肿凝结成含有网状纤维蛋白的血凝块。由于骨折的损伤和血管断裂使骨折端血供被阻断，可致其部分软组织和骨组织坏死，断端出现一个骨坏死区，并出现骨吸收现象，在早期阶段，断端间不能直接愈合，随后由活骨附着部的组织增殖形成桥梁与坏死处连接。在骨折断端间的坏死组织可引起急性的无菌性炎症反应，缺血和坏死的细胞所释放的产物，引起局部毛细血管增生扩张、血浆渗出、水肿和急性炎性细胞浸润。中性粒细胞、淋巴细胞、单核细胞和巨噬细胞侵入血肿的骨坏死区，逐渐消除血凝块、坏死组织。来自骨膜、骨髓及邻近组织的新生血管的间质细胞进入血肿内，使血肿机化形成肉芽组织，并进而演变成纤维结缔组织，使骨折断端初步连接在一起，称为纤维连接，在骨折后 2～3 周完成。同时，骨折端附近骨外膜的成骨细胞活跃增生，开始形成与骨干平行的骨样组织，并逐渐向骨折处延伸增厚。骨内膜在稍晚时也发生同样改变。

　　血肿机化期在中医学属于骨折早期，又称活血祛瘀期，其病机为机体受损、血离经脉、瘀积不散、气滞血瘀、经脉受阻。治疗以活血化瘀、消肿止痛为主。

（二）原始骨痂期

　　原始骨痂期骨折的修复是通过软骨内骨化和骨膜内骨化，使骨折端逐渐骨化，形成骨痂，使骨折逐步愈合的过程。由血肿机化而形成的纤维结缔组织支架，大部分转变为胶原、软骨或骨组织，软骨细胞经过增生、变性、钙化而骨化，称为软骨内骨化。骨折断端的外骨膜开始增生、肥厚，外骨膜的内层成骨细胞增生，产生骨化组织，形成新骨，称为骨膜内骨化。新骨的不断增多，紧贴在骨皮质的表面，填充在骨折断端之间，呈斜坡样，称外骨痂。同时，骨折断端髓腔内的骨膜也以同样的方式产生新骨，充填在骨折断端的髓腔内，称为内骨痂。内、外骨痂沿着骨皮质的髓腔侧和骨膜侧向骨折线生长，彼此会合，不断钙化、骨化，在骨折处形环状骨痂和髓腔内骨痂，两部分骨痂会合连接后．这些原始骨痂不断钙化而逐渐加强，与其强度足以抵抗肌肉的收缩、成角及剪力和旋转力时，则骨折已达临床愈合，一般需要 4～8 周。

　　这一过程中，膜内成骨比软骨内成骨快，而膜内成骨又以骨外膜为主。因此，任何对骨外膜的损伤均对骨折愈合不利。X 线片上可见骨折处四周有梭形骨痂阴影，骨折线逐渐模糊，但部分仍隐约可见。

　　原始骨痂期在中医学属于骨折中期，又称接骨续损期，其病机为骨初接续、瘀肿未尽、气机不畅。治宜调和营血、祛瘀生新、接骨续筋。

（三）骨痂改造期

　　原始骨痂为排列不规则的骨小梁所组成，尚欠牢固。在骨痂改造期，原始骨痂进一步改造，成骨细胞增加，新生骨小梁逐渐增加、排列逐渐规则致密，骨折端的坏死骨经破骨细胞和成骨细胞的相互作用，完成死骨消除和新骨形成的爬行替代过程。原始骨痂被板层骨所替代，使骨折部位形成坚强的骨性连接，这一过程需 8～12 周。

　　随着肢体活动和负重的加强，应力轴线上的成骨细胞相对活跃，有更多的新骨使之形成坚强的板层骨，使骨痂不断得到加强和改造。而在应力轴线以外破骨细胞相对活跃，使多余的骨痂逐渐被吸收及清除，使原始骨痂逐渐被改造成永久骨痂，后者已具备正常的骨结构。骨髓腔重新再畅通，恢复骨的正常结构，最终骨折的痕迹从组织学和放射学上可完全消失。这一过程在成年人需 2～4 年完成，儿童需 2 年完成。

　　骨痂改造期在中医学属于骨折后期，又称坚骨壮筋期，其病机为筋骨已续、气血不足、肝肾虚损、筋骨痿弱。治疗以补益气血、补益肝肾、强壮筋骨为主。

二、临床愈合标准和骨性愈合标准

（一）临床愈合标准

1.局部无压痛，无纵轴叩击痛。

2.局部无异常活动。

3.X线片显示骨折线模糊，有连续性骨痂通过骨折线。

4.在解除外固定情况下，上肢能平举 1kg 达 1 分钟，下肢能不扶拐在平地连续徒手步行 3 分钟，并不少于 30 步。

5.连续观察两周骨折处不变形，则观察的第 1 天即为临床愈合日期。

2、4 两项的测定必须慎重，应防止发生变形或再骨折。

（二）骨性愈合标准

具备临床愈合标准的条件；X 线照片显示骨痂通过骨折线，骨折线消失或接近消失，髓腔沟通。

【思考题】

1.骨折的愈合分几期?

2.骨折的临床愈合标准有哪些?

3.骨折的骨性愈合标准有哪些?

第六节　影响骨折愈合的因素

骨折愈合是受多种因素影响的复杂过程，其中有内源性因素，也有外源性因素；有有利因素，也有不利因素，都可加快或延迟骨折的愈合。对影响骨折愈合的因素应有充分的了解，以便利用和发挥有利因素，避免和克服不利的因素，在治疗中缩短治疗时间，促进骨折的愈合。

一、全身因素

（一）年龄

骨折愈合速度与年龄关系密切，不同年龄的骨折愈合差异很大。如新生儿股骨骨折 2 周可达坚固愈合，成年人股骨骨折一般需 3 个月左右，老年人则需要更长时间。儿童的骨折愈合较快，塑形能力强；老年人骨质疏松，代谢水平低，则骨折愈合所需时间长，且容易发生再骨折。

（二）健康状况

骨折的愈合与全身健康状况密切相关，身体强壮，气血旺盛，骨折愈合快；如健康状况欠佳，特别是患有慢性消耗性疾病者，如糖尿病、心肺功能不全、重度营养不良、贫血、骨代谢病、神经系统疾病、恶性肿瘤及钙磷代谢紊乱者，骨折愈合时间明显延长。

二、局部因素

（一）损伤程度

损伤暴力严重，多段性骨折、大块骨块缺损的骨折或伴有严重软组织损伤者，骨折的愈合速度就较慢。一些复合性损伤如触电或枪弹所致时，由于骨折处被高温或电灼伤，软组织变性坏死，局部血供不良，修复能力较差，造成骨折迟缓愈合，甚至不愈合。骨痂的形成，主要来自外骨膜和内骨膜，故骨膜的完整性对骨折的愈合有较大影响。骨膜损伤严重者，骨折的愈合也较困难。

（二）骨折的类型

骨折断面接触面大，愈合较快，如螺旋形骨折和斜形骨折；骨折断面接触面小，则愈合较慢，如多发性骨折、一骨多段骨折、粉碎性骨折或不稳定性骨折的患者，骨折愈合相对较慢。

（三）骨折部位的血液供应

骨折部位的血液供应是影响骨折愈合的重要因素，血供良好的部位骨折愈合较快。通常下骺端骨折，由于较多小血管从关节囊、韧带和肌腱附着处进入骨内，血液供应丰富骨折愈合快，如胫骨髁骨折、桡骨远端骨折等。而血供不良部位的骨折则愈合速度缓慢，甚至发生迟缓愈合、不愈合或缺血性骨坏死。如胫骨干中、下 1/3 骨折，由于胫骨干主要靠中、上 1/3 交界处后侧面进入髓腔内的滋养动脉自上而下的血液供应。骨折后，滋养动脉断裂，远侧骨折段仅靠骨膜下小血管维持，血液供应明显减少，骨折愈合较慢。股骨头的血供主要来自关节囊和圆韧带的血管。股骨颈囊内骨折，股骨头血液供应几乎完全中断，容易发生缺血性坏死。腕舟骨的营养血管由掌侧结节处和背侧中央部进入，腕舟骨骨折后，因近端的血供较差，愈合往往较迟，甚至不愈合。

（四）软组织损伤程度

严重的软组织损伤，特别是开放性损伤，可直接损伤骨折段附近的肌肉、血管和骨膜，破坏从其而来的血液供应，影响骨折的愈合。

（五）软组织嵌入

若有肌肉、肌腱等组织嵌入两骨折端之间，不仅影响骨折的复位，而且阻碍两骨折端的对合及接触，导致骨折难以愈合甚至不愈合。

（六）感染

开放性骨折局部感染可引起的局部炎症性充血、水肿、组织破坏、脓性分泌物积聚，而不利于骨折的愈合。如感染不能有效控制，还可引起化脓性骨髓炎，出现软组织坏死和死骨形成，严重影响骨折愈合。

三、治疗方法的影响

（一）反复多次的手法复位

反复多次粗暴的手法复位可损伤骨膜及周围软组织，并使尖锐的骨端变钝，使骨折端接触不稳，不利于骨折愈合，应避免。手法复位的优点是能较好地保持骨折部位的血供，手法应轻柔，争取一次完成。但有时较难达到解剖复位，不能因追求解剖复位而反复多次进行手法整复。凡已达到功能复位标准者，则不宜再行复位，否则易引起骨折的迟缓愈合或不愈合。

（二）手术的影响

开放性骨折清创时，碎骨片摘除过多，造成骨质缺损，可影响骨折愈合。切开复位时，软组织和骨膜广泛剥离，破坏骨折段血供，影响骨膜内骨化，可能导致骨折延迟愈合或不愈合。故手术应在严格遵守指征的情况下应用，尽可能少地干扰和破坏局部血液供应。

（三）牵引过度

骨折行持续骨牵引治疗时，牵引力过大，可造成骨折端分离，导致骨折延迟愈合或不愈合。手法复位时过度牵引会使骨折断端分离，骨折端存留间隙，亦可明显影响骨折的愈合时间，引起骨折的延迟愈合或不愈合。

（四）骨折的固定

固定在骨折愈合过程中起着重要的作用，有效固定是保证骨折断端正常修复的前提。小夹板固定治疗骨折可以控制不利于骨折愈合的活动，使伤肢在稳妥固定下进行功能活动，产生骨折端间断纵向适宜的挤压力，该压力可使骨产生压应力的不断刺激，使骨修复潜能进一步激发，效应叠加，加速骨的愈合。但如果骨折固定不牢固，固定范围不够或固定时间过短，骨折的愈合过程存在不稳定因素的干扰，使骨折周围的再生毛细血管易被撕裂，外骨痂缺乏早期稳定作用，骨折处因受到剪切力和旋转力的影响，不利于骨痂的生长，或破坏愈合中的骨痂，进而影响骨折的愈合。

（五）不恰当的功能锻炼

过早和不合理的活动，特别是不利于骨折愈合的功能锻炼，可能妨碍骨折部位的固定，影响骨折愈合。若过早地进行以下的活动：如前臂双骨折的旋转前臂动作、外展型肱骨外科颈骨折的肩外展动作、内收型肱骨外科颈骨折的肩内收动作、伸直肱骨骨折的伸肘动作、克雷氏（Colles）骨折的背伸动作、史密斯（Smith）骨折的腕屈动作等，都不利于骨折愈合，有可能使刚形成的纤维骨痂撕断，而造成骨折延迟愈合或不愈合，但适时而恰当的功能锻炼，可以促进肢体血液循环，消除肿胀；促进血肿吸收和骨痂生长；防止肌萎缩、骨质疏松和关节僵硬，有利于关节功能恢复。

【思考题】

影响骨折愈合的因素有哪些？

第七节　骨折的治疗原则

　　整复、固定、功能锻炼和内外用药是治疗骨折的 4 个基本方法。应贯彻动静结合、筋骨并重、内外兼治、医患合作的治疗原则。复位手法轻柔、避免暴力、重视骨骼与软组织的关系，以筋带骨，将移位的骨折端恢复正常或接近正常的解剖位置，重建骨骼的支架作用。骨折复位后，采用适宜的固定方法，将骨折维持于复位后的位置，待其坚固愈合。在不影响固定的前提下，尽快恢复患肢肌肉、肌腱、韧带、关节囊等软组织的伸缩活动，防止发生肌肉萎缩、骨质疏松、肌肉挛缩、关节僵硬等并发症。还应遵循中医学辨证施治的原则，给予适当的药物治疗。特别是要辨证处理好骨折中的复位、固定、练功、内外用药的关系，尽可能做到骨折复位不增加局部组织损伤，固定骨折而不妨碍利于骨折愈合的肢体活动，以促进全身气血运行，增加新陈代谢，促进骨折的愈合，使受伤肢体最大限度的恢复功能。

【思考题】

骨折的治疗原则有哪些?

第八节　骨折的整复

　　骨折整复的目的在于使移位的骨折端恢复正常或接近正常的解剖位置，为重建骨骼的支架作用创造条件。在全身情况的许可下，复位越早越好。当患者有休克、昏迷时，应待全身情况稳定后，才能整复骨折。如肢体明显肿胀，待肿胀消退后再考虑复位。

　　复位的方法有两类，即闭合复位和切开复位。闭合复位又可分为手法复位和持续牵引复位，持续牵引既有复位作用，又有固定作用。对于不适用闭合方法整复的骨折，可在无菌技术操作下，切开复位，然后使用各种不同的内固定。

一、复位标准

　　整复是治疗骨折的首要步骤。骨折端对位、对线越好，固定也越稳当，患者才能及早地进行功能锻炼，促进肢体功能恢复。因此，对每一个骨折，都应争取整复到理想的位置或接近解剖对位。

　　1. 解剖复位的标准　解剖复位的标准是指骨折畸形和移位获得完全矫正，恢复了骨的正常解剖关系，对位和对线完全良好称为解剖复位。

　　2. 功能复位标准　有些骨折无法达到解剖复位时，应达到功能复位。所谓功能复位是指骨折断端的畸形及移位经过整复后，某种移位仍未完全纠正，但骨折在此位置愈合后，对肢体功能无明显妨碍者，称为功能复位。

　　（1）对线　对线是指骨折两端在纵轴上的关系。骨折的旋转移位必须完全矫正。成角移位成人不宜超过 10°，儿童不宜超过 15°，成角若与关节活动方向垂直，必须完全矫正。

　　（2）对位　对位是指骨折两端的接触面。长骨骨干骨折，对位至少应达 1/3 以上，干骺端骨折对位至少应达 3/4 左右。

　　（3）长度　儿童若无骨骺损伤，下肢骨折短缩在 2cm 以内，以后可逐步自行矫正。成人要求肢体短缩不超过 1cm，否则将出现明显跛行。

对任何骨折的整复均应以解剖复位为首要标准，但无法达到解剖复位时，应要求达到功能复位。如老年患者，骨折虽对位稍差，肢体轻微畸形，但只要关节不受影响，自理生活无困难，疗效还是满意的。在治疗儿童骨折时要注意肢体外形，不要遗留旋转及成角畸形，轻度的重叠及侧方移位在发育过程中可以自行矫正，但旋转或成角畸形则难以矫正。

二、整复手法

《医宗金鉴·正骨心法要旨》曰："手法者，诚正骨之首务哉。"骨折复位必须稳、准、用力恰当，切忌动作粗暴。以"子求母"是复位基本原则，即复位时移动远断端（子骨）去凑合近断端（母骨），在某些情况下也会采用"母求子"的方法进行整复。常用复位手法有以下 10 种。

1. 手摸心会　在整复骨折前，术者用手仔细在骨折局部触摸，结合 X 线或 CT 等辅助检查，明确骨折的移位情况和类型、导致骨折的暴力方向、所伤部位的解剖和功能特点，整复过程中要反复进行触摸，了解对位情况。这是施用手法前的首要步骤，并且贯穿于正骨过程的始终。

2. 拔伸牵引　拔伸牵引是正骨手法的基础，能纠正骨折后的短缩移位，恢复肢体的长度，以便进一步整复。有时需要数毫米的分离，才能进行侧方移位的矫正，即所谓"欲合先离，离而复合"（图 1-3）。

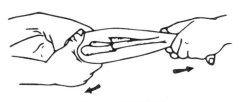

图 1-3　拔伸牵引

3. 绕轴旋转　绕轴旋转用来矫正骨折断端旋转移位。骨折有旋转畸形时，可由术者在拔伸下围绕肢体纵轴施行向左或向右的旋转手法，使骨折轴线相应对位，恢复肢体的正常轴线。使用此手法时，应遵守"以子求母"原则，即用骨折远端去对骨折近端。

4. 屈伸收展　屈伸收展用来矫正骨折断端成角移位。关节附近的骨折，容易发生成角畸形，这是因为短小的近关节侧的骨折端，受单一方向的肌肉牵拉过紧所致。对此类骨折，单靠牵引不但不能矫正畸形，甚至牵引力量越大，成角也越大。只有将远侧骨折端连同与之形成一个整体的关节远端肢体共同牵向近侧骨折端所指的方向，成角才能矫正。如伸直型的肱骨髁上骨折，需在牵引下屈曲，而屈曲型则需伸直（图 1-4）。

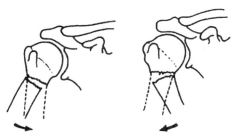

图 1-4　屈伸收展

5. 成角折顶　成角折顶用来矫正肌肉丰厚部位横断或锯齿形骨折的重叠移位。某些重叠移位骨折，仅靠拔伸牵引仍不能完全纠正时，可采用折顶手法。即用两拇指并列按压在突起的骨折端，其余四指环扣抵于下陷的骨折端，两手拇指用力下压，使骨折端成角加大，估计骨折两端的骨皮质已经对顶相接时，其余四指骤然上提反折，使之复位（图1-5）。

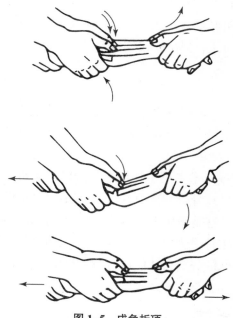

图1-5 成角折顶

6. 反向回旋 反向回旋用于矫正斜形或螺旋形背对背骨折及骨折断端间嵌有软组织的骨折。大斜形或螺旋形骨折，经拔伸牵引后重叠移位虽已纠正，但由于骨折尖端部分相互抵触，仍阻碍复位。此时在助手牵引维持下，术者一手握骨折近端，一手握远端，做反方向回绕动作，使背对背变成面对面（图1-6）。骨折断端间有软组织嵌入时，常会影响复位，必须解除之。一般经拔伸牵引使周围软组织紧张，断端间隙增大后，软组织嵌入即可解除；如果仍未解除，就可用回旋手法使之解除，操作时可根据骨擦音的有无、强弱来判断断面是否接触。

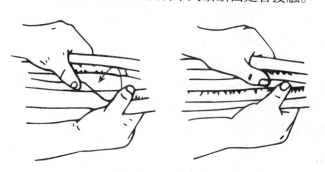

图1-6 反向回旋

7. 端挤提按 端挤提按用来矫正侧方移位的骨折。根据骨折远端移位的方向，可分为内、外侧移位和前、后侧移位。端挤法用于纠正内外侧移位，提按法用于纠正前后侧移位。操作时，端挤是以两手掌或拇指分别按压在骨折远端和近端，按骨折移位的相反方向做横向夹挤，使其复位（图1-7）；提按是以两拇指按压突起的骨端，同时其余四指环扣陷下的骨端上提，即可纠正前后侧移位，即所谓"陷者复起，突者复平"。

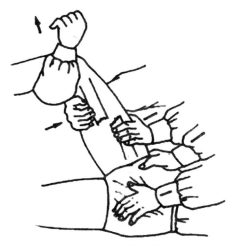

图 1-7　端挤提按

8. 夹挤分骨　夹挤分骨用于矫正并列部位的多骨或双骨折移位。操作时，在牵引的基础上术者用两拇指和食指、中指、无名指分别在骨折部的前后面或掌背侧对向夹挤骨间隙，使骨间膜张开，骨折断端承受分力向两侧分开，成角及侧方移位随即纠正。由于骨间膜的张力，而使骨折断端更加稳定，此时并列的双骨折就会像单骨折一样容易复位（图 1-8）。

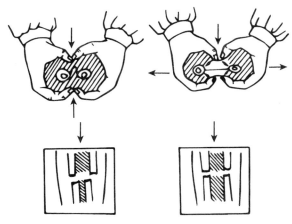

图 1-8　夹挤分骨

9. 摇摆叩击　摇摆叩击用于检查横形或锯齿形骨折经整复后的复位效果。横断或锯齿形骨折断端之间经整复后可能仍有间隙，此手法可使骨折面紧密接触，有利于骨折复位后的稳定。横断骨折发生在干骺端松、密质骨交界处时，骨折整复固定后可用一手固定骨折部的夹板，另一手轻轻叩击骨折远端，使骨折断面紧密嵌插，整复可更加稳定（图 1-9）。

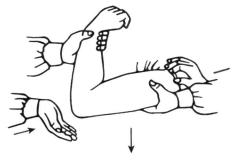

图 1-9　摇摆叩击

10. 顺骨捋筋　顺骨捋筋用于骨折整复后理顺软组织的手法。"伤骨必伤筋"，在骨折整复后，施以轻柔的顺骨捋筋手法，用拇指及食指、中指沿骨干周围上下轻轻推理数次移位、歪曲、反折的肌肉和肌腱，使骨折周围扭转曲折的肌肉、肌腱等软组织归位并舒展条顺。

三、切开复位

切开骨折部的软组织暴露骨折端，在直视下将骨折复位，称为切开复位，常同时行内固定术。下列情况可作为切开复位的指征。

1. 手法复位不能达到理想的复位或不能维持复位，以致可能影响骨折愈合和功能恢复者。

2. 关节内骨折需良好复位和早期练功，较大骨块常需切开复位内固定。

3. 多发骨折，尤其同一肢体多发骨折，或同一骨的多段骨折，闭合复位外固定不满意者，可行切开复位内固定。

4. 开放骨折合并重要血管、神经损伤，需手术探查的同时做内固定。

5. 骨折不愈合、畸形愈合等陈旧性骨折，并影响功能者。

【思考题】

1. 骨折复位的标准有哪些?

2. 复位手法有哪些?

第九节　骨折的固定

固定是治疗骨折的重要手段，固定的目的在于维持骨折整复后位置，防止骨折再移位，减轻疼痛，有利于骨折愈合。

固定一般分外固定和内固定两种。

一、外固定

施加于身体外部的固定物称为外固定物，有多种类型，各有其优缺点和不同的适用范围。

（一）夹板固定

骨折复位后选用不同的材料，如柳木板、竹板、杉树皮、纸板等。根据肢体的形态加以塑形，制成适用于各部位的夹板，并用扎带系缚，以固定垫配合保持复位后的位置，这种固定方法称为夹板固定。夹板固定是我国应用最广的骨折外固定物。夹板外固定的优点是取材方便、简便易行，一般不需固定上、下关节，便于早期功能锻炼。同时可利用功能锻炼时肌肉的收缩力，使肢体直径增大，夹板和固定垫与肢体间的压力增大，产生固定力和一定程度的侧方挤压力，对骨折进行有效的固定，并有一定程度的逐渐矫正侧方移位的作用。

1. 夹板固定的适应证

（1）四肢闭合性骨折（包括关节内或近关节处骨折经手法复位成功者），股骨干骨折因大腿肌肉有较大的收缩力，常需结合骨牵引。

（2）四肢开放性骨折，创面小或经处理后创口已闭合者。

（3）陈旧性四肢骨折适合手法复位者。

2. 夹板固定的禁忌证

（1）严重的开放性骨折。

（2）难以复位的关节内骨折。

（3）固定困难的骨折，如髌骨、股骨颈、骨盆骨折等。

（4）四肢骨折肿胀严重伴有水疱者。

（5）患肢远端脉搏微弱，末梢循环差或伴有动脉、静脉和神经损伤者。

3. 夹板选用　夹板选用是根据伤肢的部位、长度及外形，做成的不同规格及塑形的薄板，是外固定的主要用具。夹板的性能要具备：①可塑性：根据肢体外形可塑形，以适应肢体生理性弯曲和弧度。②韧性：要有足够的支持力，能承受肢体的张力而不变形、不折断。③弹性：能适应肢体肌肉收缩和舒张时所产生的压力变化，保持持续固定复位作用。④吸附性和通透性：有利于肢体表面散热，避免发生皮炎和毛囊炎。⑤X线穿透性：能被X线穿透，便于及时检查。

4. 固定垫　固定垫又称压垫，一般选用质地柔韧的毛头纸折叠而成。固定垫能维持一定形状，又有一定的支持力，能吸水，可散热，对皮肤无刺激作用，有时也可以用棉垫或纱布垫代替，常用者有以下几种形状（图1-10）。

（1）平垫　适用于肢体平坦的部位，多用于骨干部。

（2）塔形垫　适用于关节凹陷处，如肘、踝关节。

（3）梯形垫　适用于肢体斜坡处，如肘后部、踝部。

（4）高低垫　适用于锁骨或复位后固定不稳定的桡、尺骨骨折。

（5）抱骨垫　呈半月状，适用于髌骨骨折。现用绒毡剪成，比纸垫柔软。

（6）葫芦垫　适用于桡骨头脱位。

（7）横垫　适用于桡骨远端骨折。

（8）合骨垫　适用于下尺桡关节分离。

（9）分骨垫　适用于前臂尺桡骨骨折、掌、跖骨骨折。一般在固定垫内放一金属窗纱，分骨垫中心穿一根铅丝，以便在X线透视或照片时识别固定垫位置是否正确。

（10）空心垫　适用于内、外踝骨折，即在平垫中央剪一圆孔置于骨突部位，以防止局部产生压迫性溃疡。

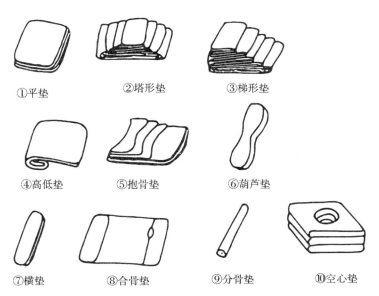

①平垫　　②塔形垫　　③梯形垫

④高低垫　　⑤抱骨垫　　⑥葫芦垫

⑦横垫　　⑧合骨垫　　⑨分骨垫　　⑩空心垫

图1-10　不同类型固定垫

5. 固定垫放置方法　根据骨折类型、移位方向使用固定垫。常用的放置方法有一垫、两垫及三垫固定法（图 1-11）。

（1）一垫固定法　适用于压迫骨折断端，多用于肱骨内上髁骨折、外髁骨折、桡骨头骨折或脱位等。

（2）两垫固定法　适用于纠正横断骨折的侧方移位。骨折复位后两垫分别置于原有移位的两侧，注意两垫不能超过骨折线以防再发生侧方移位。

（3）三垫固定法　适用于纠正骨折成角移位。骨折复位后，一垫置于骨折成角处顶点，另两垫置于对侧两端尽量靠近骨干处，三垫加压形成杠杆力，防止骨折再次发生成角移位。

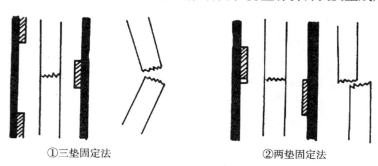

①三垫固定法　　　　②两垫固定法

图 1-11　固定垫放置方法

6. 扎带　用 1～2cm 宽的布带或绷带折叠成扎带 3～4 条，依次缠扎中间、骨折近端侧、骨折远端侧，是夹板外固定力量的来源。扎带的松紧度以在夹板面上下移动 1cm 为适宜，既可有效固定作用，也须防止皮肤压疮、缺血性肌挛缩等并发症。

7. 夹板固定的注意事项

（1）搬运患者时，要注意防止因肢体重力而致骨折重新移位。

（2）抬高患肢并观察肢端血运，如发现肢端肿胀、疼痛、温度下降、颜色发青、知觉麻木、伸屈活动障碍且伴发剧痛者应及时处理；否则，肢体有发生缺血性肌挛缩的危险。

（3）调整布带，一般在复位 4 日内，因复位的继发损伤、部分浅静脉受阻、局部损伤性反应，患肢功能活动未完全恢复，夹板内压力有上升趋势，应每日将布带放松点，保持 1cm 左右的上下移动度，以后夹板内压力日渐下降，布带会变松，应每日捆紧一点。2 周后肿胀消退，夹板内压力即趋向平稳。

（4）复位后不稳定的骨折，最初 1 周在有条件时可透视 2 次或拍 X 线照片复查。如骨折有变位或固定垫及夹板有移位，应及时调整。

（5）2 周后 X 线检查位置良好、骨折部已有纤维粘连而不致变位者，可在助手牵引下去除药膏，重新固定。每周门诊复查 1 次，直至骨折临床愈合。

（6）及时指导患者进行功能活动。

（7）骨折达到临床愈合标准即可解除外固定。

（二）石膏固定

石膏绷带有塑形好、固定可靠、便于护理、方便更换等特点。近代材料学的发展，出现了因冷热可变形高分子聚酯材料，用于骨折外伤的固定，因其比传统的石膏坚强、耐用、不怕水，可加热后调整形状，因而可以部分替代传统石膏应用。无论应用哪种石膏，都需要应用衬垫保护以免压疮。

1. 常用石膏类型

（1）石膏托 将石膏绷带按需要长度折叠成石膏条，即石膏托。一般上肢石膏托需用石膏绷带 12～14 层左右，下肢石膏托需用石膏绷带 14～16 层左右。石膏托的宽度一般以能包围肢体周径的 2/3 左右为宜。

（2）石膏夹板 按照做石膏托的方法制作石膏条，将 2 条石膏条带加衬垫分别置于被固定肢体的伸侧和屈侧，或和内侧和外侧，再用绷带继续包缠而成。

（3）管型石膏 石膏是指用石膏绷带和石膏夹结合包缠固定肢体的方法，即在石膏夹板的基础上再用石膏绷带缠绕固定，使前后石膏条成为一个整体。

（4）躯干石膏 躯干石膏是指采用石膏条带与石膏绷带相结合包缠固定躯干的方法，常用的躯干石膏有头胸石膏、颈胸石膏、石膏围领、肩"人"字石膏、石膏背心、石膏围腰及髋"人"字石膏等。

（5）其他类型 根据伤情或病情的需要，制成各种类型的石膏以达到外固定目的，如蛙式石膏、"U"形石膏等。

2. 固定方法

（1）患者肢体放置于关节功能位或特殊体位，需预先估计用多少石膏绷带，拣出放在托盘内，用桶或盆盛 40℃ 左右温水备用，预先估计需要准备多少石膏。

（2）根据不同需要用石膏绷带来回反复折叠成不同长度、宽度和厚度的石膏条带，叠好后放入已准备好的温水中浸泡，待气泡冒净后取出，两手握住其两端，轻轻对挤，除去多余水分后，铺开抹平即可使用（图 1-12）。

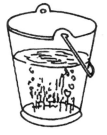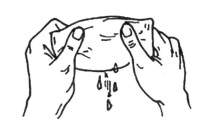

图 1-12 除去多余水分

（3）石膏固定前应在石膏固定部位，根据需要制作相应的石膏衬垫或在骨骼隆起部、关节部垫以棉垫，以免影响血运或致皮肤受压坏死而形成压迫性溃疡。

（4）石膏包扎手法。一般于固定部位由上向下或由下向上缠绕，且以滚动方式进行，松紧要适度，每一圈石膏绷带应盖住前一圈绷带的 1/2 或 1/3。由于肢体粗细不等，当需要向上或向下移动绷带时，要提起绷带的松弛部并向肢体的后方折叠，切不可翻转绷带。操作要迅速、敏捷、准确，两手要互相配合，即用一手缠绕石膏绷带，另一手同时朝相反方向抹平。

3. 石膏固定后注意事项

（1）石膏定型未干之前不可手动患者，避免石膏变形或断裂，用手掌托起石膏，忌用手指挤压。

（2）抬高患肢以利消肿，露出肢体末端，四肢石膏固定应将指、趾远端露出，以便观察患肢血运、皮肤色泽、肤温、肿胀、感觉及运动等情况。如有变化应立刻松解或去除石膏固定。

（3）注意保持石膏清洁，术后或有创面的患者，石膏被脓血污染后应及时更换。

（4）肿胀消退或肌肉萎缩出现石膏松动者，应立即更换石膏。

（5）指导患者在石膏内做肌肉收缩，鼓励患者进行功能锻炼。

（6）注意石膏的松紧度，包扎石膏绷带不宜过紧，过松则起不到应有的固定作用。

（7）石膏固定完毕后，在石膏表面以蜡笔或变色铅笔标明石膏固定和拆除石膏日期。有伤口的可将伤口位置标明，或将开窗位置画好。如同时将骨折情况画上更好。

（三）牵引

牵引是指通过牵引装置，利用定滑轮装置将悬垂重量作为牵引力，身体重量作为反作用力，达到缓解肌肉痉挛和收缩的作用，整复骨折和脱位，预防和矫正软组织挛缩。此外，牵引也是在某些疾病术前组织松解粘连和术后制动的治疗方法，多用于四肢和脊柱。

牵引疗法包括皮肤牵引、布托牵引及骨骼牵引等。应用牵引疗法时，须根据患者的年龄、性别、骨折部位、骨折类型、肌肉发达程度和软组织损伤的情况，调整牵引的重量。如牵引重量太大引起骨折端分离移位；牵引力太小，则不能纠正重叠移位，达到复位和固定的目的。

1. 皮肤牵引　通过对皮肤的牵拉使作用力最终达到患处，并使骨折复位、固定的牵引方式称为皮肤牵引（图 1-13）。此法无损伤性、痛苦少、无感染风险。但由于皮肤本身能承受重量有限，故其适用范围有限。皮肤牵引多用于下肢骨关节损伤和疾病。牵引重量一般不超过 5kg，牵引时间一般不超过 4～6 周。皮肤有损伤或炎症、有血液循环障碍或骨折移位严重需要强力做牵引者忌用。

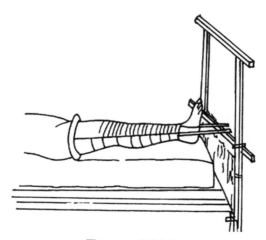

图 1-13　皮肤牵引

2. 骨牵引　骨牵引是利用钢针或牵引钳穿过骨质进行直接牵引，使骨折或脱位整复，并直到复位、固定和休息的作用。此法属于有创操作，应在严格的无菌条件下进行操作，牵引力较大不致于引起皮肤出现水疱、压疮和循环障碍。骨牵引适用于需要较大力量才能整复的成人骨折、不稳定性骨折、不宜使用皮肤牵引者、开放性骨折及颈椎骨折脱位等。需要注意加强针眼护理，避免出现感染；穿针部位不当易损伤关节囊和神经血管；儿童不宜做骨牵引。

（1）股骨髁上牵引　适用于股骨干骨折、股骨粗隆间骨折、髋关节脱位、骶髂关节脱位、骨盆骨折、髋关节粘连松解术前准备等（图 1-14）。牵引重量为体重的 1/6～1/8，维持重量为 3～5kg。

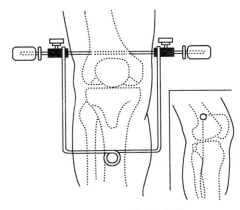

图 1-14　股骨髁上牵引

（2）胫骨结节牵引　适用于股骨干骨折、伸直型股骨髁上骨折等（图 1-15）。牵引重量为 7 ～ 8kg，维持重量为 3 ～ 5kg。

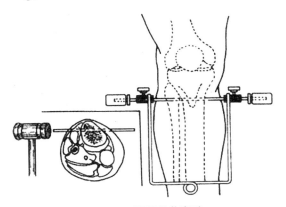

图 1-15　胫骨结节牵引

（3）跟骨牵引　适用于胫骨髁部牵引、胫腓骨不稳定性骨折、踝部粉碎性骨折、跟骨骨折向上移位、膝关节屈曲挛缩畸形等（图 1-16）。牵引重量 3 ～ 5kg。

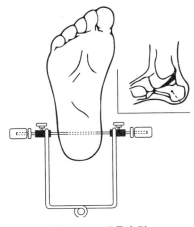

图 1-16　跟骨牵引

（4）尺骨鹰嘴牵引　适用于高度肿胀或难以复位的肱骨髁上骨折或髁间骨折、粉碎性肱骨下端骨折、移位明显的肱骨干骨折或开放性骨折（图 1-17）。牵引重量 2 ～ 4kg。

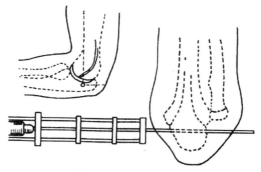

图 1-17　尺骨鹰嘴牵引

（5）颅骨牵引　适用于颈椎骨折脱位（图 1-18）。牵引重量一般 $C_{1\sim2}$ 用 4kg，之后每下一椎体增加 1kg。复位后维持重量为 3 ～ 4kg。注意每天调整装置的稳定性。

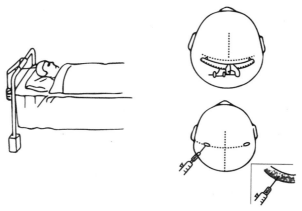

图 1-18　颅骨牵引

3. 布托牵引　用厚布或皮革体形制成各种布托，托住患部，用牵引绳通过滑轮连接布托和重量进行牵引。

（1）枕颌布托牵引　适用于无截瘫的颈椎骨折脱位、颈椎间盘突出症及颈椎病。将枕颌布带套在头部，抬高床头，系上牵引绳和重量，通过滑车进行牵引（图 1-19）。牵引重量 3 ～ 5kg。

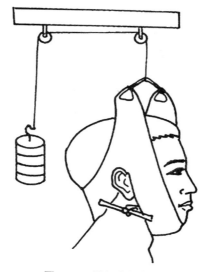

图 1-19　枕颌布托牵引

（2）骨盆牵引带牵引　适用于腰椎间盘突出症、腰椎小关节紊乱、急性腰扭伤。用两条牵引带，一条固定胸部系于床头，另一条骨盆带固定骨盆，以两根牵引绳分别系于骨盆牵引带两侧扣眼，通过床尾定滑轮牵引（图1-20）。一侧牵引重量5～15kg。

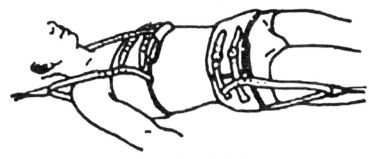

图1-20　骨盆牵引带牵引

（四）骨外固定器

骨外固定器指将骨圆针或螺钉钻入骨折两断端后，在皮外固定于外固定架上，利用物理调节使骨折两断端达到良好对位和固定的方法，又称外固定架固定。其主要类型主要有单边架、半环、全环与三角式外固定架、平衡固定牵引架等。

1. 骨外固定器适应证

（1）肢体严重的开放性骨折伴广泛的软组织损伤，需行皮肤、神经、血管修复者，或维持肢体稳定，控制骨感染的二期植骨，如胫腓骨开放性骨折。

（2）各种不稳定性新鲜骨折，如股骨、胫骨、肱骨、尺桡骨骨折等。

（3）多发性骨折、内固定困难者。

（4）开放性骨折或多段骨折的搬运。

（5）长管状骨折畸形愈合、迟缓愈合或不愈合。

（6）关节融合术，畸形矫正术用外固定器加压固定。

（7）软组织肿胀、缺损或损伤严重、内固定无条件者。

（8）下肢需骨延长者。

2. 骨外固定器优点

（1）为骨折提供良好的固定而不需手术。

（2）便于处理伤口而不干扰骨折的复位固定。

（3）外固定后尚可进行调整，可根据需要对骨折端施加挤压力、牵张力或中和力，以矫正力线，进行骨搬移，适用于感染性骨折与骨不连。

（4）不需再次手术取出内固定器。

二、内固定

大多数骨折可以用非手术疗法达到良好效果，但对开放性骨折、多段骨折其中间游离骨折块移位较多的骨折、有移位的陈旧骨折及一些以手法整复固定的关节内骨折，仍须手术切开整复内固定。内固定方法分为两种，即切开复位内固定术和闭合复位内固定术。

1. 内固定适应证

（1）骨折端间有肌肉、肌腱、骨膜、血管或神经等软组织嵌入，以及手法复位失败者。

（2）手法复位与外固定未能达到功能复位的标准而明显影响功能者。

（3）关节内骨折手法复位困难将影响关节功能者，如肱骨髁间骨折、股骨髁间骨折。

（4）血液供应较差的骨折，运用内固定有利于血管长入骨折端，促进骨折愈合。

（5）多处骨折为了便于护理及治疗，防止发生并发症，可选择适当的部位施行切开复位与内固定术。

（6）因强大肌群牵拉而致的撕脱性骨折。

（7）血管、神经复合损伤。

（8）伤口污染较轻，清创彻底的开放性骨折。

（9）多发骨折和多段骨折。

（10）畸形愈合或骨不连造成功能障碍者。

（11）骨折伴脱位、手法复位未能成功者。

（12）肌腱和韧带完全断裂者。

2. 内固定材质和种类　人体内的材料必须与组织相容性良好，能抗酸抗碱，不起电解反应，不因长时间使用疲劳性折断。根据手术部位的不同，选择不同的内固定材质。常用的用不锈钢丝、克氏针、钢板螺钉系统、髓内钉、加压螺纹钉等。

【思考题】

1. 试述骨折夹板固定的适应证和禁忌证。

2. 试述骨折夹板固定后注意事项。

3. 试述骨折石膏托固定的注意事项。

4. 试述内固定的适应证。

第十节　骨折的功能锻炼

功能锻炼古称导引，它是通过肢体运动来防治某些慢性和运动系统疾病的，具有促进肢体功能加速恢复的一种方法。

张介宾在《类经》注解中说："导引，谓摇筋骨，动肢节，以行气血也。""病在肢节，故用此法。"张隐庵的注解认为："气血之不能疏通者宜按跷导引。"华佗根据"流水不腐，户枢不蠹"的道理，总结前人的经验而创立了五禽戏。后世医家又在临床实践中不断积累经验，逐步将导引发展成为一种独特的功能锻炼疗法。

临床证明，伤肢关节与全身锻炼对治疗创伤有推动气血流通和加速祛瘀生新过程的作用，可改善血液与淋巴循环，促进血肿、肢体肿胀的吸收消散，促进骨折愈合，使关节筋络都得到濡养，防止肌肉萎缩、关节僵硬、骨质疏松，有利于功能恢复。所以，功能锻炼已被列为骨关节损伤的基本治疗方法之一。

一、功能锻炼的分类

功能锻炼有徒手锻炼和器械锻炼两种形式。

1. 徒手锻炼　患者进行伤肢自主活动，使功能尽快地恢复，防止关节僵硬、肌肉萎缩。如前臂双骨折早期握拳、小云手，中期大云手，后期反转手。下肢损伤，练习踝关节背伸和跖屈、股四头肌舒缩活动、膝关节屈伸等动作。

患者进行全身锻炼，可使气血运行，整体脏腑功能尽快地恢复。根据练功的体位还可分为卧位与立位。损伤初期患者不能站立时，多采用卧位练习；损伤后期多采用立位练功。根据练功的动作可分为气功呼吸（吐纳）及肢体运动，以肢体运动为主，以气功呼吸为辅。

2. 器械锻炼　采用器械进行锻炼，主要是加强伤肢的力量，辅助伤肢关节运动功能恢复，一般常用蹬车、手拉滑车、握搓胡桃和铁球等。如肩关节的功能锻炼可拉滑车，指间关节锻炼可搓转胡桃或小铁球。

二、功能锻炼的作用

1. 活血化瘀，消肿定痛　损伤后瘀血凝滞、络道阻塞不通而致疼痛肿胀。局部与全身锻炼能起到推动气血流通、增加血液循环的作用，达到活血化瘀、消肿定痛的目的。

2. 濡养筋络，滑利关节　损伤后局部气血不足，筋失所养，疼痛麻木。功能锻炼可通畅血行，化瘀生新，舒筋活络，筋络得到濡养，关节滑利，屈伸自如。

3. 促进骨折愈合　功能锻炼既能活血化瘀，又能生新，改善气血循行，有利于接骨续损。在夹板固定下的功能锻炼，不仅能保持良好的骨折对位，而且还能使骨折的残余移位逐渐得到矫正，使骨折愈合与功能恢复同时并进。

4. 防止肌肉萎缩　骨折脱位而致的肢体废用，必然导致某种程度的肌肉萎缩。积极进行功能锻炼可以减轻或防止肌肉萎缩。

5. 避免关节粘连和骨质疏松　患肢长期固定和缺乏活动锻炼是造成关节粘连和骨质疏松的主要原因，功能锻炼可使气血宣畅，关节滑利，筋骨健壮，避免关节粘连和骨质疏松。

6. 扶正祛邪，促进功能恢复　损伤可致全身气血虚损，脏腑不和，并能由此而致风、寒、湿等外邪容易侵入机体。练功能调节机体功能，促使气血充盈、肝血肾精旺盛、筋骨强劲，加速机体功能的恢复。

三、功能锻炼的术式及步骤

（一）自动活动

自动活动是最主要的练功形式，患者要用力，保持肌肉紧张，利用肌肉的收缩作用使骨折断端稳定，以健肢带动患肢，帮助患肢恢复，动作要协调、对称、平衡、多方向、循序渐进、逐步加大。自动活动的练功形式和活动量的大小，按骨折愈合进度可分为四个阶段。

1. 第一阶段（外伤性炎症恢复期）　骨折后 1～2 周。这个阶段的特点是：①局部疼痛。②肢体肿胀明显。③骨折端未稳定。④并发的软组织损伤需要修复。练功的主要目的是促使肿胀消退，防止肌肉萎缩，预防关节粘连。练功的主要形式是肌肉收缩锻炼，具体方式依上肢、下肢而不同。上肢的握拳、吊臂、提肩等，使整个上肢肌肉用力，而后放松。在接近关节的干骺端骨折，可做一定范围的关节伸屈活动。下肢的踝关节背伸、股四头肌收缩锻炼等，使整个下肢肌肉用力，而后放松。除足、踝部骨折患肢可以抬起外，经过整复的胫腓骨干骨折及股骨干骨折，只能在枕头及支架上做肌肉收缩锻炼。

2. 第二阶段（骨痂形成期）　伤后 3～4 周。这个阶段的特点是：①局部疼痛消失。②肿胀消退。③一般性的软组织损伤已修复。④骨折断端初步稳定且内外骨痂已开始形成。除继续更有力地行肌肉收缩锻炼外，只要患者肌肉有力、骨折部不疼，上肢骨折患者能握紧拳头做一些自动性的关节伸屈活动。先由单一关节开始，而后到整个关节协同锻炼。下肢患者在踝关节背伸、患肢抬高、足不发颤的情况下，可先做单一关节的伸屈活动，而后再慢慢地至两个关节的协同锻炼。没有做牵引的患者，在夹板固定下开始离床扶拐练习步行，牵引的患者可以通过全身的自动活动带动患肢的关节活动。

3. 第三阶段（骨痂成熟期）　伤后 5～6 周。其特点是：①局部软组织已恢复正常。②肌肉坚强有力。③骨折部已有足够骨痂。④骨折断端已相当稳定，在夹板保护下也不致变位。⑤部分上肢体和下肢骨折已接近临床愈合。除不利于骨折愈合某一方向的关节活动仍须限制外，其他方向的关节活动，在患者力所能及的范围内，无论是活动次数及范围都可加大。合并做牵引的患者，解除牵引后扶拐逐渐负重，直到临床愈合、解除外固定为止。

4. 第四阶段（临床愈合期）　伤后 7～10 周。骨折已达临床愈合标准：①局部无压痛，不肿。②骨折部无纵向叩击痛。③局部无异常活动。④ X 线显示骨折线模糊，有连续性骨痂通过骨折线，外固定已可解除。除在固定期间所控制的某一方向关节活动（不利于骨折愈合的活动）有待继续锻炼恢复外，关节的其他功能已恢复，可以鼓励患者做一些力所能及的轻微工作。工作中，各关节往往不自觉地得到全面锻炼。下肢骨折患者上坡、下坡、上下楼梯时，最好扶拐或仍用夹板给予保护，直到骨折坚固愈合为止。

此外，在此阶段可以进行气功练习，或做一些经典的练功操，如五禽戏、八段锦等。

（二）被动运动

被动运动是在一肢体多发骨折或关节骨折，患者肌肉无力，尚不能自动活动时，在医护人员的帮助下所进行的一种辅助性活动。从某种意义上讲，被动活动属于理伤按摩手法。按其作用的不同，可分为以下两种。

1. 按摩　按摩适用于骨折部和骨折部远端有肿胀的肢体。其作用是消除肿胀、驱散淤血、促进循环、解除粘连。操作时手法要轻柔，以不增加患者痛苦、不使骨折移位、不加重局部的损伤为原则。

2. 舒筋　舒筋可帮助患者活动关节。早期防止关节囊挛缩和肌腱粘连，操作时动作要缓慢、柔和，活动范围由小逐渐加大，以不增加患者痛苦、不加重局部损伤、不影响骨折愈合为原则。

四、功能锻炼的注意事项

1. 功能锻炼是以恢复肢体的固有生理功能为中心。上肢的各项活动要以增加手的握力、前臂旋转功能及肘部屈伸功能为中心；下肢以增强其负重步行能力为中心。

2. 功能锻炼一定要循序渐进，随着骨折部稳定程度的增强，活动范围应由小渐大，次数由少渐多。但不能让患者感到疲劳，骨折部不能发生疼痛。

3. 练功是在不影响骨折部固定的条件下，为了骨折的迅速愈合而进行的。因此，根据每个骨折的具体情况，对利于骨折愈合的活动，应鼓励患者坚持锻炼；对不利于骨折愈合的活动，应严加制止。如外展型肱骨外科颈骨折的肩外展活动，肱骨髁上伸直型骨折的伸肘活动，桡骨下端骨折的腕背伸桡偏活动，都应加以控制。

4. 治疗期间要把整复结果、固定要求、练功作用、估计愈合日期、预计治疗效果等都向患者讲清楚，使其树立乐观精神，发挥其主观能动作用，与疾病做斗争，坚持功能锻炼，争取最满意的疗效。

5.一切功能锻炼必须在医护人员指导下进行。对于出院患者，医护人员要定期随访，督促患者坚持锻炼。

【思考题】

1.试述功能锻炼对骨折的作用。

2.试述功能锻炼的注意事项。

第十一节　药物治疗

中医骨伤科治疗原则之一是内外兼治。《普济方·折伤门》指出："凡从高处坠下，伤损肿痛轻者在外涂敷药可已；重者在内，当导瘀血，养肌肉。宜察浅深以治之。"治疗骨折患者时，应结合辨证论治和分期辨治原则，把"祛瘀、新生、骨合"作为理论指导用药，纠正因损伤而引起的脏腑、经络、气血功能紊乱，从而促进骨折愈合和肢体功能恢复。

一、内服药物

（一）骨折早期

骨折后1～2周，由于骨折筋伤，血离经脉，凝聚成瘀，瘀积不散，经络受阻，气血不通，瘀血凝滞，肿痛即作，阻塞经络，瘀血不去，新血不生，故对损伤初期有瘀血宜用攻利为法。

1.攻下逐瘀法　攻下逐瘀法适用于瘀血停滞、腹胀便秘、苔黄脉数、体质壮实者。常用方剂有桃核承气汤、鸡鸣散、大成汤等。但年老体弱、气血虚衰、妊娠、产后等正气不足或虚衰者慎用。

2.行气活血法　损伤后气血瘀滞并存，瘀血不去，新血不生。骨折早期气滞血瘀时，用行气活血法。常用方剂活血止痛汤、血府逐瘀汤、复元活血汤、顺气活血汤等。

3.清热凉血法　骨折筋伤，血液瘀滞，郁而发热；骨折感染，热邪壅聚，火毒内攻，采用清热凉血法。常用方剂有五味消毒饮、黄连解毒汤、清心散、十灰散等。

4.益气摄血法　骨折失血出现休克应以输血补液支持为主，输血后仍然存在气血耗损，应当益气统血固脱。其临床代表方如独参汤。

（二）骨折中期

骨折2～4周，局部肿胀逐渐消退，疼痛明显减轻，瘀血渐去，骨折逐渐开始续接，骨痂成而未坚。故骨折中期治疗有和营止痛、接骨续筋两法。

1.和营止痛法　具有调和营血、理气止痛、祛瘀生新的作用，适用于经过骨折初期治疗后，肿痛未消、瘀血未尽、气机不畅者。和营止痛法常用方剂有和营止痛汤。

2.接骨续筋法　骨折中期，骨折复位后筋伤肿痛消退。骨痂生长，但不坚强，瘀血未尽，新血生化不足，骨愈合缓慢，应采用接骨续筋法。接骨续筋法常用方剂有新伤续断汤、续骨活血汤、接骨丹、接骨紫金丹。

（三）骨折后期

骨折4周后，治宜补气血、养肝肾、壮筋骨，通过补益气血及肝肾使骨折愈合牢固、筋骨强健。可选用四君子汤、四物汤、八珍汤、十全大补汤、补肾壮筋汤、壮筋养血汤、生血补髓汤、健步虎潜丸、左归丸、右归丸等。若骨折后期因瘀血凝滞于筋络关节，使关节屈伸不利者，可采用舒筋活络法，方用舒筋活血汤、活血舒筋汤、舒筋汤等。若风寒湿邪乘虚侵袭，而致关节肿痛者，可采用温经通络法治疗，方用麻桂温经汤、乌头汤、大活络丹、小活络丹等。

内治多用汤剂。丹剂、丸剂、散剂取其轻便快捷之特点，适用于仓促受伤者快速有效用药。药酒能助药力、行药势，多用于闭合性骨折或兼风寒湿邪者，常用方剂有夺命丹、玉真散、三黄宝蜡丸、跌打丸等。

二、外用药物

药物外治法是指骨折损伤后局部用药并通过皮肤吸收后发挥药物治疗作用的方法，其核心还是中药作用，故外治法用药必须加以辨证。外治法包括敷、贴、洗、搽、撒、浸、熨等。临床常见外用药分为敷贴药、搽擦药、熏洗湿敷药、热熨药。根据损伤的不同阶段，采用不同的外治之法。一般初、中期用药膏、膏药敷贴，后期用药物熏洗、热熨或涂擦。

1. 敷贴药　是将极细药粉直接敷贴在骨折损伤部位，药物直接在损伤部位发挥作用。药膏是用时加蜂蜜、饴糖、油、水、鲜草药汁、酒、醋或凡士林等调成糊状，涂抹骨折损伤部位并覆盖纱布。活血化瘀、消肿止痛类代表方剂包括消瘀止痛膏、双柏油膏；活血舒筋类代表方剂包括舒筋活络膏；清热解毒类代表方剂包括四黄膏；温经通络、祛风除湿类代表方剂包括温经通络膏；生肌长肉类代表方剂包括生肌膏。膏药是将药物碾成细末，配合香油、黄丹或蜂蜡等基质炼制而成，应用简便，药力持久，便于收藏携带，经济节约。骨折治疗最常见的代表膏药包括狗皮膏、损伤风湿膏和生肌玉红膏。换药视皮肤耐受、肿胀程度，一般2～4天换药1次。患者若外敷药膏后出现皮疹水疱、皮肤奇痒时应去除外用物，再外用六一散、青黛粉等。

2. 搽擦药　搽擦药是指活血舒筋的药物通过酒浸泡，或制为油脂酊剂或油剂。用时将药搽伤处并结合手法治疗，具有舒筋活络、调理气血、促进关节功能恢复的作用。用于骨折中、后期关节练功活动时。

3. 熏洗法　熏洗法是把药物加水煮沸后，先用热气熏蒸患处，待水温略降，再用药水浸洗患处的方法。本法具有舒松关节、疏导腠理、疏通气血、活血止痛的功效，适用于骨折后期、关节强直拘挛、酸痛麻木、肌肉僵硬、肌腱粘连。代表方剂包括散瘀和伤汤、海桐皮汤等。每日2～3次，每次15～20分钟。

4. 热熨法　热熨法是将伤药加热后用布包裹热熨患处，促进药物吸收的方法。本法具有温经祛寒、活血止痛的作用，适用于不易外洗的部位、陈伤或兼有风湿之证者。如坎离砂，是用铁砂加热后与醋水煎成的药汁搅拌装入布袋，数分钟后自然发热，以熨患处。

【思考题】

1. 简述骨折患者应用中药治疗应遵循哪些原则。

2. 什么是中药外治法？

3. 简述临床常见外用药分类。

第十二节　骨折的畸形愈合、迟缓愈合和不愈合

骨折愈合过程时间较长，骨断端生长受多方面因素的影响，在一种或多种不利因素的影响下，如复位不良、血供不足、损伤严重、固定失效、年老体弱、合并感染等，可能出现畸形愈合、延迟愈合或不愈合。

一、骨折的畸形愈合

骨折后未能得到治疗或尽所有可能仍然不能达到功能复位，复位后固定不可靠，造成骨折愈合后骨折端有严重移位（包括成角、重叠、旋转等），由此产生肢体功能障碍者称为骨折畸形愈合。骨折畸形愈合会造成肢体外观异常和功能障碍，临床上表现为肢体外观成角、重叠、旋转等畸形、关节活动受限、肢体各关节之间运动不协调和跛行等。

大多数畸形愈合是由骨折处理不当所造成，如断端对位、对线欠佳，或重叠、旋转等移位没有纠正，未达功能复位标准。另一种情况是骨折复位良好，骨折未愈合时外固定失效，不能固定骨折端造成再次移位，并在此畸形位置下愈合。所以，骨折在有效整复后给予有效固定至愈合，后期进行合理的练功活动、X 线定期检查，若发现骨折再移位应当及时矫正，骨折畸形愈合多可避免。

儿童骨骼生长快速，骨折畸形在生长过程中自行矫正能力较强，不仅具有骨折局部的塑形能力，而且通过骨骼发育过程中对骨折断端骨组织的进行重塑，以适应肢体使用需要。年龄越小，越近骨骺部位，改造能力越强。严重侧方移位愈合的骨干骨折，数年后可看不出骨折痕迹，明显成角畸形最终可以完全矫正。因此，儿童骨折的功能复位标准比较成人的宽容度较大，但对骨折畸形的改造能力不是无限度的，在任何骨折复位时都应达到功能复位标准。

在确定骨折畸形愈合必须给予人为矫正时，与关节活动方向垂直的成角畸形和旋转畸形改造能力则较差，在明确诊断骨折畸形愈合时需给予必要的处理。骨折畸形愈合在伤后 2～3 个月之内者，因骨痂尚未牢固愈合，可在充分麻醉下行手法闭合折骨，再给予整复、固定，使骨折在良好的位置上愈合。此法适用于长骨干接近中段的畸形愈合，若是邻近关节或儿童骨骺附近的畸形愈合，则不宜采用，以免损伤关节周围韧带和骨骺。畸形愈合坚固，周围软组织僵硬，手法折骨不能实现时，需要手术切开行截骨术，必要时行软组织松解术。将骨折处凿断，并消除妨碍复位的骨痂，重建畸形骨折的对位及对线，尽可能达到解剖复位，再行坚强内固定。若达不到坚强内固定时，可在术后配合石膏、夹板固定。若骨折断端重叠严重，复位困难，可缝合伤口后做持续骨牵引直至骨折愈合，也可使用外固定架使用骨搬运技术对患肢延长。对关节附近、关节内骨折、桡尺骨干双骨折而畸形愈合者，多采用手术治疗。

二、骨折的延迟愈合

骨折愈合时间已超过该类骨折正常临床愈合参考时间 1 倍以上（一般 3 个月以上），骨折端尚未连接，骨折处仍有疼痛、压痛、纵轴叩击痛、异常活动现象，X 线片显示骨折端所产生的骨痂较少，骨折线不消失，骨折断端无硬化现象，轻度脱钙，仍然存在自行愈合的可能，称为骨折延迟愈合，或称骨折迟缓愈合。常见延迟愈合的部位有股骨颈、胫骨中下段、尺骨中下段、肱骨干中下段、距骨骨折、腕舟骨骨折等。

1. 骨折延迟愈合的病因

（1）全身因素　正常状态下因特殊解剖关系导致局部血液供应容易损伤；合并其他疾病，如糖尿病、钙代谢障碍、骨软化症、恶性肿瘤等。

（2）局部因素　局部因素包括：①骨折局部存在剪力、扭转力等不良应力干扰；骨折断端间有缺损，或有软组织嵌入，或复位不良引起骨折断端分离。②骨折局部的血供不良，若血供减少，则骨折愈合速度变慢；血供严重障碍或完全丧失，则易发生延迟愈合、不愈合，甚至发生缺血性骨坏死等。③软组织或骨膜损伤严重。④开放性骨折合并局部感染、多发性骨折或多段骨折。

（3）治疗因素　治疗因素包括：①人为因素的干扰或技术因素，如骨折断端复位不够理想、反复粗暴的手法整复、手术切开复位致软组织破坏和骨膜广泛剥离、过度牵引、内固定选择不当或外固定力不足及内外固定不牢固等。②骨折复位和固定后，负重太早或采取不恰当的功能锻炼。

2. 骨折延迟愈合的治疗　延迟愈合者骨折断端存在继续生长的能力，骨折愈合的速度缓慢，采取相应的内、外治法，骨折一般可获得愈合。

首先，针对病因进行治疗，对全身因素治疗需要控制基础疾病，加强基础营养；其次，消除局部妨碍骨折愈合的因素为骨折愈合创造良好的条件。若为过度牵引造成骨折断端分离者，宜立即减轻牵引重量，结合主动锻炼及纵向叩击患肢，使骨折端嵌插或紧密接触，促使纤维骨痂向骨性骨痂转变。若为固定不当者，只要骨折对位尚好，调整局部外固定，有效地控制骨折断端的扭转及成角活动，积极的功能锻炼，充分发挥自身肌肉的内在动力稳定骨折，减小骨折断端间隙，可使长期延迟愈合的骨折最后获得骨性愈合可能。如股骨颈囊内骨折后，骨折断端往往存在剪力和旋转力，一般的外固定尚不能控制这两种外力，比较理想的治疗是应用空心拉力螺钉内固定或闭合穿钢针内固定。如手舟骨骨折，常存在剪式伤力，局部血液供应也较差，应做较大范围和较长时间的固定。骨折断端间有软组织嵌入者，应用手法解除，必要时采用手术解除。感染引起的迟缓愈合，只要保持伤口引流通畅，应用有效的抗生素，在中医消、托、补的理论指导下应用中药托里消毒，敛疮生肌，控制感染，骨折是可以愈合的。如果感染伤口中有死骨形成或其他异物存留，应给予清除。如骨折断端分离移位较大、骨折愈合十分困难者，可考虑植骨手术或骨搬运手术治疗。电刺激治疗、诱导成骨及体外冲击波等对骨折延迟愈合或不愈合均有治疗作用。

三、骨折的不愈合

骨折固定时间再三延长，骨折断端仍有异常活动，骨折仍然没有愈合。复查 X 线片显示骨折断端肥大并分离、骨痂稀少或无骨痂生长、骨折端萎缩光滑、骨折端硬化、密度增高、骨髓腔闭锁，称为骨折不愈合，或称骨不连接。

骨折不愈合是由骨折迟缓愈合逐渐演变而来，造成骨折不愈合的原因多由于骨折断端过度牵引而分离，或骨折断端嵌夹较多软组织；开放性骨折清创中过多地去除碎骨片，造成大块骨缺损；骨折部血供不良或多次粗暴手法整复破坏骨折部血供；手术广泛地破坏骨膜、血供，或内固定不良；骨折处固定不当，经常受到有害应力干扰；感染未能及时控制，对于骨折延迟愈合的因素不及时去除，随着时间的推移，结果均可造成骨折不愈合。

骨折不愈合局部疼痛多不明显，在骨折端移动或负重时，可产生疼痛。骨折断端有异常活动，由于长期肢体废用，可出现关节僵硬畸形和肌肉萎缩。下肢骨干发生骨折不愈合时，负重功能丧失，骨传导音降低。肥大型：X 线表现为骨端硬化，周围有肥大增生骨痂但不连续，骨折端有丰富的血液供应，有较好的生物学反应。萎缩型：表现为骨端萎缩吸收，骨质疏松，断端互相分离，无明显增生骨痂，骨折端缺乏血液供应，生物学反应少。CT 扫描影像有助于明确骨折断端愈合及骨髓腔闭锁状态。

骨折不愈合表明骨折愈合功能已经停止，即使采取积极措施，骨折愈合仍然很困难。肥大型骨不连者经过稳定的固定，存在骨再连接的可能。如果骨折不愈合影响患者正常生活已久，难以耐受，则需要手术植骨治疗。萎缩型骨不连者则需手术去除骨折端的硬化骨，打通髓腔并进行植骨。骨的来源很多，有自体骨、异体骨、人工合成骨等，其中自体骨是最好的植骨材料。

骨折不愈合治疗相当困难，患者所受痛苦更多，因此必须在骨折治疗全程注意预防骨不连发生。在骨折治疗过程中，要注意尽量采取非手术方法复位，避免骨折端形成间隙，固定要可靠，加强练功锻炼，避免感染。

【思考题】

1. 何为骨折不愈合？
2. 骨折延迟愈合的原因有哪些？

第十三节 开放骨折的处理

开放性骨折是指骨折附近皮肤或黏膜破裂，骨折处与外界相通。开放性骨折由于伤因、外力大小及作用方式不同，伤情可有很大差异，但其共同特点是开放性骨折合并软组织开放伤、细菌污染和异物存留。因此，在"先救命、再治病"及"先全身、再局部"原则指导下，彻底清创、控制感染、创口顺利愈合且骨折愈合不受影响、最大限度地保持肢体功能是治疗本病的关键所在。

一、初始评估和处理

初始正确的评估及处理对预后至关重要。对患者评估之前，应对潜在、威胁生命的损伤进行处理，如维持患者气道、呼吸及循环通畅，即保证生命体征平稳，排除可能合并颅脑及脏器损伤。明确开放性骨折时即刻应用抗生素预防感染，并及时应用破伤风抗毒素免疫球蛋白预防破伤风。

对开放性伤口止血后采用夹板或石膏固定等方式临时固定，固定完成后去除伤口污染物，应用无菌辅料覆盖包扎突出皮肤的骨折端，避免骨折端回纳。开放性骨折的评估范围包括皮肤损伤情况、肌肉损伤情况、动脉损伤情况、污染情况和骨丢失情况。因早期无法深入观察伤口，只有在清创后才能对损伤程度有全面的认识。最常用的分类方法为 Gustilo-Anderson 分型（表 1-2）。

表 1-2 Gustilo-Anderson 分型

分类	伤口	污染程度	软组织损伤	骨损伤程度
I	< 1cm	清洁	轻	简单，轻度粉碎
II	> 1cm	中度	中度，部分肌肉损伤	中度粉碎骨折
IIIa	一般 > 10cm	重	严重，有碾伤	多为粉碎，但软组织可覆盖骨折端
IIIb	一般 > 10cm	重	软组织严重缺失，通常需要软组织重建手术	骨折覆盖差，多样化，可能存在中度到严重的粉碎
IIIc	一般 > 10cm	重	非常严重的软组织缺失并伴有重要的血管损伤，可能需要软组织重建手术	骨折覆盖差，多样化，可能存在中度到严重的粉碎

二、彻底清创

彻底清创是防止开放性骨折发生感染的最根本措施，清创的目的是使开放污染的伤口通过外科手术转变为接近无菌创面。任何开放性损伤，均应争取尽早进行清创手术，通常伤后 6～8 小时以内，污染的伤口细菌尚未侵入组织深部，是清创术的黄金时间。

（一）清洗

彻底清洗伤肢和创面四周健康组织上的污垢和尘土。最好不用止血带（大血管破裂时例外），因为运用止血带后，创口缺血无法辨别有血液供应的健康组织和失去血液供应的组织。冲洗时纱布覆盖创面，以防加重污染。刷洗时用的手套、刷子和肥皂水均应消毒。冲洗可用自来水、生理盐水和 1:1000 新洁尔灭溶液，并可用乙醚脱去油垢。刷洗后，将肢体擦干，然后常规消毒，无菌单巾，开始清创。

（二）清创

有条件应在良好的麻醉下进行，充分准备所需物品，清创应由经验丰富的医生完成。应按照先外后里、由浅入深的原则清创，顺序依次为皮肤、皮下组织、筋膜、肌肉、肌腱、骨骼。创口内的异物、组织碎片、血凝块等均应彻底清除。

1. 皮肤 首先根据伤口部位、污染程度和毁损范围，沿肢体纵轴扩大皮肤伤口，以能充分暴露深部伤腔为度。清除已被挫灭失去活力的皮肤，并将不整齐的皮肤边缘切除 1～2mm，但对整齐的伤口（如切割伤），皮肤边缘不必切除。应注意不可将能存活的皮肤过多地修剪，造成创面缝合的困难，尤其对手指、面部和关节附近的伤口皮肤更要采取相对保守原则。

2. 肌肉 失去活力的肌肉如不彻底清除，极易发生感染。当判断肌肉活力较困难时，一般情况可有疑问，清除掉。对色泽暗红无张力，切时不出血，钳夹不收缩，表示肌肉无生机，应予清除。临床上皮肤脱套伤，其实肌肉也存在脱套伤，更加隐匿、危害更大，肌肉清创时应重视。

3. 深筋膜 沿肢体纵轴切开深筋膜，以防组织肿胀，内压增加时导致组织缺血。筋膜切开术对防止筋膜间室综合征的发生尤为重要，应常规进行。肌腱污染严重失去生机的肌腱，应予切除。如为整齐的切割伤，应一期缝合。因为肌腱断裂后如不缝合，肌肉可因回缩丧失功能，故在处理肌腱时应尽量缝合，以便重建肌肉功能。尽可能保留功能必需的肌腱。

4. 骨折端 一般骨皮质污染深度不会超过 0.5～1mm，松质骨及骨髓腔至多渗透 1cm 左右，因此污染明显的骨折端，用刀片刮除和清洗，即可达到清创要求。有软组织附着且有出血的骨块可保留，完全游离的小骨片可以清除，大骨片清洗干净应放回原处，以免发生骨缺损，造成骨不连。判断骨碎片活力可借助边缘出血征方法。血管如果不影响患肢血供，可将血管残端结扎。如为主要血管损伤，应在无张力下一期缝合，必要时应行自体血管移植。神经断裂应予以吻合，一时无法吻合者，可用黑丝线将断端固定在周围软组织上，以免回缩，亦便于以后修复时寻找。

冲洗是清创的重要环节，采用足量生理盐水、低水压、反复冲洗、多次冲洗是促进伤口愈合、预防感染的最佳方式。清创后，为防止术后血肿，宜彻底止血，并用生理盐水再次清洗创口。骨折固定方式的选择，取决于骨折类型和位置（关节内、干骺端或骨干）、软组织损伤范围、污染情况及患者生理状况。

若骨折断端整复后较稳定、不致发生严重移位者，可用石膏固定。对不稳定骨折，其创面需要经常换药或观察者，可采用骨牵引固定，待伤口愈合后改用石膏或夹板固定。无论采用哪种内固定方式，均必须保证内固定物有良好的软组织覆盖。对近关节开放性骨折，一般采用钢板固定；对上肢开放性骨折，多采用钢板固定；对下肢开放性骨折，多采用髓内钉固定。对污染严重、伴明显骨缺损、多节段开放性骨折，多采用外固定支架固定。

骨缺损修复主要包括骨移植和骨搬运两种方法。对有严重污染、软组织损伤重、骨缺失明显者，可尝试采用外固定支架固定，含抗生素骨粉填充加骨搬运方法治疗。

三、创口缝合

彻底清创时早期闭合伤口是安全的。创面清创彻底，尤其是伤后 6～8 小时的伤口，清创后绝大多数是可以缝合的，就能使开放性骨折转化为闭合性骨折，这也是清创术的主要目的。

但开放性骨折如果损伤严重，创面大、污染严重、早期软组织损伤严重，一次清创难以彻底切除全部坏死组织，或对清创效果存疑时不应盲目追求早期闭合伤口，常规采用延期缝合伤口的方法。对皮肤有缺损、缝合困难者，可采用减张缝合、植皮或留待二期缝合。对于裸露的骨面和肌腱可以采用附近组织（如筋膜、肌肉等）来覆盖，伤口用凡士林纱布湿敷外加棉垫加压包扎，每天换药 1～2 次，待创口清洁后可采用立即缝合伤口或是游离皮片覆盖创面及皮瓣修复创面。但是这种延期缝合伤口的方法增加了伤口接触细菌的发生率，常导致伤口再次污染、感染。

负压封闭引流技术（VSD）可以密封创面，改善局部微循环，促进肉芽组织生长及有效地避免交叉感染，促进大面积皮肤缺损感染伤口的愈合，为二次植皮提供条件。VSD 技术只能作为一种辅助治疗，不能替代彻底清创及最终的皮瓣覆盖。

四、药物治疗

（一）预防感染

开放性骨折早期正确地在全身及局部应用抗生素意义重大。早期及时彻底的清创及清创术中的严格无菌操作。但即使如此，仍然会有一定数量的细菌生长，因此抗生素的应用仍属必要。特别是对那些到医院较晚、损伤污染严重，估计清创不可能彻底的病例，抗生素的应用尤为重要。为准确选用抗生素，在手术前、清创后及第一次换药时必须采样进行细菌培养及药敏试验，对观察污染菌株和合理调整、规范应用抗生素均有意义。

预防性抗生素的应用效果与用药时机、用药途径、创口局部抗生素浓度及细菌对抗生素的敏感程度等因素有关。如在急诊输液时即输入大量广谱抗生素，清创术时仍持续静滴，可使用药时间比手术后用药至少提早 3～5 小时，并能在药物有效控制下清创，以提高效果。清创术后，创口内各层中放置抗生素缓释剂，如庆大霉素明胶微珠、庆大霉素胶原海绵，进行预防和治疗局部感染安全有效。

（二）中药治疗

临床上中医药辨证论治多以清热解毒、活血化瘀为组方原则，内服方药有五味消毒饮、黄连解毒汤、龙胆泻肝汤等；外用药有野菊花煎液、2%～20% 黄柏溶液、蒲公英煎剂等，供创口或感染伤口湿敷洗涤应用。中医药的辨证论治以扶正祛邪、清热解毒、活血化瘀等为主，内服结合外治可以有效预防和控制开放性骨折继发感染的发生，也可以促进骨折及软组织损伤的修复。

【思考题】

1.什么是开放性骨折的处理关键?
2.对于创面大、污染严重的开放性骨折创口缝合有哪些注意事项?

扫一扫，查阅
本章数字资源，
含 PPT、音视
频、图片等

上肢是日常生活和劳动操作的主要部位。它是以上臂和前臂为杠杆，各关节为运动枢纽，通过手部操作而体现其功能的。因此，对上肢功能的要求是灵活性高于稳定性。治疗上，必须重视手部早期练功活动，固定时间一般较下肢略为缩短。

第一节　锁骨骨折

锁骨骨折是常见的上肢骨折之一，又称缺盆骨骨折、锁子骨断伤、井栏骨折断等。《医宗金鉴·正骨心法要旨》记载："锁子骨，经名挂骨，横卧于肩前缺盆之外，其两端外接肩解。"锁骨是有两个弯曲的长骨，全骨浅居皮下，桥架于胸骨与肩峰之间，是肩胛带与躯干间的唯一骨性联系。锁骨内侧端与胸骨柄构成胸锁关节，其外侧端与肩胛骨的肩峰相接成肩锁关节，支持肩部组织并使其离开胸壁。锁骨位于第 1 肋骨之前，在其后方有臂丛神经和锁骨下动脉、静脉经过。锁骨呈"⌒"形，内侧 2/3 前凸（凸向腹侧），有胸锁乳突肌和胸大肌附着；外侧 1/3 后凸（凸向背侧），有三角肌和斜方肌附着。

从锁骨的横断面来看，内侧 1/3 呈三角形，中 1/3 与外 1/3 交接处则变为类椭圆形，而外 1/3 又变为扁平状。因为其解剖上的弯曲形态，以及不同横断面的不同形态，所以在交接处就形成应力上的弱点而容易发生骨折。锁骨骨折可发生于各年龄段，但多见于儿童及青壮年，约有 2/3 为儿童患者，儿童患者又以幼儿多见。

【病因病机】

直接暴力和间接暴力均可造成锁骨骨折，但多为间接暴力所致。跌倒时肩部外侧或手掌先着地，向上传导的外力经肩锁关节传至锁骨而发生骨折，以斜形或横断骨折多见。骨折断端除有重叠移位外，内侧段因胸锁乳突肌的牵拉向后上方移位，外侧段则由于上肢的重力和胸大肌、斜方肌、三角肌的牵拉而向前下方移位。幼儿骨质柔软而富有韧性，多发生青枝骨折，骨折后骨膜仍保持联系，在胸锁乳突肌的牵拉下，骨折断端往往向上成角。直接暴力所致者多因棒打、撞击等外力直接加于锁骨，而造成横断或粉碎骨折，临床上较少见，除非喙锁韧带断裂，骨折端多无明显移位，常发生在外 1/3，临床较少见。

若粉碎骨折有严重移位，当骨折片向下向内移位时，可能会压迫或刺伤锁骨下动脉、静脉或臂丛神经，甚至刺破胸膜或肺尖，而造成气胸、血胸，但临床上较少见。如骨折片向上向前移位，可能会穿破皮肤造成开放骨折，但极少见。

【诊断与鉴别诊断】

1. 诊断要点　骨折后局部疼痛，肿胀明显，锁骨上、下窝变浅或消失，甚至有皮下瘀斑，骨折处异常隆起，活动功能障碍。患肩下垂并向前、内倾斜，患者常以健手托着患侧肘部，以减轻上肢重量牵拉而引起的疼痛；头向患侧倾斜，下颌偏向健侧，使胸锁乳突肌松弛而减少疼痛。

检查骨折处有明显压痛，局部肌肉痉挛，完全骨折者可于皮下摸到移位的骨折端，有异常活动和骨擦音；未完全移位者，仅见局部有异常隆起。幼儿患者由于缺乏自诉能力，锁骨部皮下脂肪丰满，不易触摸，畸形多不严重，尤其是青枝骨折，临床症状不明显，常易贻误诊断，但活动患肢或压迫锁骨时，如穿衣、上提其手或从腋下托起时，会因疼痛加重而啼哭，常可提示诊断。

合并锁骨下血管损伤者，患肢血循环障碍，桡动脉搏动减弱或消失。合并臂丛神经损伤者，患肢麻木，感觉及反射均减弱，并出现相应的神经损伤症状。

X 线正位片可显示骨折类型和移位方向。若临床检查有骨折征象，但 X 线正位片未能发现明显骨折线者，可加拍 X 线斜位片以帮助对骨折线的识别。

2. 鉴别诊断　根据受伤史、临床表现和 X 线检查即可做出诊断。锁骨外 1/3 骨折，常被局部挫伤的症状所掩盖，容易发生误诊。凡肩峰部受直接暴力打击者，应仔细对比检查两侧肩部，了解锁骨有无畸形、压痛，并且可用一手固定肩部，拇指按于锁骨处，另一手托患侧肘部向上推送，了解有无异常活动，以免漏诊。

婴幼儿锁骨骨折，患儿不愿活动上肢，容易与臂丛神经瘫痪相混淆，须加以鉴别。臂丛神经瘫痪者，其锁骨仍完整，同时还可出现典型的肩部内收内旋，肘部伸直畸形，一般在 2～3 个月后可有显著进步。这两种情况的鉴别并不困难。

有移位的锁骨外 1/3 骨折与肩锁关节脱位均有肩部外侧肿胀、疼痛，两者必须加以鉴别。

在判断骨折的同时，应详细检查患侧血液循环及运动、感觉情况，以排除锁骨下神经血管的损伤情况。

【治疗】

锁骨骨折绝大多数可采用非手术方法治疗。幼儿无移位骨折及青枝骨折，均不需要手法复位，仅给予三角巾悬吊患侧上肢，轻度移位骨折者用"8"字绷带或双圈固定 1～3 周，以限制活动即可。对少年或成年人骨折有重叠移位或成角移位者，则必须进行手法复位和固定。对骨折端轻度移位者，因日后对上肢功能妨碍不大，且一般都能愈合，极少引起锁骨不连接，故不必强求解剖复位。对粉碎骨折，若用力向下按压骨折碎片，不但难以将垂直的骨折碎片平伏，而且有可能造成锁骨下动脉、静脉或臂丛神经的损伤，故忌用按压手法。垂直的骨折碎片一般不会影响骨折愈合，在骨折愈合过程中，随着骨痂的生长，这些碎片可能逐渐被新生骨包裹，愈合后骨折局部仅形成一隆起，一般不会引起骨折部位疼痛或不适。

锁骨骨折的治疗方法较多，不同类型的骨折应根据具体情况采用不同的治疗方法。

1. 保守治疗

（1）复位手法　幼儿锁骨有移位骨折：患儿由家长揽抱或坐位，助手在患儿背后用双手扳住患儿两肩外侧，两拇指顶住肩胛间区，向背后徐徐用力拔伸，使患儿挺胸肩部后伸，以矫正重叠移位，术者用拇指、食指、中指以提按手法，将锁骨骨折远端向上向后端提，将近端向下、向前按捺，使之复位。

少年及成年人锁骨骨折复位手法如下。

1）膝顶复位法：令患者坐凳上，挺胸抬头，上肢外旋，双手叉腰，术者在背后一足踏于凳缘上，用膝部顶住患者背部正中，双手握其两肩外侧，向背后徐徐拔伸，使患者挺胸、肩部后伸，以矫正骨折端重叠移位。如仍有侧方移位，术者以一手拇指、食指、中指用捺正手法矫正之。亦可由一助手用膝部顶住患者背部正中，双手握其两肩外侧，向背后徐徐拔伸，待重叠移位矫正后，术者站于患者前面，以两手拇指、食指、中指分别捏住两骨折端，将骨折近端向前、向下推按，骨折远端向后、向上端提，使之复位。

2）外侧牵引复位法：令患者坐凳上，助手立于健侧，双手绕患侧腋下抱住其身，术者以一手握患侧上肢，提至肩平，并向后上方拔伸牵引，另一手拇指、食指、中指捏住骨折端，用捺正手法使之复位，再将患侧上肢徐徐放下。亦可由另一助手向后上方牵引患侧上肢，术者以两手拇指、食指、中指进行捺正复位。

（2）固定方法　幼儿无移位骨折或青枝骨折用三角巾悬吊患侧上肢2～3周。有移位骨折的固定方法较多，可根据具体情况选择使用。

1）横"8"字绷带固定法：固定时先在两腋下各置一块厚棉垫，用绷带从患侧肩后起，经患侧腋下，绕过肩前上方，横过背部，经健侧腋下，绕过健侧肩前上方，绕回背部至患侧腋下，如此反复包绕8～12层，用胶布粘贴绷带末端。包扎后，用三角巾悬吊患肢于胸前。

2）斜"8"字绷带固定法：此法亦称十字搭肩法、人字绷带或单"8"字绷带法固定。固定时先在两腋下各放置一块厚棉垫，用绷带从患侧肩后经腋下，绕过肩前上方，横过背部，经对侧腋下，横过胸前，再经患侧肩前至患侧腋下，如此反复包绕12层。

3）双圈固定法：将事先准备好的大小合适的2个固定棉圈分别套在两侧肩部，从背后紧拉固定圈，用短布带将两固定圈的后下部紧紧扎住。用另一条短布带松松扎住两圈的后上部，用长布带在胸前缚住两圈前方。胸前及背侧上方两布带的作用，主要是防止固定圈滑脱，不能过紧，特别是前侧布带，过紧则使肩部前屈，失去固定作用。最后在患侧腋窝部的圈外再加缠1～2个棉垫，加大肩外展，利用肩下垂之力，维持骨折对位。

固定时，患者应保持挺胸抬头，双手叉腰，以防复位后的骨折端重新移位。移位明显者，可根据移位情况在骨折部放置固定垫和弧形短夹板固定。

固定后，如患者双手及前臂有麻木感，桡动脉搏动减弱或消失，表示有腋部神经、血管受压，应立即调整固定的松紧度，直至症状解除为止。睡眠时，取仰卧位，在两肩胛骨之间纵向垫一个窄的软枕头，使两肩后伸，胸部挺起。

儿童有移位骨折一般固定2～3周，成人固定4周，粉碎骨折者固定6周。

2. 手术治疗　锁骨开放骨折或严重移位而合并臂丛神经或锁骨下动脉、静脉损伤者，可考虑做切开复位内固定。有血管、神经受压者，手术时应先解除压迫；有血管神经破裂或断裂者，应迅速进行修补缝合。骨折复位后用髓内针或锁骨前侧钢板螺丝钉固定，有骨质缺损且较大者应同时植骨。骨折畸形愈合，只有在数月后仍残留骨端突出，确实影响美观者，可考虑沿皮纹做一短切口，凿平骨突。锁骨外侧端骨折，可行切开复位锁骨钩钢板内固定治疗。骨折不愈合者，可行内固定加植骨术。术后，仍应使用三角巾悬吊患肢。

3. 药物治疗　初期宜活血祛瘀、消肿止痛，可内服活血止痛汤或肢伤一方加桑枝、川芎；局部外敷消瘀止痛膏或双柏散。中期宜接骨续筋，内服可选用续骨活血汤、新伤续断汤、肢伤二方，外敷接骨膏或接骨续筋药膏。中年以上患者，易因气血虚弱、血不荣筋而并发肩关节周围炎，故后期宜着重养气血，补肝肾，壮筋骨，可内服肢伤三方或补血固骨方，外敷坚骨壮筋膏，解除夹板固定后可用骨科外洗一方、骨科外洗二方熏洗患肩。儿童患者骨折愈合迅速，如无兼症，后期不必用药。

4. 功能锻炼　骨折复位固定后即可作手指、腕、肘关节的屈伸活动和用力握拳；中期可加做肩后伸的扩胸活动；后期可逐渐做肩关节的各种活动，重点是外展和旋转活动，防止肩关节因固定时间太长而致功能受限制。在骨折愈合前，严禁抬臂，以免产生剪力而影响骨折的愈合。

【注意事项】

复位后嘱患者尽量保持抬头挺胸位，睡眠时尽量平卧去枕位，肩胛骨之间垫高，以保持双肩关节后仰，有利于维持骨折复位，固定时注意患者有无胸闷气急、手指麻木，有则需调整固定带松紧度。"8"字绷带固定期间如发现上肢神经或血管受压症状，或绷带松动，应及时调整绷带松紧度。在骨折愈合前禁止抬肩活动，防止骨折再移位或影响骨折愈合。

【思考题】

1. 锁骨骨折的移位特点有哪些？
2. 锁骨骨折整复、固定方法有哪些？

第二节　肩胛骨骨折

肩胛骨骨折是指肩胛盂、颈部、体部、肩胛冈、肩峰、喙突的骨折，亦称肩髆骨折、肩髆饭锹骨损伤、锹板子骨骨折、琵琶骨骨折、髀骨骨折等。肩胛骨位置表浅，为扁平骨，肩胛冈、肩峰内侧缘及肩胛下角部均易于触摸。肩胛体部呈三角形，形似锹板，扁薄如翅，内侧缘和上缘有菲薄的硬质骨，外侧缘较厚且坚固。肩胛颈从肩胛切迹伸至腋窝缘的上部，几乎与关节盂平行。肩胛骨位于背部第2～7后肋的后面，前后两面和内外缘均被肌肉所覆盖包裹，后面的肌肉较丰厚。其内缘自上而下有肩胛提肌、小菱形肌、大菱形肌和前锯肌附着。肩胛骨参与肩部的活动，其本身可沿胸壁活动，有一定的活动范围，从而大大地增加了上肢的活动范围。肩胛区皮肤较厚，肩胛骨被肌肉覆盖较深，前方又有胸廓保护，其活动较其他四肢关节和脊柱活动范围小，故肩胛骨通常不易发生骨折，其骨折发生率远较长管状骨与脊柱为低。骨折多发生于肩胛体和肩胛颈，其他部位少见。肩胛骨周围肌肉丰厚，血运丰富，骨折较易愈合。

【病因病机】

肩胛骨骨折由直接暴力或间接暴力所致。按骨折部位一般分为肩胛体骨折、肩胛颈骨折、肩胛盂骨折、肩峰骨折、肩胛冈骨折和喙突骨折。

临床上，常见的为混合骨折，如肩胛体骨折伴肩胛盂骨折，或肩胛体骨折伴喙突或肩峰骨折。由于猛烈的外力作用，还可在肩胛骨骨折的同时，伴有单根肋骨骨折或多发肋骨骨折。

1. 肩胛体骨折　肩胛体骨折多由直接挤压、钝器撞击肩胛部或跌倒时背部着地所致。骨折可为横断、粉碎或斜形骨折，但多为粉碎骨折，有多个粉碎性骨块。有的骨折只限于肩胛冈以下的体部，多在肩胛冈以下与肩胛下角附近，有的骨折线可通过肩胛冈。有的骨折线呈"T"形，或呈"V"形。由于肩胛骨被肌肉、筋膜紧紧包裹，骨折后一般无明显移位。但若肩峰、肩胛冈和肩胛体多处骨折，则常有肩胛骨的外缘骨折片被小圆肌牵拉向外、向上移位，或骨折片发生旋转。暴力严重者，有时合并第2～3后肋肋骨骨折，甚至胸内脏器损伤。

2. 肩胛颈骨折　肩胛颈骨折多由间接暴力所致。跌倒时肩部外侧着地，或肘部、手掌着地，暴力冲击至肩部而发生肩胛颈骨折。其骨折线自关节盂下缘开始向上至喙突基底的内侧或外侧，也可延伸至喙突、肩胛冈和肩胛体。骨折远端可与骨折近端嵌插；若骨折远端与体部分离，因胸大肌的牵拉，骨折远端可向下向前移位，并向内侧旋转移位。

3. 肩胛盂骨折 肩胛盂骨折多由肱骨头的撞击所致。跌倒时肩部着地或上肢外展时手掌着地，暴力经肱骨头冲击肩胛盂，可造成肩胛盂骨折，骨折块发生移位；有时，此种骨折为肩胛体粉碎骨折所累及。骨折线横过肩胛盂上 1/3 者，骨折线多往体部延续，或沿肩胛冈上方横向走行；骨折线在盂中或盂下 1/3 者，骨折线多往体部横行延续，或有另一折线向下纵行达肩胛骨外缘处。尚可由于肩关节前脱位时，肱骨头撞击肩胛盂前缘而发生骨折。

4. 肩峰骨折 肩峰位置表浅，容易遭受自上而下的直接暴力打击，或由下而上的传达暴力，以及肱骨强力过度外展面产生的杠杆力，均可造成肩峰骨折。当骨折发生于肩峰基底部时，其远端骨折块被三角肌和上肢重量的牵拉而向外下方移位；当骨折发生于肩锁关节以外的肩峰部时，远端骨折块甚小，移位不多。

5. 肩胛冈骨折 肩胛冈骨折由直接暴力所致，常合并肩胛体粉碎骨折，骨折移位不多。

6. 喙突骨折 喙突骨折多并发于肩关节前脱位或肩锁关节脱位。肩关节前脱位时，由于喙突受喙肱肌和肱二头肌短头牵拉而造成喙突撕脱骨折脱位，骨折块向下移位；或由于肱骨头对喙突的冲击而造成喙突骨折。肩锁关节脱位时，由于锁骨向上移位而喙锁韧带向上牵拉，造成喙突撕脱骨折，骨折块向上移位。喙突骨折在临床上较少见。

【诊断与鉴别诊断】

1. 诊断与分型 骨折后，肩胛部周围疼痛、肿胀、瘀斑，患肩不能或不愿活动，患肢不能抬高，活动时疼痛加剧。患者常用健侧手托持患侧肘部，以固定、保护患处。肩胛体骨折，局部皮肤常有伤痕或皮下血肿，压痛范围较广泛，骨折有移位时可扪及骨擦音。合并肋骨骨折时有相应症状。肩胛颈骨折，一般无明显畸形，移位严重者肩部塌陷，肩峰隆起，外观颇似肩关节的"方肩"畸形。肩胛盂骨折，腋部肿胀青紫，肩关节内旋、外旋时疼痛加剧。肩峰骨折，局部常可扪及骨擦音和骨折块活动，肩关节外展活动受限。肩胛冈骨折，常与肩胛体骨折同时发生，临床症状与肩胛体骨折难以鉴别。喙突骨折，局部可扪及骨折块和骨擦音，肩关节外展或抗阻力内收屈肘时疼痛加重。

X 线摄片可了解骨折类型和移位情况。轻微外力造成的肩胛体骨折，因骨折分离移位不明显，菲薄的硬质骨互相重叠，骨折线表现为条状致密白线，应注意防止漏诊。肩胛体骨折呈"T"形或"V"形时，骨折线常常看不到，但肩胛骨外缘、上缘有皮质断裂，内缘失去连续性和表现为阶梯样改变。肩胛颈骨折，正位片可见肩胛盂向内移位。肩部穿胸位可见肩胛盂向前方旋转移位。肩胛盂骨折，穿胸位照片可显示盂前的游离骨折块。

2. 鉴别诊断 根据受伤史、临床症状、体征和 X 线照片，可做出诊断。在诊断肩胛体骨折时，还必须仔细地检查有无合并肋骨骨折和血气胸。

【治疗】

肩胛骨无移位骨折、轻度移位骨折及嵌插骨折，不需复位，仅用三角巾悬吊患肢即可，并早期进行练功活动。有移位的肩胛体横断或斜形骨折及严重移位的肩胛颈骨折等，均需进行手法复位和固定。对有合并肋骨骨折或气胸、血胸者，应予及时处理。

1. 保守治疗

（1）复位手法

1）肩胛体横断或斜形骨折：患者侧卧位或坐位，术者立于背后，一手按住肩胛冈以固定骨折上段，另一手按住肩胛下角将骨折下段向内推按，使之复位。

2）肩胛颈骨折：患者仰卧或坐位，患肩外展70°～90°，术者立于患者外后侧，一助手握其腕部，另一助手用宽布带在腋下绕过胸部，两助手行拔伸牵引。然后术者一手由肩上偏后方向下、向前按住肩部内侧，固定骨折近端；另一手置于腋窝前下方，将骨折远端向上向后推顶，矫正骨折远端向下、向前的移位；再将肩关节放在外展70°位置，屈肘90°，用拳或掌叩击患肢肘部，使两骨折端产生纵向嵌插，有利于骨折复位后的稳定和骨折愈合。

3）肩胛盂骨折：患者坐位，助手双手按住患者双肩，固定患者不使动摇。术者握患侧上臂将肩关节外展至70～90°，借肌肉韧带的牵拉，即可使骨折复位，整复时应注意不可强力牵引和扭转。

4）肩峰骨折：肩峰基底部骨折向前下方移位者，患肢屈肘，术者一手按住肩峰，一手推挤肘关节向上，使肱骨头顶压骨折块而复位。

5）肩胛冈骨折：移位不多，一般不须手法复位。

6）喙突骨折：主要以整复肩锁关节脱位和肩关节脱位为主，随着关节脱位的整复，喙突骨折块也多可随之复位。若仍稍有移位，用手推回原位。

（2）固定方法　无移位、轻度移位及嵌插的各种肩胛骨骨折，用三角巾悬吊患肢2～3周。不同部位的有移位骨折，复位后应采取不同的固定方法。

1）肩胛体骨折：固定时，可用一块比肩胛骨稍大的杉树皮夹板放置患处，用胶布条固定于皮肤上，然后用绷带从患处胁下开始，经患处压住敷药上面的夹板至健侧肩上，再经胸前至患侧胁下，逐渐绕到健侧胁下，经胸背来回缠5～10层。

2）肩胛颈及肩胛盂骨折：在患侧腋窝内垫以圆柱形棉花垫或布卷、竹管，使患肢抬起，用斜"8"字绷带进行固定，再用三角巾将患肢悬吊于胸前。亦可用铁丝外展架将上肢肩关节固定于外展80°～90°、前屈30°的位置上，固定3～4周。骨折移位者，复位后还可将上臂置于外旋及外展70°位皮肤牵引，牵引重量2～3kg，必须使患肩稍抬起离床，牵引3～4周。牵引时必须注意患肢血运情况，血运较差者可适当将患肢放低。

3）肩峰骨折：骨折远端向下移位者，用三角巾兜住患侧上肢，减少肢体下垂的重量；或采用宽胶布自肩至肘向上托起固定，颈腕带悬吊患肢。骨折远端向上移位者，用肩锁关节脱位的压迫固定法固定。必要时，让患者卧床，肩外展90°做上肢皮肤牵引，2～3周后，改用三角巾悬吊。

4）喙突骨折：复位后可仅用三角巾悬吊。

骨折固定后，要定期检查固定的松紧度，因三角巾较易松动，应及时给予调整，以起到托扶作用。腋窝内垫以圆柱形棉花垫或布卷、竹管者，必须注意有无神经和血管压迫症状，必要时应重新固定，以解除压迫。

2. 药物治疗　骨折早期，气滞血瘀较甚，治疗宜活血祛瘀、消肿止痛，内服可选用活血止痛汤或活血祛瘀汤加川芎、钩藤、泽兰，外敷消肿止痛膏或双柏散。中期治宜和营生新、接骨续损，内服可用生血补髓汤或正骨紫金丹，外敷接骨膏或接骨续筋药膏。后期宜补气血、养肝肾、壮筋骨，内服可选用肢伤三方或右归丸等，外敷坚骨壮筋膏或万灵膏。解除固定后宜用舒筋活络中药熏洗或热熨患处，选用海桐皮汤或五加皮汤。

3. 功能锻炼 肩胛骨骨折为邻近关节骨折或关节内骨折，应强调早期进行练功活动。因肩胛骨与胸壁之间虽无关节结构，但活动范围较广，与肩关节协同作用而增加肩部的活动。因此早期进行练功活动，可以避免发生肩关节功能障碍。固定后即应开始进行手指、腕、肘等关节的屈伸活动和前臂旋转的功能锻炼。肩胛颈骨折严重移位者，早期禁止做患侧上肢提物和牵拉动作。2～3周后，用健手扶持患肢前臂做肩关节轻度活动。对老年患者，应鼓励积极进行练功活动。若固定时间延长或过迟进行练功活动，可使肩胛骨周围软组织发生粘连，影响肩关节功能恢复，老年患者尤为明显。肩胛盂粉碎骨折，常易造成肩关节活动功能障碍。肩胛骨骨折，只要经过恰当的处理，早期进行练功活动，即使严重的骨折，仍可恢复较好的功能。

【思考题】

1. 简述肩胛骨骨折诊断、鉴别诊断。
2. 简述肩胛骨骨折治疗。

第三节 肱骨外科颈骨折

肱骨外科颈骨折是指肱骨解剖颈下2～3cm处的骨折，又称臑骨上段骨折、臑骨肩端骨折、肩骨攧坠失落等。肱骨外科颈位于解剖颈下2～3cm，相当于大结节、小结节下缘与肱骨干的交界处，又为松质骨和密质骨的交界处，是应力上的薄弱点，常易发生骨折。紧靠肱骨外科颈内侧有腋神经向后进入三角肌内，臂丛神经、腋动静脉经过腋窝，骨折端严重移位时可合并神经血管损伤。本骨折以老年人较多见，亦可发生于儿童和壮年人。

【病因病机】

直接暴力和间接暴力均可造成肱骨外科颈骨折。临床上，多因跌倒时手掌或肘部先着地，向上的传达暴力作用于肱骨外科颈而引起骨折。偶有因直接暴力打击肩部而引起骨折的。由于所受暴力的不同，以及肩关节在受伤时所处的位置不同，可发生不同类型的骨折。临床上常分为以下五种类型。

1. 裂纹骨折 肩部外侧受到直接暴力打击，或跌倒时肩部碰撞于地面，造成肱骨大结节粉碎骨折与外科颈裂纹骨折，均为骨膜下损伤，故骨折多无移位。

2. 嵌插骨折 嵌插骨折由受较小的传达暴力所致。跌倒时，手掌或肘部着地，较小的暴力向上传达，仅造成断端间的互相嵌插，产生无移位嵌插骨折。

3. 外展型骨折 外展型骨折由受外展传达暴力所致。跌倒时，患肢处于外展位，躯干向伤侧倾斜，手掌先着地，暴力沿上肢纵轴向肩部冲击而发生骨折。骨折近端的肱骨头内收，骨折远端的骨干外展，两骨折端外侧嵌插而内侧分离，或两骨折端重叠移位，骨折远端位于骨折近端的内侧，两骨折端形成向内成角畸形或向内、向前成角畸形，常伴有大结节撕脱骨折。

4. 内收型骨折 内收型骨折由受到内收传达暴力所致。跌倒时，患肢处于内收位，躯干向伤侧倾斜，手掌或肘部着地，暴力沿上肢纵轴向肩部冲击而发生骨折。暴力使骨折近端的肱骨头外展，骨折远端的肱骨干内收，两骨折端内侧嵌插而外侧分离，或两骨折端重叠移位，骨折远端位于骨折近端的外侧，两骨折端形成向外成角畸形或向外、向前成角畸形。

5. 肱骨外科颈骨折合并肩关节脱位 肱骨外科颈骨折合并肩关节脱位由受外展外旋传达暴力所致。患肢在外展外旋位所受的暴力严重，除引起外展型嵌插骨折外，若暴力继续作用于肱骨头，可使肱骨头冲破关节囊向前下方移位而造成肩关节前脱位，以盂下脱位多见。有时肱骨头受喙突、肩胛盂或关节囊的阻滞而不能复位，而引起肱骨头关节面向内下，近端关节面向外上，肱骨头游离面位于骨折远端的内侧，临床上较少见。但若处理不当，常容易造成患肢严重的功能障碍。

肱骨外科颈骨折是接近关节的骨折，周围肌肉比较发达，肩关节的关节囊和韧带比较松弛，骨折后局部血肿较大，血肿容易与其附近软组织发生粘连。骨折移位还可引起结节间沟不平滑，使肱二头肌长头肌腱发生粘连。中年以上患者，常易并发肱二头肌长头肌腱炎、冈上肌腱炎或肩关节周围炎，严重影响肩关节的功能活动。

【诊断与鉴别诊断】

1. 诊断与分型　伤后肩部剧烈疼痛，肿胀明显，上臂内侧可见瘀斑，肩关节活动障碍，患肢不能抬举，肱骨外科颈局部有环形压痛和纵向叩击痛。非嵌插骨折可出现畸形、骨擦音和异常活动。

外展型骨折肩部下方稍呈凹陷，在腋窝能触及移位的骨折端或向内成角，有时颇似肩关节脱位，但肩部仍保持丰隆的外形，与肩关节脱位的"方肩"畸形有别。

内收型骨折在上臂上端的外侧可摸到突起的骨折远端和向外成角畸形。合并肩关节脱位者，会同时出现"方肩"畸形，在腋下或喙突下可扪及肱骨头。X线正位片可显示骨折内外侧方移位，和向内或向外成角的情况，至于肱骨头有否旋转、骨折有否前后侧方移位和向前或向后成角畸形，则必须拍摄穿胸侧位或外展侧位（肩部腋位）照片。根据受伤史、临床表现和X线正、侧位片可做出诊断。

2. 鉴别诊断　无移位的肱骨外科颈骨折，必须与肩部挫伤相鉴别。肩部挫伤由直接暴力所致，局部皮肤有擦伤、瘀斑，肿胀和压痛局限于着力部位，无环形压痛及纵向叩击痛。

【治疗】

无移位的裂缝骨折或嵌插骨折，仅用三角巾悬吊患肢1～2周即可开始活动。有移位骨折则须根据骨折类型，采取相应的复位手法和固定方法，要求尽量解剖对位，并在固定的基础上进行适当的练功活动。

1. 保守治疗

（1）复位手法

外展型骨折：

一法（三人复位法）：患者坐位或卧位，一助手用布带绕过腋窝向上提拉，屈肘90°，前臂中立位，另一助手握其肘部，沿肱骨纵轴方向牵引，矫正重叠移位。然后术者双手握骨折部，两拇指按于骨折近端的外侧，其余各指抱骨折远端的内侧向外捺正，助手同时在牵引下内收其上臂即可复位。

二法（挎臂复位法）：患者坐位，术者站立于患侧后面，如左侧骨折时，术者用右上臂从前方跨过患侧上臂而插入患侧腋窝，用左手紧握患侧肘部，将患肢用力弯向前内并向下牵引，以矫正向内成角畸形和重叠移位，同时用插入腋窝的上臂将骨折远端向外侧牵拉，使之复位。

内收型骨折：

一法（外展过顶法）：患者坐位或卧位，一助手用布带绕过患侧腋窝向上提拉，屈肘90°，前臂中立位，另一助手握其肘部，沿肱骨纵轴方向牵拉，矫正重叠移位。然后术者两拇指压住骨折部向内推，其余各指使骨折远端外展。助手在牵引下将上臂外展，使之复位。如有向前成角畸形，应做进一步矫正，术者双手拇指置于骨折部的前侧向后按压，其余各指环抱于骨折远端后侧略向前移，助手在牵引下徐徐向上抬举上臂，以矫正向前成角畸形。如向前成角畸形过大，助手还可继续将上臂上举过头顶，此时术者立于患者前外侧，用两拇指压住骨折远端，其余各指由前侧按住成角突出处，如有骨擦感，断端相互抵触，则表示成角畸形矫正。

二法（过度外展复位法）：患者平卧，患肢外展位，术者坐于患者外上方的凳子上，双手持握患肢前臂及腕部，将患肢稍向前屈，并利用一足踩于患肩前上方作为支点，牵引外展的患肢，以矫正重叠移位。然后逐步加大外展角度，以矫正向外成角畸形及向前成角畸形，但勿操之过急，以免损伤腋部神经血管。

肱骨外科颈骨折合并肩关节脱位：

一法：先整复骨折，再整复脱位。患者平卧，患肢外展位，用一宽布带绕过患侧腋窝，将布带两端系在健侧的床脚上，在两布带间用一木块支撑，助手握持患肢腕部进行顺势拔伸牵引，并根据正位X线片上肱骨头旋转的程度，将患肢外展至90°～150°，拔伸牵引10～20分钟，以解除骨折远端对肱骨头的挤夹，张开破裂的关节囊口，为肱骨头进入关节盂打开通路。术者用两手拇指自腋窝将肱骨头前下缘向上、向后、向外推顶，其余各指按住近肩峰处以作支点，使肱骨头纳入肩关节盂内而复位。如骨折端仍有侧方移位或成角移位，助手用手按住固定整复好的肩关节，术者用捺正手法矫正之。

二法：先整复脱位，再整复骨折。患者平卧，患肢轻度外展位，用一宽布带绕过患侧腋窝，将布带两端系在健侧的床脚上，在两布带间用木块支撑，助手用两手握持患肢腕部，不要用力拔伸，术者用两手拇指自腋窝将肱骨头向外上推顶，其余各指按住肩部以作支点，使肱骨头纳入肩关节盂，如在腋下已摸不到脱位的肱骨头，则脱位已整复成功。然后，术者用双手固定整复好的肩关节，助手外展拔伸牵引，术者再按内收型骨折复位法整复骨折。

（2）固定方法　可采用上臂超肩关节夹板固定，用柳木板或杉树皮制成夹板共四块。长夹板三块，下达肘部，上端超过肩部，柳木夹板可在上端钻小孔系以布带结，杉树皮夹板则不宜钻孔，但应超过肩部3～4cm，以便作超肩关节固定。短夹板一块，由腋窝下达肱骨内上髁以上，夹板的一端用棉花包裹，呈蘑菇头状，做成蘑菇头状大头垫夹板。

固定时，在助手维持牵引下，术者捏住骨折部保持复位后位置，将3～4个棉垫放于骨折部的周围，3块长夹板分别放在上臂前、后、外侧，短夹板放在内侧。若内收型骨折，内侧夹板大头垫应放在肱骨内上髁的上部；若外展型骨折，大头垫应顶住腋窝部；有向前成角畸形者，在前侧夹板下相当于成角突出处置一平垫；内收型骨折者，在外侧夹板下相当于成角突出放置一平垫；外展型骨折者，则在外侧夹板下相当于肱骨大结节处放置一平垫。肱骨外科颈骨折合并肩关节脱位者的夹板和固定垫安放位置，与内收型骨折相同。先用3条横带在骨折部下方将夹板捆紧，然后用长布条穿过3块超关节夹板顶端的布带环，做环状结扎，再用长布带绕至对侧腋下，用棉垫垫好后打结，以免压破腋下皮肤。若杉树皮夹板，则在超出肩部的夹板上端用布带作"8"字交叉缚扎。

对于移位明显的内收型骨折，除夹板固定外，尚可配合上肢皮肤悬吊牵引3周，肩关节置于外展前屈位，其角度视移位程度而定，牵引重量2～4kg，以使患侧肩部离床，亦可配合外展架、外展支具、外展石膏，将患肢固定在外展前屈位，外展角度视移位程度而定，前屈约30°，3～4周后拆除外展架。

夹板固定后，应注意观察患肢血运和手指活动情况，及时调整夹板的松紧度。睡眠时要仰卧，在肘后部垫一枕头，维持患肩于前屈30°位，内收型骨折及骨折脱位应维持患肩于外展位，外展型骨折应维持患肩于内收位，以免骨折发生再移位。

夹板固定时间4～5周，当骨折临床愈合后拆除。

2. 手术治疗 肱骨外科颈骨折移位严重经手法复位不成功，或治疗较晚不能手法复位，以及骨折合并脱位手法整复失败，患者为青壮年，估计日后妨碍肩关节活动功能者，则应及时考虑切开复位、钢针内固定，术后用三角巾悬吊患肢于胸前，3周后拔除钢针。

3. 药物治疗 骨折初期患肢瘀肿、疼痛较重，治宜活血祛瘀、消肿止痛，内服可选用和营止痛汤或肢伤一方，若瘀肿较甚者可加三七、茅根等；外敷双柏散或消瘀止痛药膏。中期瘀肿虽消而未尽，骨尚未连接，治宜和营生新、接骨续损，内服可选用生血补髓汤或肢伤二方，外敷接骨膏或接骨续筋药膏。

儿童患者骨折愈合迅速，后期不必内服中药。老年患者则因其气血虚弱，血不荣筋，易致肌肉萎缩，关节不利，后期治宜养气血、补肝肾、壮筋骨，内服可选用肢伤三方或补肾壮筋汤。解除固定后，可选用海桐皮汤、骨科外洗一方、骨科外洗二方熏洗患肢，亦可配合按摩推拿。

4. 功能锻炼 治疗期间应鼓励患者积极进行适当的练功活动，对中老年患者尤为重要。初期先让患者握拳，屈伸肘、腕关节，舒缩上肢肌肉等。在2～3周内，外展型骨折应限制肩关节做外展活动，内收型骨折及骨折合并脱位则限制肩关节做内收活动。3周后开始练习肩关节各方向活动，活动范围应循序渐进，每日练习十余次。解除夹板固定后，应配合中药熏洗，以促进肩关节功能恢复。

【注意事项】

夹板固定后，应注意患者肢体血运及手指活动情况，及时调整夹板松紧带。睡眠时应仰卧位，在肘部垫枕头，维持患肩关节前屈30°位。内收型骨折及骨折脱位应维持患肩关节于外展位，勿使患侧肩关节做内收动作。外展型骨折应使肩关节保持内收位固定，切不可做肩关节外展抬举动作，尤其在固定早期更应该注意这一点，避免骨折再移位。

【思考题】

1. 简述肱骨外斜颈骨折移位特点、诊断、鉴别诊断。
2. 简述肱骨外斜颈骨折手法整复方法、固定方法。

第四节 肱骨大结节骨折

肱骨大结节骨折是肱骨上端常见骨折之一。肱骨大结节是肱骨上端外侧的骨性隆起，系松质骨，为冈上肌、冈下肌、小圆肌的附着处。肱骨大结节朝向外侧，构成结节间沟的外壁，肱二头肌长头腱由结节间沟通过。此型骨折多见于成人。

【病因病机】

直接暴力和间接暴力均可造成肱骨大结节骨折，而以间接暴力所致者居多。根据骨折移位情况，可分为无移位骨折和有移位骨折两种类型。

1. 无移位骨折 无移位骨折多因直接暴力打击肱骨大结节部而造成骨折，骨折块大多粉碎，由于有肱骨骨膜相连，故无明显移位。

2.有移位骨折　有移位骨折以间接暴力所致居多。跌倒时，上肢外展位手掌撑地，由于肩袖肌群（冈上肌、冈下肌、小圆肌等）的突然强力牵拉，使肱骨大结节发生撕脱骨折，骨折块比较小。但因受肩袖肌群牵拉，骨折块常向上移位至肩峰下。肱骨大结节骨折还常在肩关节前脱位或肱骨外科颈骨折时合并发生。

肱骨大结节骨折，若骨折线波及结节间沟，日后可因结节间沟不平滑致使肱二头肌腱滑动受阻而造成慢性肩痛。肱骨大结节骨折易合并肩部软组织损伤，容易引起肩关节囊周围肌肉、韧带之间相互粘连，造成关节活动障碍。

【诊断与鉴别诊断】

伤后肱骨大结节部疼痛、肿胀，肩关节活动障碍，尤以肩外展及外旋为甚，且活动时疼痛加重。局部压痛明显，有移位骨折可扪及异常活动和骨擦音。合并肩关节前脱位者，有肩关节脱位的体征，但局部肿胀、疼痛均较单纯肩关节脱位为重。肩关节正位 X 线照片可了解骨折移位情况。

肱骨大结节骨折诊断比较困难，有时无移位骨折的临床症状不明显，常易被误诊或漏诊，须依靠 X 线片协助诊断。发现肩关节前脱位或肱骨外科颈骨折时，应考虑有合并肱骨大结节骨折的可能。

【治疗】

无移位骨折仅用三角巾悬吊患肢，不必手法整复，1 周后开始肩部自主练功活动，4 周后可随意活动。有移位骨折必须有良好的复位，早期进行练功活动，以免影响肩关节活动功能。合并外科颈骨折的肱骨大结节骨折，多无移位，不需特殊治疗。

1.保守治疗

（1）复位手法　患者坐位或仰卧位，在血肿内麻醉下进行整复。术者立于患侧，一手握住患侧肘部，将患肢徐徐外展、外旋，另一手置于患肩，拇指顺冈上肌、冈下肌自内向外推按，至肩峰下时将向上向内移位的大结节向外向下用力按压，使之复位。合并肩关节前脱位的大结节骨折，在整复肩关节脱位后，大结节也多可自行复位。若未复位须再复位，复位方法同前。

（2）固定方法　骨折复位后，用铁丝外展架固定肩关节于外展、外旋位，4 周后去除外固定。

2.手术治疗　肱骨大结节骨折块移位至肩峰下且手法复位不成功者，应考虑行切开复位，缝合固定或用一枚螺丝钉或二枚细钢针内固定，术后用三角巾悬吊，2 周后即进行肩关节练功活动。

3.药物治疗　与肱骨外科颈骨折相同。

4.功能锻炼　复位固定后即应做伸屈指、掌、腕关节活动，以及用力握拳，有利于气血流通，使肿胀消退，但禁止做肩关节外展和外旋活动。解除固定后，应加强肩关节各方向的练功活动，以促进肩关节功能恢复，避免关节僵硬、粘连而影响功能恢复。

【思考题】

肱骨大结节骨折治疗方法有哪些?

第五节　肱骨干骨折

肱骨干骨折是指肱骨外科颈以下至内外髁上 2cm 处的骨折。肱骨又称臑骨、胳膊骨、胳膊，故肱骨干骨折又称臑骨骨折、胳膊骨伤折。早在春秋时期对肱骨干骨折已有认识，如《左传·定公十三年》已有"三折肱知为良医"的记述。肱骨干为长管状密质骨，上部较粗，轻度向前外侧凸，横切面为圆形；自中 1/3 以下逐渐变细；至下 1/3 渐成扁平状，并稍向前倾。肱骨干中下 1/3 交界处后外侧有一桡神经沟。桡神经穿出腋窝后，绕肱骨干中 1/3 后侧，沿桡神经沟，自内后向前外侧紧贴骨干斜行而下。肱骨干的滋养动脉在中 1/3 偏下内方处，从滋养孔进入骨内，向肘部下行。肱骨干骨折在临床上较为常见，可发生于任何年龄，但多见于青壮年。骨折好发于骨干的中 1/3 及中下 1/3 交界处，下 1/3 次之，上 1/3 最少。

【病因病机】

直接暴力和间接暴力均可造成肱骨干骨折。肱骨干的上 1/3、中 1/3 骨质较为坚硬，该段骨折多由直接暴力引起，如棍棒打击、重物挤压和机器缠绞等，折线多为横断或粉碎。肱骨干下 1/3 较为薄弱，该段骨折多由间接暴力引起，折线多为斜形或螺旋，如跌扑时手掌或肘部着地，暴力传至肱骨下 1/3 而发生骨折；姿势错误的猛力投掷（如投掷手榴弹、标枪等）及掰腕，由于动作不协调，当旋转暴力超过了肱骨干所承受的限度时，即可造成旋转骨折。投掷所致的肱骨干骨折又称投掷骨折或投弹骨折。

肱骨干周围有许多肌肉附着，由于肩部和上臂周围肌肉的牵拉，在不同平面的骨折可造成不同方向的移位。肱骨干上 1/3 骨折（三角肌止点以上）时，骨折近端因胸大肌、背阔肌和大圆肌的牵拉而向前向内移位，骨折远端因三角肌、喙肱肌、肱二头肌和肱三头肌的牵拉而向上、向外移位。肱骨中 1/3 骨折（三角肌止点以下）时，骨折近端因三角肌和喙肱肌的牵拉而向外、向前移位，骨折远端因肱三头肌及肱二头肌的牵拉而向上移位。肱骨干下 1/3 骨折时，骨折远端移位的方向可因前臂和肘关节的位置而异。伤后患者常将前臂依附在胸前壁，造成骨折远段内旋。骨折的成角通常还与暴力的方向有关，如来自外侧的直接暴力可使骨折断端向内成角。

桡神经由腋部发出，经肱骨上、中段内、后侧，转至肱骨下段，肱骨中段外侧面有三角肌粗隆，粗隆后下方有一桡神经沟，为桡神经下行径路。在肱骨中、下 1/3 处桡神经与肱骨干相接触，肱深动脉与之伴行，故该段骨折易并发桡神经损伤。移位较大的骨折，在骨折愈合过程中，桡神经有可能被骨痂包埋。当桡神经受损或被骨痂包埋时，会出现不同程度的桡神经受损症状。故在骨折早期或晚期均应注意对桡神经的检查，注意神经损伤的情况。

肱骨干的滋养动脉在中段偏下进入骨内向下行，如骨折发生在其入口以下的平面上时，即可伤及此滋养动脉，使骨折远端的血供减少，对骨折愈合发生不良影响。

由于上肢本身的重力下垂，或复位时强力牵拉而致上臂肌肉松弛，均可使骨折断端发生分离移位而影响骨折愈合。骨折断端之间如有软组织嵌入，使两骨折断端不能接触，可致骨折不愈合。

肱动脉紧贴肱骨中下段，其下方为肱二头肌腱膜所固定，移动范围较小，强大的直接暴力造成的骨折，其移位的骨折断端可损伤肱动脉。

【诊断与鉴别诊断】

1. 诊断与分型 伤后患臂疼痛、肿胀明显，活动功能障碍，患肢不能抬举，局部有明显环形压痛和纵向叩击痛。无移位的裂缝骨折和骨膜下骨折者，患臂无明显畸形。但绝大多数均为有移位骨折，患臂有缩短、成角或旋转畸形，有异常活动和骨擦音，骨折端常可触及。X 线正侧位片可明确骨折的部位、类型和移位情况，并有助于鉴别是否为骨囊肿、骨纤维异常增殖症及成人非骨化性纤维瘤等所致的病理性骨折。

检查时必须注意腕及手指的功能，以便确定是否合并有神经损伤。肱骨中、下 1/3 骨折常易合并桡神经损伤。桡神经损伤后，可出现腕下垂畸形，掌指关节不能伸直，拇指不能伸展，手背第 1、2 掌骨间（即虎口区）皮肤感觉障碍。

2. 鉴别诊断　根据受伤史、临床表现和 X 线照片检查可做出诊断。

旋转暴力所致的骨干骨折应注意与上臂扭伤鉴别，后者压痛局限于损伤部位，有牵拉痛，因疼痛而不愿活动患肢，但无环形压痛及纵向叩击痛，无异常活动。

【治疗】

无移位的肱骨干骨折仅用夹板固定 3 ～ 4 周，早期进行练功活动。有移位的肱骨干骨折宜及时行手法整复和夹板固定。整复骨折时，手法宜轻柔，切勿粗暴，力争一次整复成功。若整复时强力牵引、反复多次整复或患者体质虚羸、肌力较弱，再加上肢体重量的悬垂作用，在固定期间骨折断端可逐渐发生分离移位，横断骨折和粉碎骨折患者尤其容易发生。骨折分离移位及软组织嵌入骨折断端之间，若处理不及时或不恰当，易引起骨折迟缓愈合或不愈合。此型骨折复位要求较低，不要轻易切开复位内固定。因此，在治疗过程中，必须防止骨折断端分离移位和软组织嵌入骨折断端之间。闭合骨折合并桡神经损伤者，可将骨折行手法整复、夹板固定，密切观察 2 ～ 3 个月，大多数能逐渐恢复，若骨折愈合后桡神经仍未有恢复迹象，宜先做肌电图测定，并考虑行手术探查。

1. 保守治疗

（1）复位手法　患者坐位或平卧位。骨折移位较少者，不必麻醉。骨折移位较大者，可在局部麻醉或高位臂丛神经阻滞麻醉下进行复位。一助手用布带通过腋窝向上提拉，另一助手握持前臂在中立位向下、沿上臂纵轴徐徐用力拔伸牵引，一般牵引力不宜过大，否则容易引起断端分离移位。待重叠移位完全矫正后，根据骨折不同部位的移位情况进行复位。

1）上 1/3 骨折：在助手维持牵引下，术者两拇指抵住骨折远端后外侧，其余四指环抱近端前内侧，将近端托起向外，使断端微向外成角，继而拇指由外推远端向内，即可复位。术者亦可用一手拇指抵住骨折近端的前内侧，另一手拇指抵住骨折远端的后外侧，两手拇指同时用力，将两骨折断端按捺平复。

2）中 1/3 骨折：在助手维持牵引下，术者以两手拇指抵住骨折近端外侧推向内，其余四指环抱远端内侧拉向外，使两骨折断端内侧平齐，并微向外成角，然后两拇指再向内推，纠正成角，使两骨折断端平复归原。术者亦可用一手拇指抵住骨折近端的前外侧，另一手拇指抵住骨折远端的后内侧，两手同时用力按捺，使两骨折断端平复归原。纠正移位后，术者捏住骨折部，助手徐徐放松牵引，使断端互相接触，微微摇摆骨折远端或从前后内外以两手掌相对挤压骨折处，矫正残余侧方移位。若感到断端摩擦音逐渐减小，直至消失，骨折处平直，表示已基本复位。

3）下 1/3 骨折：多为螺旋或斜形骨折，复位时仅需轻微力量牵引，骨折断端可留少许重叠，术者用按捺手法矫正成角畸形，再用两手掌将两斜面相对挤紧捺正。对螺旋骨折，应分析是由于内旋暴力还是由于外旋暴力所造成的。复位时，可握住骨折远端做与旋转暴力方向相反的较轻的旋转手法以矫正旋转畸形。

新鲜的斜形骨折和螺旋骨折，复位时若骨折断端无骨擦音发出，且骨折断端甚易滑动，可能为软组织嵌入骨折断端，可用轻柔的摇晃或回旋手法，使嵌入的软组织脱出再轻轻摇动两骨折断端，若此时感到有较广泛的粗糙的骨擦音，说明嵌入骨折断端之间的软组织已脱出。

　　粉碎骨折复位时，不要相对拔伸牵引，以免引起骨折断端分离移位；亦不要用较重手法复位，以免增加其他损伤。术者可从前后或内外用手掌相对挤按骨折部，使骨折面相互接触。游离碎骨片往往不能一次靠拢，可加用平垫，在夹板固定中通过肌肉舒缩而持续复位。

　　骨折断端如有分离移位，切忌拔伸牵引，可在矫正侧方移位后，用纵向推挤，使两骨折断端紧密接触。

　　（2）固定方法　前、后、内、外侧夹板，其长度视骨折部位而定。肱骨干上 1/3 骨折要超肩关节固定，下 1/3 骨折要超肘关节固定，中 1/3 骨折则不超过上、下关节固定。同时应注意前侧夹板下端不能压迫肘窝，以免影响患肢血运及发生压迫性溃疡。如果侧方移位及成角畸形已完全矫正，上 1/3 骨折则在骨折近端的前侧、内侧各放置一长方形固定垫，在骨折远端的后侧、外侧各放置一长方形固定垫；中 1/3 骨折则在骨折近端的前侧、外侧各放置一长方形固定垫，在骨折远端的后侧、内侧各放置一长方形固定垫，以防骨折断端重新移位。若仍有轻度侧方移位时，可采用两点加压法放置固定垫；若仍有轻度成角时，可采用三点加压法放置固定垫，使其逐渐复位。若粉碎骨折的碎骨片不能满意复位时，也可用固定垫将其逐渐压回。但应注意固定垫厚度要适中，防止局部皮肤压迫性溃疡和坏死。在桡神经沟部不要放置固定垫，以防桡神经受压而发生麻痹。包扎后，肘关节屈曲 90°，以带柱托板或三角巾将前臂置于中立位，患肢悬吊于胸前。

　　固定期间应定期做 X 线透视或拍摄照片，检查骨折断端是否有分离移位。若发现骨折断端分离，应在夹板外面加用弹性绷带或宽 4～5cm 的橡皮带上下缠绕肩、肘部，或采用环绕肩肘部的宽胶布条固定后再用夹板固定，使骨折断端受到纵向挤压而逐渐接触，并卧床休息 2 周，或加用铁丝外展架，以克服患肢重量的悬垂作用。

　　固定时间成人 6～8 周，儿童 3～5 周。肱骨中 1/3、下 1/3 骨折是迟缓愈合和不愈合的好发部位，固定时间可适当延长，必须在临床症状消失，X 线照片复查有足够骨痂生长之后，才能解除固定。

　　2. 手术治疗　开放性骨折合并桡神经损伤，伤口较清洁，受伤在 6～8 小时以内者，可手术切开清创复位、探查桡神经。桡神经断裂者可吻合修补，如有神经缺损，应将肱骨适当缩短后，在无张力下进行神经对端吻合，骨折用接骨板或髓内针内固定。如伤口感染可能性大，距离受伤时间又长，彻底清创后应将神经断端用黑丝线缝合固定，骨折复位后暂用长臂石膏托固定，将腕关节置于背伸 30°功能位，待伤口愈合后再做二期神经修补。

　　合并肱动脉损伤，患肢远端供血不良者，应立即手术探查，在彻底清创后，内固定骨折，修补或吻合血管。

　　骨折不愈合者，先将硬化骨端和嵌夹在骨折断端之间的致密纤维组织切除，凿通髓腔，用松质骨移植，髓内针固定。手术时不宜过多剥离软组织，以免损坏血液供应，妨碍骨折愈合。

　　3. 药物治疗　骨折初期瘀滞肿痛，治宜活血祛瘀、消肿止痛，内服可选用和营止痛汤或肢伤一方加钩藤，若肿痛较甚者可加祛瘀止痛药如三七或云南白药，合并桡神经损伤者可加通经络药如威灵仙、地龙等，外敷可选用双柏散或消瘀止痛膏等。中期治宜和营生新、接骨续损，内服可选用新伤续断汤或肢伤二方，外敷接骨膏或接骨续筋膏。后期治宜补肝肾、养气血、壮筋骨，内服可选用肢伤三方、补血固骨方或健步虎潜丸，骨折迟缓愈合者应重用接骨续损药，如土鳖虫、自然铜、骨碎补、杜仲等；解除固定后，外用骨科外洗一方、骨科外洗二方或海桐皮汤等煎水熏洗患肢。

　　4. 功能锻炼　固定后患肢即可做伸屈指、掌、腕关节和耸肩活动，有利于气血通畅。前臂和手肿胀较甚者，应每日进行用力握拳及轻柔抚摩，促进肿胀消退。肿胀消退后，做患肢上臂肌肉舒缩活动，以加强两骨折端在纵轴上的挤压力，保持骨折部位相对稳定，防止骨折断端分离。若发现骨折断端分离时，术者一手按患侧肩部，一手托肘部，沿纵轴轻轻相对挤压，每天1次，使骨折断端逐渐接触，并相应延长带柱托板或三角巾悬吊时间，直至分离消失、骨折愈合为止。中期除继续初期的练功活动外，应逐渐进行肩、肘关节活动。练功时不应使骨折处感到疼痛，以免引起骨折重新移位或产生剪力、成角及扭转应力而影响骨折愈合。骨折愈合后，应加大肩、肘关节活动范围，如做肩关节外展、内收、抬举活动及肘关节屈伸活动等，并可配合药物熏洗、按摩，使肩、肘关节活动功能早日恢复。

【注意事项】

多做患肢上臂肌肉舒缩活动，加强骨折端在纵轴上的挤压力，防止断端分离，保持骨折部位相对稳定。如前臂肿胀时，可嘱患者每日自行揉按手和前臂。若发现骨折断端分离，术者一手按肩，一手按肘部，沿纵轴轻轻挤压，使骨折断端接触，并适当延长木托板悬吊时间，直至分离消失，骨折愈合为止。

【思考题】

1. 肱骨干骨折移位特点有哪些？
2. 肱骨干骨折治疗、固定方法有哪些？

第六节　肱骨髁上骨折

肱骨髁上骨折是指肱骨内外髁上方2～3cm处的骨折，本病常见于5～8岁的儿童，占全部肘部骨折的50%～60%，属于关节外骨折。一般分为三种类型，即伸直型、屈曲型和粉碎型，伸直型占绝大多数（95%）。

【病因病机】

由于肱骨下端较扁薄，髁上部处于疏松骨质和致密骨质交界处，后有鹰嘴窝，前有冠状窝，两窝之间骨片极薄，同时肱骨形态在此处由圆柱形转变为三棱形，且两髁稍前屈，并与肱骨纵轴形成向前30°～50°的前倾角（图2-1）。由于存在上述解剖及生物力学特点，肘部直接受到内收或外展的暴力可致此种骨折；跌倒时手掌撑地，同时肘部过伸及前臂旋前也是骨折的常见原因；肘部受到直接撞击也不少见。相当一部分病例合并有神经血管损伤、前臂骨筋膜室综合征及肘内翻畸形等严重并发症。

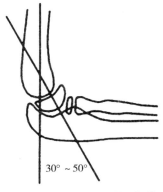

30°～50°

图2-1　肱骨干与肱骨髁部的前倾角

【诊断与鉴别诊断】

1. 诊断与分型

（1）诊断要点　伤后肘部肿胀、疼痛，肱骨髁上有环形压痛，肘关节活动功能障碍。肿胀轻者，可触及骨性标志；肿胀严重者，不能触及骨性标志。远折端向后移位，呈靴状畸形，可与肘后脱位相混淆，但肘后三角关系正常，据此可鉴别。伤后或复位后应注意是否有肱动脉急性损伤和前臂掌侧骨筋膜室综合征，是否出现5P征：①疼痛（pain）。②桡动脉搏动消失

（pulselessness）。③苍白（pallor）。④麻痹（paralysis）。⑤肌肉无力或瘫痪（paralysis）。正中神经、尺神经、桡神经都有可能被累及，但以正中神经和桡神经损伤多见（图2-2）。X线检查可明确骨折的类型和移位程度。

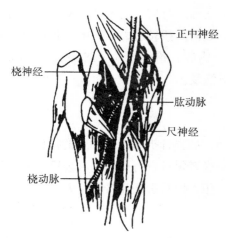

图2-2　经过肘窝的神经和血管

（2）按受损机制分类　可分为伸直型、屈曲型和粉碎型三种，以伸直型多见，伸直型骨折又根据侧方受力的不同分为尺偏（内收型）和桡偏（外展型）（图2-3）。

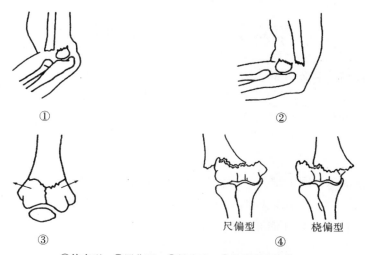

①伸直型　②屈曲型　③粉碎型　④尺偏型和桡偏型

图2-3　肱骨髁上骨折类型

2. 鉴别诊断　肘关节正侧位X线片可显示骨折类型和移位方向。若骨折无移位，仅可发现"脂肪垫征"阳性；轻度移位者，可见肱骨干纵轴与关节面的交角变小；明显移位者，伸直型骨折远端向后上方移位，骨折线多从前下方斜向后上方，外形上似肘关节脱位，但仍保持肘后三角的关系。屈曲型骨折远端向前上方移位，骨折线从后下方斜向前上方。粉碎型骨折两髁分离，骨折线呈"T"形或"Y"形。根据受伤史、临床表现和X线片可做出诊断。

【治疗】

治疗方式主要取决于合并同侧肢体骨与软组织损伤的情况，特别是神经血管是否有损伤。所有骨折均可先考虑试行闭合复位，但若血循环受到影响，则应行急诊手术。

1. 保守治疗　非手术治疗无移位或轻度移位可用石膏后托制动 1～2 周，然后开始轻柔的功能活动。6 周后骨折基本愈合，再彻底去除石膏固定。有移位骨折者采用手法复位和超关节小夹板或石膏托外固定法。手法复位不成功，或因骨折部肿胀和水疱严重无法进行复位时，可行前臂皮牵引或尺骨鹰嘴部骨牵引复位。如上述疗法失败，或为陈旧性移位骨折，或疑有血管、神经断裂者，应及时切开探查。

手法复位具体操作方法：患者仰卧位，两助手分别握住其上臂和前臂，做顺势拔伸牵引，待骨折重叠移位纠正后，术者用两手拇指抵住侧方移位侧，其余手指环抱骨折近端，相对挤压，先用端挤手法矫正侧方移位。若远端旋前（或旋后），应首先纠正旋转移位，使前臂旋后（或旋前）。纠正上述移位后，若整复伸直型骨折，则以两拇指从肘后推按远端向前，两手其余四指重叠环抱骨折近端向后提拉，并令助手在牵引下徐徐屈曲肘关节（图 2-4）。应特别注意矫正尺偏移位，必要时可矫枉过正，防止发生肘内翻畸形。复位后，石膏或小夹板固定，肘关节屈曲90°。整复屈曲型骨折时，手法与上述相反。

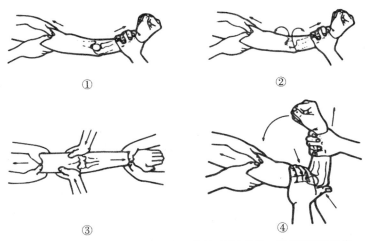

①纠正重叠移位　②纠正旋转移位　③纠正侧方移位　④纠正前后移位

图 2-4　伸直型肱骨髁上骨折复位方法

固定方法：常应用小夹板固定。伸直型骨折复位后，肘关节固定于屈曲90°～110°位置3周。夹板长度应上达三角肌中部水平，内外侧夹板下达（或超过）肘关节，前侧板下至肘横纹，后侧板远端呈向前弧形弯曲，并嵌有铝钉，使最下一条布带斜跨肘关节缚扎而不致滑脱；采用杉树皮夹板固定时，最下一条布带不能斜跨肘关节，而在肘下仅扎内外侧夹板。为防止骨折远端后移，可在鹰嘴后方加一梯形垫；为防止内翻，尺偏型骨折可在骨折近端外及远端内侧分别加塔形垫。桡偏型骨折的内外侧一般不放置固定垫，如移位较重者，可在骨折近端内侧及骨折远端外侧分别加一薄平垫，此平垫不可过厚，防止矫枉过正而引起肘内翻畸形。夹缚后用颈腕带悬吊（图2-5）。屈曲型骨折近端后侧置一平垫，远端前侧不放垫，固定肘关节于屈曲40°～60°位置3周，以后逐渐屈曲至90°位置1～2周。如外固定后患肢出现血液循环障碍，应立即松解全部外固定，置肘关节于屈曲45°位置进行观察。若肘关节血运不佳者，可应用石膏固定。

2. 手术治疗　骨折有移位或成角，保守治疗很难取得和维持复位，长期制动会引起强直，适当的手术治疗和早期活动能带来功能的改善。若合并血管神经损伤需进行手术治疗。开放骨折应及时行清创术，污染严重者可考虑延期闭合伤口，彻底清创后可用内固定或外固定架稳定骨折端。有以下两种术式。

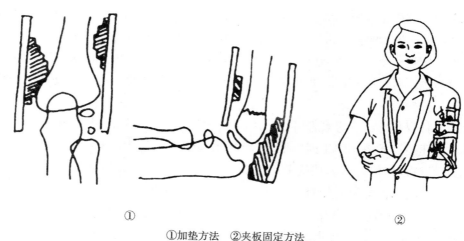

①加垫方法　②夹板固定方法

图 2-5　伸直型肱骨髁上骨折夹板固定法

（1）经皮穿针固定　为移位的儿童肱骨髁上骨折的首选治疗。维持患肢于前臂旋前（尺偏型）或旋后（桡偏型），极度屈肘，肩关节极度外旋位。通过前臂旋转锁紧软组织铰链维持复位；手术关键是要掌握骨性标志，可分别通过内、外上髁打入克氏针直达骨折近端，但有可能造成尺神经损伤。为避免此并发症，可将两枚固定针都在肘外侧进入：一枚通过外上髁进入，另一枚在小头 - 滑车沟区域的鹰嘴外侧进入。

（2）切开复位内固定　不可为了复位而轻易切开儿童肱骨髁上骨折，闭合复位保守治疗若不成功，不轻易切开，建议留待可能的二期矫形手术。对于成人肱骨髁上骨折，手术指征包括：①骨折不稳定，闭合复位固定后不能维持满意的位置。②骨折合并血管损伤。③合并同侧肱骨干或前臂骨折。可用重建钢板或特制的"Y"形钢板固定，尽可能用拉力螺钉增加骨折端稳定。两块钢板呈 90°角分别固定内、外侧柱，其抗疲劳性能优于后方单用一块 Y 形钢板或双髁螺丝钉固定。粉碎型骨折应一期植骨。

2. 药物治疗　肱骨髁上骨折部位局部血运丰富，患者多为儿童，骨折愈合良好。儿童骨折内服药治则：早期重在活血化瘀、消肿止痛。肿胀严重、血运障碍者，加用三七、丹参，并重用祛瘀、利水、消肿药物，如白茅根、木通之类；中期、后期内服药可停用。成人骨折按三期辨证用药。合并神经损伤者，可加用行气活血、通经活络之品。早期局部水疱较大者可用针头抽吸疱内液体，并用酒精棉球挤压干净。解除夹板固定以后，用中药熏洗，有舒经活络、通利关节的作用，是预防关节强直的重要措施。

3. 功能锻炼　功能锻炼是治疗肱骨髁上骨折的重要组成部分，是促进肢体功能康复、预防并发症的重要保证。应遵循动静结合、循序渐进、主动与被动相结合的原则。同时患儿的理解能力和意志力低于成人，功能锻炼时宜选择娱乐性与锻炼相结合、家长与患儿联动的方式。复位及固定当日可以做握拳、屈伸手指练习，第 2 天增加腕关节屈伸练习，胸前悬挂三角巾悬挂患肢，做肩前后、左右摇摆练习，1 周后开始肩部主动练习，包括肩屈、内收、外展等。3 周后去除固定，主动行肘关节屈伸练习和前臂旋前旋后练习。禁反复粗暴屈伸肘关节，以免发生骨化性肌炎。

【注意事项】

观察有无因外固定过紧或肢体高度肿胀而引起的骨筋膜室综合征；注意有无骨折复位固定不佳，骨折远端内旋，远端受重力影响，向内倾斜而形成肘内翻及过度的被动牵拉和反复被动活动引起肘关节僵直等并发症。指导患儿家长保持石膏的有效固定，如果行尺骨鹰嘴牵引时不要随意增加牵引重量，肘关节功能锻炼时以主动活动为主，被动活动以患儿不感疼痛为宜。按照功能锻炼计划进行锻炼，并告知家长按时带患儿到门诊复诊，出院 1 周、6 周、6 个月、12 个月后需行临床及放射学检查。

【思考题】

1. 肱骨髁上骨折分型有哪些?
2. 肱骨髁上骨折手法整复方法和固定方法有哪些?

第七节 肱骨髁间骨折

肱骨髁间骨折是较为常见的复杂骨折，多见于青壮年严重的肘部损伤，常为粉碎性。其治疗具有很大的挑战性，是很难处理的少数几个骨折之一。肱骨髁间骨折对肘关节的功能影响较大，除非存在诸如严重多发伤或软组织损伤等禁忌证，都应选择手术治疗。

【病因病机】

肱骨髁间骨折多由较严重的间接暴力（尺骨滑车切迹撞击肱骨髁）所致，屈肘和伸肘位都可发生，分为屈曲型和伸直型两种损伤（图 2-6、图 2-7）。直接暴力作用于肘部亦可造成，但较少见。

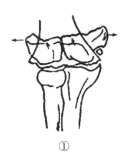
①

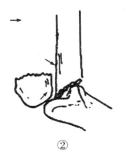
②

①正位 ②侧位

图 2-6 伸直型髁间骨折

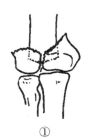
①

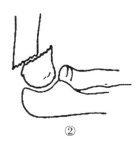
②

①正位 ②侧位

图 2-7 屈曲型肱骨髁间骨折

【诊断与鉴别诊断】

1. 诊断要点   局部肿胀，疼痛剧烈，有皮下瘀斑。因髁间移位、分离致肱骨髁变宽，尺骨向近端移位使前臂变短，肘后三角关系改变，可出现骨擦音和异常活动，肘关节屈伸活动功能障碍。诊查时应注意检查桡动脉搏动，腕和手指的感觉、皮温、颜色和活动能力，以便确定有无血管和神经损伤的并发症。肘关节正侧位 X 线片可评估骨折移位和粉碎程度，骨折真实情况常比 X 线表现还要严重，可行多方向拍片或重建 CT 检查，进一步判断骨折情况。

Riseborough 根据骨折移位程度将肱骨髁间骨折分为四度（图 2-8）。

Ⅰ度：骨折无移位或轻度移位，关节面平整。

Ⅱ度：骨折有移位，但两髁无明显旋转及分离，关节面基本平整。

Ⅲ度：骨折远段两髁旋转分离，关节面不平。

Ⅳ度：骨折粉碎，且游离的骨折块较大，关节面严重破坏。

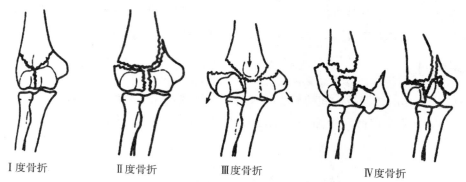

Ⅰ度骨折   Ⅱ度骨折   Ⅲ度骨折   Ⅳ度骨折

图 2-8   肱骨髁间骨折 Riseborough 分型

2. 鉴别诊断   肱骨髁间骨折应与以下疾病相鉴别。

（1）肱骨髁上骨折   多发生于儿童，肘部肿胀疼痛相对较轻，肘后三角关系不改变，X 线片示骨折线未波及关节面，治疗后肘关节功能恢复较好。

（2）肘关节后脱位   弹性固定于 135°左右，肘窝前方饱满，可扪及肱骨滑车，肘后鹰嘴异常后突，上方凹陷、空虚，X 线片有脱位征象，无骨折。

【治疗】

肱骨髁间骨折为关节内骨折，因此整复要求达到解剖或近似解剖复位，保持关节面平整，固定稳妥，并早期进行功能锻炼，以争取获得满意的效果。治疗时必须根据骨折类型、移位程度、患者年龄、职业等情况来选择合适的治疗方法。

1. 保守治疗   对于两髁较为完整及轻度分离无明显旋转者（如Ⅰ、Ⅱ度），可在手法复位后屈肘 90°以长臂石膏前后托或管型固定，2 周后更换 1 次石膏，制动 4 ～ 5 周，去除石膏后再逐渐行肘关节功能锻炼；无移位的骨折可用石膏托制动 4 周。

对于伤后未能及时就诊或经闭合复位失败者，因局部肿胀严重，不宜再次手法复位及应用外固定，可采用尺骨鹰嘴牵引（目前已很少使用），待局部肿胀消退，肱骨髁和骨折近端的重叠牵开后，做手法闭合复位。

（1）手法复位   手法整复，两助手对抗牵引配合：①纠正髁间分离，两手在肘两侧相对环抱于髁，自肱骨髁骨折片内外两侧施加挤压力，以掌、指的压力徐徐推挤分离、旋转的肱骨小头、滑车之骨块，使之合拢复位。②纠正侧偏移位。一手扣紧固定内外髁，一手在患肢骨折远端，按有无尺偏桡偏移位，而向其反向推移骨折远端髁部，纠正骨折尺偏或桡偏移位。③纠正前后移位，曲屈型，术者两手四指环抱肱髁，拇指于肘窝处推压远端骨折向肘后，同时在维持牵引下伸肘至10°；伸直型，两手四指环抱肱髁，两拇指于肘后尺骨鹰嘴缘推骨折远端向前，同时在牵引力下，屈肘90°～100°（图2-9）。在C形臂机透视下检查复位情况，必要时重复1次上述手法，力争解剖复位。

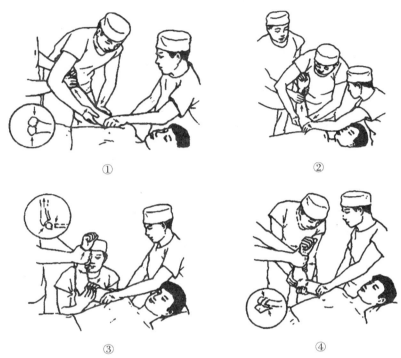

①抱髁 ②矫正侧方移位 ③矫正前后移位 ④向中心推挤

图2-9 肱骨髁间骨折复位手法

（2）固定方法 复位完成，在维持牵引下，术者用两手捏住骨折部，用上臂超肘关节夹板固定。夹板规格和固定垫的放置及包扎方法与肱骨髁上骨折相同。如两髁旋转分离移位较重者，在内、外上髁部可加一空心垫。伸直型骨折，肘关节屈曲位固定，三角巾悬吊，固定4～6周。屈曲型骨折，肘关节先伸直位固定3周，再换成短夹板屈肘位，继续固定2～3周（图2-10）。如骨折移位严重，或复位固定仍不稳定者，夹板固定后需配合尺骨鹰嘴牵引：患者卧床，患侧肩关节外展70°～80°中立位，肘关节屈曲90°～120°范围内，前臂用皮肤牵引，一般卧床牵引4周、重量0.5kg即可（图2-11）。

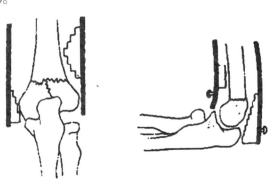

图2-10 肱骨髁间骨折夹板固定加垫法

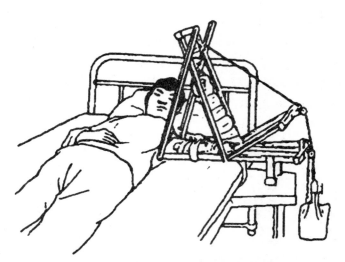

图 2-11 肱骨髁间骨折夹板固定加尺骨鹰嘴牵引

2. 药物治疗 初期以活血化瘀、消肿止痛为主,内服和营止痛汤,外敷消肿止痛膏。中期以和营生新、接骨续筋为主,内服续骨活血汤,外敷接骨膏。后期以补益肝肾、荣血养筋为主,内服六味地黄丸,外用散瘀和伤汤熏洗患肘。

3. 手术治疗 肱骨髁间骨折多采用鹰嘴旁肘后正中切口,尖端向下的"V"形尺骨鹰嘴截骨是显露骨折并行牢固内固定的最佳方式。处理重点是维持髁间关节面的平整,肱骨滑车的大小、宽度,特别对于 C3 型骨折,可以考虑去除那些影响复位、影响固定的小的关节内骨折块,有骨缺损时一定要做植骨固定;对年龄大于 65 岁、患有严重骨性关节炎,又发生髁间严重粉碎骨折时,可一期或二期行全肘关节置换。

肱骨髁间骨折切开复位内固定时,重建滑车和肱骨小头是最为重要的环节,将其解剖复位后,可使用 1～2 枚松质骨螺钉或可埋头拉力螺钉牢固固定;再将关节段部分固定到干骺端或肱骨干上,建议使用桡尺侧双钢板固定,干骺端桡侧最好选用重建钢板,放置于平整的骨背侧面,尺侧选用 1/3 管型钢板,与内侧骨嵴相贴伏。完成操作后将"V"形鹰嘴截骨处用张力带固定。

4. 功能锻炼 在骨折闭合复位固定后,即可开始做屈伸手指、腕关节活动。3～5 天后,即可开始练习肘关节的主动伸屈活动。一般从 10°～20°活动范围起,以后逐渐加大活动范围。锻炼早期,可允许患者用另一手轻轻辅助,但切忌暴力。2～3 周后,活动范围可逐步增加至40°～50°。解除夹板固定后,除仍做主动活动外,可配合药物熏洗和轻柔手法按摩,忌强力被动活动。

骨折坚强固定的病例,患肢不做石膏固定,术后 3 天内开始活动肘关节。内固定不牢靠的,均需石膏托屈肘固定 3 周左右,去除石膏后无痛性主动活动肘关节,辅以被动活动,正确使用下肢关节康复器(CPM)有助于重建活动,同时可防止与手术操作有关的异位骨化。

【注意事项】

肱骨髁间骨折 C 型双柱损伤为不稳定骨折,结果分析显示几乎所有病例,手术治疗的结果都好于非手术治疗。只有存在手术禁证时才选择非手术治疗。手术治疗可获得精确的关节重建和与肱骨干的牢固固定。这种骨折的手术重建需要仔细的术前计划。高质量的前后位、侧位和斜位 X 线片可显示足够的细节来计划复位和固定。

【思考题】

1.肱骨髁间骨折诊断要点有哪些?

2.肱骨髁间骨折治疗方法有哪些?

第八节　肱骨外髁骨折

肱骨外髁骨折是儿童肘部常见损伤,以 5～10 岁最为常见,亦有成人发生此类损伤。骨折块通常包括肱骨小头骨骺、滑囊外侧部分及干骺端骨质,故亦称为骨骺骨折。

儿童肱骨下端有 4 个骨骺,即肱骨小头、肱骨滑车、内上髁、外上髁。初生时均为软骨,肱骨下端 4 个骨骺包在同一骺软骨中。肱骨小头骨骨化中心于 1 岁左右出现;内上髁骨骺骨化中心于 5 岁开始出现;滑车骨骺骨化中心有 2 个,于 8 岁时出现;外上髁骨骨化中心于 11 岁左右出现,往往与肱骨小头骨骺骨化中心相连(图 2-12)。上述骨骺骨化中心最终于 14～18 岁闭合。肱骨外髁包含非关节面(包括外上髁)和关节面两部分。前臂伸肌群及部分旋后肌附着于肱骨外髁的外后侧。

肱骨外髁骨折是关节内骨折,骨折块较小,整复较为困难,若未得到正确复位,或固定不佳,断端受肌肉牵拉而发生分离移位,均可致骨不连接。在生长过程中,断端移位将更为显著,又由于外侧骨骺的生长停止或生长缓慢,日后往往会引起肱骨远端滑车中心的沟形缺损(即鱼尾状畸形),而且会发生明显的肘外翻畸形,影响关节活动功能,可出现牵拉性尺神经麻痹。

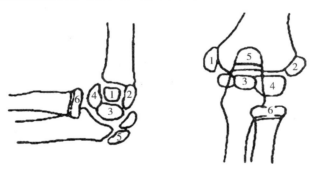

①肱骨内上髁:5～17 岁　②肱骨外上髁:11～17 岁

③肱骨滑车:8～16 岁　④肱骨小头:1～15 岁

⑤尺骨鹰嘴:10～14 岁　⑥桡骨头:5～15 岁

图 2-12　肘关节各骨骺骨化中心出现与闭合年龄

【病因病机】

肱骨外髁骨折多由于间接复合外力所致。跌倒时手掌着地,若肘部处于轻度屈曲外展位,暴力沿前臂向上传送至桡骨头,肱骨外髁遭受桡骨头的撞击而发生骨折,骨折块被推向后、外上方;若肘部处于伸直位且过度内收,附着于肱骨外髁的前臂伸肌群的牵拉,可使骨折块发生翻转移位,有的甚至可达 180°。骨折的移位程度,根据损伤的情况及前臂伸肌群的肌肉收缩力来决定,而骨折的严重性则根据骨折块旋转移位的程度来判断(图 2-13)。

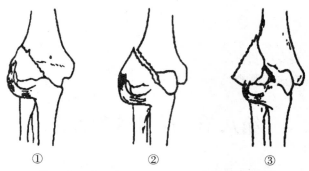

①无移位骨折　②轻度移位骨折　③翻转移位骨折

图 2-13　肱骨外髁骨折

【诊断与鉴别诊断】

1. 诊断与分型

（1）诊断要点　肘关节局部肿胀，肘外侧出现皮下瘀斑，逐渐向周围扩散，可达腕部。肘部外侧明显压痛，被动活动肘关节时出现疼痛，且可扪及骨擦音。患儿常将肘关节保持在稍屈曲位，活动受限，但前臂旋转功能多无受限。上肢悬垂在肢体一侧时，提携角消失。外髁骨折类型不同 X 线表现常不一致（图 2-14），部分 X 线表现仅是外髁的骨化中心移位，易漏诊或误诊。肘外伤后，肱骨远段干骺端外侧薄骨片和角形骨片是诊断肱骨外髁骨折的主要依据，肘后脂肪垫征（八字征）是提示肘部潜隐性骨折的主要 X 线征象，要特别予以注意。诊断确有困难的病例可拍健侧相同位置的 X 线片加以鉴别，必要时可行 CT 或 MRI 检查以明确诊断。

（2）Wadsworth 分型　Wadsworth 分型如下图所示（图 2-15）。

Ⅰ 型：无移位。

Ⅱ 型：外髁骨折块向外后侧移位，不旋转。

Ⅲ 型：外髁骨折块向外侧同时向后下翻转移位。

Ⅳ 型：外髁骨折块向后侧方旋转移位，同时肘关节髁向桡侧、尺侧、后侧脱位。

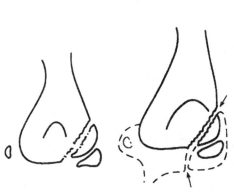

图 2-14　肱骨外髁骨折后，实际骨块大于 X 线片所示

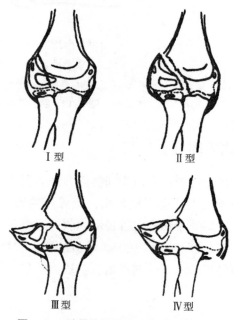

Ⅰ 型　　　　Ⅱ 型

Ⅲ 型　　　　Ⅳ 型

图 2-15　肱骨外髁骨折 Wadsworth 分型

2. 鉴别诊断

（1）肱骨髁上骨折　肿痛较明显，呈环周压痛；X线片示骨折线不波及关节面，桡骨纵轴线通过肱骨小头骨化中心。

（2）肱骨小头骨折　单纯的肱骨小头骨折多见于成人，合并部分外髁骨折的肱骨小头骨折以儿童多见。亦有肘外侧及肘部的肿胀、疼痛，功能障碍；肘关节伸屈活动受限，尤其屈曲90°～100°。常发生肘部疼痛加重并有阻力感；X线表现常有特征性，需仔细观察正、侧位X线片。

【治疗】

肱骨外髁骨折为关节内骨折，要求解剖复位并给予牢靠固定，最好争取在软组织肿胀之前，在适当麻醉下，予以手法复位。对于Ⅰ型和移位轻的Ⅱ型骨折（骨折移位小于2mm），因其无翻转，仅用手法复位后小夹板或石膏托固定即可；Ⅲ型、Ⅳ型骨折，可用手捏翻转、屈伸收展手法闭合复位，透视下位置良好，插钢针固定，也可切开复位内固定。

1. 保守治疗　早期无损伤的闭合复位是治疗本病的首选方法。肱骨外髁骨折的固定方法是屈肘30°～60°前臂旋后位，颈腕带悬吊胸前，可使腕关节自然背伸，无明显移位的肱骨外髁骨折，仅用上肢直角夹板固定，屈肘90°，前臂悬吊胸前，固定2～3周。

手法复位具体操作方法：①轻度移位骨折（单向外移位）患者坐位或仰卧位，助手握持患侧上臂下段，术者一手握前臂下段，将患肘屈曲，前臂旋后，另一手拇指按在骨折块上，其余四指扳住患肘内侧，两手向相反方向用力，使患肘内翻，加大关节腔外侧间隙，同时拇指将骨折块向内推挤，使其进入关节腔而复位；术者再用一手按住骨折块作临时固定，另一手将患肘做轻微的屈伸动作数次，以矫正残余移位，直到骨折块稳定且无骨擦音为止。②翻转移位骨折：患者坐位或仰卧位，术者先用拇指指腹或大鱼际揉按肘部，轻柔地由浅及深按压肿胀处，以消肿散瘀。同时用拇指摸清骨折块的方位和旋转程度，摸清骨折远端的关节面和骨折线，前者光滑，后者粗糙，做到手摸心会；手法要轻柔，均匀用力，切忌挫捻皮肤。有移位的骨折闭合整复后，肘关节伸直，前臂旋后位，肱骨外髁处放一固定垫（应注意垫的厚度要适宜，如一旦引起皮肤压迫坏死、复查骨折对位又不满意时，就失去切开复位的条件），肘关节尺侧上下各放一固定垫，四块夹板从上臂中上段到前臂中下段，用四条布带缚扎，肘关节伸直而稍外翻位固定2周，以后改为屈肘90°固定1周；亦可将后侧夹板塑成屈曲30°～60°，其余三块夹板长度改为上达三角肌中部水平，内侧、外侧夹板下超肘关节，前侧夹板下达肘横纹，固定垫的位置同上，将肘关节固定于屈曲30°～60°位3周，骨折临床愈合后解除固定（图2-16）。

2. 手术治疗　肱骨外髁骨折治疗目的为恢复肱骨髁的对位和重建滑车外侧壁。对于幼儿新鲜骨折可用粗丝线或特制羊肠线缝合骨质和腱膜做固定，较大儿童宜选用两枚克氏针交叉固定或一枚螺丝钉固定，需注意儿童肱骨外髁的结构特点，螺丝钉如使用不当易损伤骨骺而影响生长发育。成年人则可选择肘外侧入路，螺丝钉、拉力螺钉或接骨板固定。术中尽可能保持骨折块的软组织附着。若合并内侧副韧带断裂，可通过内侧切口对其进行修补。

3. 药物治疗　初期宜活血祛瘀、消肿止痛，内服活血止痛汤，局部外敷跌打万花油或消肿止痛膏。中期宜接骨续损、和营生新，内服生血补髓汤。后期宜补肝肾、壮筋骨，内服补肾壮筋汤。解除固定后，可用八仙逍遥散或熏洗方外用。

4. 功能锻炼　有移位骨折，在复位后1周内，仅做手指轻微活动，不宜做强力前臂旋转、握拳、腕关节屈伸活动，以免使前臂伸肌群或旋后肌紧张，牵拉骨折块而发生再移位。1周后，逐渐加大指、掌、腕关节的活动范围。解除夹板固定后，即开始进行肘关节屈伸，前臂旋转和腕、手的功能活动。手术治疗的患者术后外用长臂石膏托外固定 4～6 周，摄 X 线片证实骨折愈合后，去除石膏托并行肘关节功能练习。

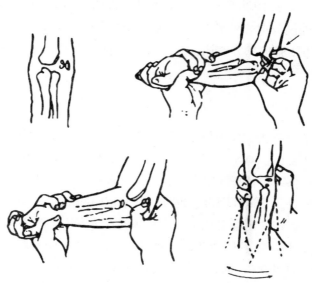

图 2-16　肱骨外髁外髁翻转骨折复位法

【注意事项】

　　肱骨外髁骨折是儿童肘关节创伤中最多见的骨折类型，常引起畸形愈合，会发生不同程度的骨缺损，即鱼尾状畸形。损伤年龄越小、骨折复位越不满意者，畸形就越明显。肱骨外髁骨折延迟愈合或不愈合，以及鱼尾状畸形是造成肘外翻的原因。延迟手术治疗（伤后 3 周）也可导致骨折块的坏死和肘外翻，晚期肘外翻引起牵拉性尺神经麻痹，常需行松解前移术。此外，肱骨外髁增大、肱骨小头骨骺早闭、肱骨小头骨骺缺血性坏死、肱骨外上髁骨骺提前骨化也是常见的后遗症。

【思考题】

1. 肱骨外髁骨折诊断、鉴别诊断有哪些？
2. 肱骨外髁骨折治疗方法有哪些？

第九节　肱骨内上髁骨折

　　肱骨内上髁骨折是青少年常见的肘关节损伤之一，多发生于 7～17 岁者。肱骨内上髁为肱骨内髁的非关节部分，有前臂屈肌群、旋前圆肌和肘部内侧副韧带附着。内上髁后侧有尺神经沟，尺神经紧贴此沟通过。肱骨内上髁骨化中心于 5 岁开始出现，17～20 岁闭合，当骨化中心尚未与相应的肱骨髁融合，其间的骨骺板为对抗韧带和肌肉牵拉的软弱点，容易产生撕脱骨折。肱骨内上髁骨折多数有严重移位，若骨折块被嵌入关节内，往往不容易释出，给骨折整复造成困难，治疗不当则会引起后遗关节功能障碍。

【病因病机】

肱骨内上髁骨折多由间接暴力所致，常见于儿童的生活损伤，如嬉戏追逐跌倒、手掌着地等；或青少年的体操、武术和投掷等运动创伤。跌倒时手掌着地，肘关节处于伸直、过度外展位，使肘部内侧受到外翻力的同时引起前臂屈肌急骤强力收缩，而将其附着的内上髁撕脱；或投掷动作错误，用力过猛，出手时猛力伸肘关节，同时用力向尺侧屈腕，使尺侧屈腕肌等强力收缩，而将内上髁撕脱。亦可因直接暴力打击或碰撞于肱骨内上髁处而造成骨折，但极为少见。

【诊断与鉴别诊断】

1. 诊断与分型

（1）诊断要点　伤后肘关节呈半屈曲位，肘关节内侧肿胀、疼痛，有皮下瘀斑，肘关节伸屈活动功能障碍，局部压痛明显。早期肿胀尚未明显时，有分离移位者在肘内侧可扪及活动的骨折块和近端锐利的骨折部。Ⅰ、Ⅱ型骨折者关节活动尚好，仅有肘内侧牵拉性疼痛；Ⅲ型骨折者肘关节屈伸明显障碍；Ⅳ型骨折者肘关节明显畸形，肘后三角关系不正常；若伴有尺神经损伤者，出现小指和环指的尺侧麻木、感觉迟钝。肘关节正侧位X线片可明确骨折类型和移位方向。但6岁以下儿童的肱骨内上髁尚未出现，只要临床检查符合即可诊断，不必完全依赖X线片。青少年的肱骨内上髁骨折无明显移位时，不易与骨骺线相鉴别，必要时做健侧对照摄片，以进一步明确诊断。肘部正位X线片显示正常肱骨下端的内外侧形状呈不对称，内上髁向内突起较多。肱骨下端的内外两侧呈对称突起时，应考虑为内上髁骨折，肱骨下端阴影常可遮盖移位的内上髁骨折块。对移位于肘关节附近的内上髁骨折块，还应注意鉴别骨折块有无嵌入肘关节内。根据受伤史、临床表现及X线检查可做出诊断。必要时进一步做CT检查以明确诊断。

（2）Waston–Jones分型　Waston–Jones分型如下图所示（图2–17）。

Ⅰ型：内上髁骨折块无移位或轻度移位。

Ⅱ型：撕脱的内上髁骨块向下向前旋转移位，髁达到肘关节间隙水平。

Ⅲ型：撕脱的骨块嵌夹在内侧关节间隙，实际上关节处于半脱位状态。

Ⅳ型：伴有肘关节向后或向后外侧脱位。

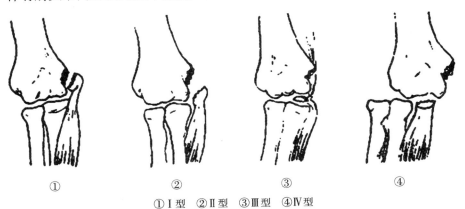

①Ⅰ型　②Ⅱ型　③Ⅲ型　④Ⅳ型

图2–17　肱骨内上髁骨折Waston–Jones分型

2. 鉴别诊断

（1）肘关节后脱位　两者均有肘部疼痛、肿胀，伸直位固定。但脱位表现为环周肿痛，弹性固定于135°、肘窝可扪及肱骨远端，鹰嘴上方空虚，肘部呈靴状畸形；X线片示脱位、无骨折征。关节向后内或后外脱位。肱骨内上髁Ⅳ型骨折常可合并肘关节向后内或后外脱位。

（2）肱骨内髁骨折　在小儿肱骨内上髁骨化中心未出现之前，X线上不能显示骨化中心位置。肱骨内髁骨折与内上髁骨折主要根据X线片上肱骨小头、肱骨内上髁及桡骨小头骨化中心的位置变化加以鉴别；必要时与健侧肘关节X线片对照。

【治疗】

1. 保守治疗

（1）Ⅰ型骨折　无移位骨折可将患肢制动于屈肘、屈腕、前臂旋前位7～10天即可。有移位骨折，应尽早施行手法整复、夹板固定。手法复位时，手法宜轻柔，切忌粗暴。若复位未能一次成功，可再次进行轻柔的手法整复。复位后，应常规检查尺神经有无损伤。

（2）Ⅱ型骨折　患者坐位或平卧位，患肢屈肘45°，前臂中立位，术者以拇指、食指固定骨折块，拇指自下方向上方推挤，使其复位。如骨折块翻转移位大于90°者，则改为患肢屈肘90°，前臂旋前，腕及掌指关节自然屈曲位，术者一手握患肢前臂，另一手置于肘部，先用拇指揉按骨折局部使肿胀消退后，摸清骨折块，由远端向近端，由掌侧向背侧翻转过来，再往骨折近端挤按，使之复位。

（3）Ⅲ型骨折　手法整复的关键，在于解脱嵌夹在关节内的骨折块，将Ⅲ型变为Ⅰ型或Ⅱ型骨折。在臂丛神经麻醉下，患者平卧位，肘关节伸直，两助手分别握持上臂和腕部，进行拔伸牵引。在拔伸牵引下，握腕部的助手逐渐将前臂旋后、外展，术者一手置于肘关节外侧向内推，造成肘外翻，使肘关节的内侧间隙增宽，另一手拇指在肘关节内侧触到骨折块的边缘时，助手即极度背伸患肢手指及腕关节，使前臂屈肌群紧张，将关节内的骨折块拉出关节间隙，必要时术者还可用拇指和食指抓住尺侧屈肌肌腹的近侧部向外牵拉，以辅助将骨折块拉出关节间隙。如骨折块仍有分离移位，再按Ⅱ型骨折做手法复位（图2-18）。

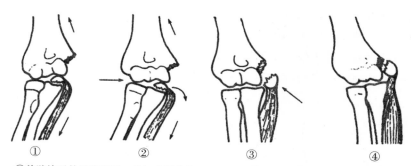

①前臂旋后外展位牵引　②加大肘外翻，极度背伸腕关节，紧张前臂屈肌，抓住尺
侧腕屈肌拉出骨块　③骨块已转化为Ⅱ型，屈肘屈腕，松弛前臂屈肌，
推挤骨块向近端复位　④骨折已基本复位

图2-18　肱骨内上髁Ⅲ型骨折的整复

（4）Ⅳ型骨折　手法整复时，应首先整复肘关节侧方脱位，多数随着关节脱位的复位而使骨折块得到不同程度的复位，少数仍有移位者应再将骨折块加以整复。

患者平卧，患肢外展，肘关节伸直，前臂旋后位，助手两人分别握住患肢远、近端，尽量内收前臂，使肘关节内侧间隙变窄，防止骨折块嵌入关节腔内。术者一手将肱骨下端自内向外推挤，另一手将尺、桡骨上端自外向内推挤，将骨折块推挤到关节内侧，同时将肘关节侧方脱位整复，然后牵引前臂，逐渐屈曲肘关节至90°，最后再按Ⅰ型或Ⅱ型骨折处理。整复后，应注意勿使其转变成Ⅲ型骨折。整复后，应及时进行 X 线摄片复查，若发现转变为Ⅲ型骨折，则可将肘关节重新造成向桡侧脱位，再进行手术整复。

复位满意后，在骨折块的前内方放一半月形固定垫，缺口朝后上方，用于兜住骨折块，再将上臂超肘关节夹板固定于屈肘 90°，前臂中立位或旋前位 2～3 周。Ⅳ型骨折的固定一般不应超过 2 周，应以治疗脱位为主，不能固定到骨折愈合后再活动肘关节。因肱骨内上髁骨折块较小，活动性大，如固定不当，容易变位，应加强随诊观察，随时调整夹板的松紧度。

2. 手术治疗　Ⅱ型骨折手法整复不良或不易用夹板固定者，可用钢针经皮撬拨复位和内固定。在局部麻醉和严格无菌操作下，保持患侧肘部屈曲约 90°，前臂旋前位，用手指仔细摸认内上髁骨折块，在其下方用一枚细钢针穿过皮肤，针尖直接戳住骨折块，并向后上方撬拨，使其复位。在操作过程中，应注意皮肤的进针位置必须稍偏骨折块的前侧，以免损伤尺神经。X 线透视检查复位良好，用手摇骨钻将钢针穿过骨折块，再穿入肱骨下端作内固定。

Ⅲ型和Ⅳ型骨折做手法复位两次，如骨折块仍嵌夹在关节内，则可考虑行切开复位，钢针内固定；儿童则可用丝线缝合骨折线两端的骨膜，并做尺神经前置术。陈旧性肱骨内上髁骨折而无骨性连接者，可考虑切开复位两枚克氏针交叉固定或螺钉固定。

3. 药物治疗　初期治宜活血祛瘀、消肿止痛，内服和营止痛汤或七厘散，合并尺神经损伤者加威灵仙、地龙等。中期治宜和营生新、接骨续损，内服壮筋养血汤。后期宜补气血、养肝肾、壮筋骨，内服补血固骨方，解除夹板固定后，用上肢损伤洗方或五加皮汤熏洗患肢。

4. 功能锻炼　有移位骨折，在复位 1 周内，仅做手指轻微活动，不宜做强力前臂旋转、握拳、腕关节屈伸活动，以免使前臂伸肌群或旋后肌紧张，牵拉骨折块而发生再移位。1 周后可逐渐加大手指屈伸幅度。2 周后可开始做肘关节屈伸活动，解除固定后可配合中药熏洗并加强肘关节屈伸活动，一般需 3～6 个月才能完全恢复功能。经手术治疗的患者在术后第 2 天即开始初步锻炼，包括指间关节及掌指关节的屈伸，以及在石膏或支具限制下的前臂肌肉收缩锻炼。术后 4 周，复查肘关节 X 线片骨折初步愈合后，即去除外固定，肘关节做被动屈伸锻炼，术后 6～8 周肘关节活动度基本已达正常水平，复查 X 线片骨折线模糊，即可拔除克氏针。

【注意事项】

肱骨内上髁骨折固定期间要注意观察血液循环，适当调整夹板松紧度，防止发生压疮或固定失效；限制做强力屈腕活动。

【思考题】

肱骨内上髁骨折治疗方法有哪些？

第十节　尺骨鹰嘴骨折

尺骨鹰嘴骨折是肘部常见损伤，又称肘骨骨折、鹅鼻骨骨折，多见于成年人和老年人。鹰嘴突由尺骨近端和后方组成，位于皮下，易遭受直接创伤，与冠状突组成 C 形切迹（半月切迹），与肱骨滑车关节构成肱尺关节，是肘关节屈伸的枢纽。尺骨鹰嘴为松质骨、是三头肌的附着处，肱三头肌为肘关节强有力的伸肌，在其两侧尚有内侧支持带和外侧支持带。尺神经走行于肱骨内上髁后面的尺神经沟内。大部分尺骨鹰嘴骨折为关节内骨折，若处理不当，日后可发生创伤性关节炎，从而影响肘关节的功能活动。

【病因病机】

直接暴力或间接暴力均可造成尺骨鹰嘴骨折（图2-19）。

直接暴力所致：暴力直接作用于肘后侧（鹰嘴后方），造成尺骨鹰嘴骨折，多系粉碎性骨折。由于鹰嘴支持带未被撕裂，直接暴力所致的鹰嘴骨折往往移位不大。当发生鹰嘴骨折合并肘关节前脱位时，此时多伴有冠状突骨折，此种损伤比单纯鹰嘴骨折要严重，如不能获得良好的解剖复位和牢靠固定，则易出现持续性或复发性畸形。

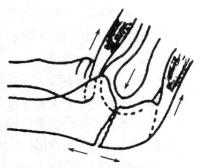

图 2-19　尺骨鹰嘴骨折移位

间接暴力致伤：跌倒时肘关节在半屈曲位，手掌撑地，暴力传递到尺骨半月切迹，同时肘关节突然屈曲，肱三头肌反射性地强烈收缩，而造成尺骨鹰嘴的撕脱骨折。肱三头肌强烈收缩，也可造成鹰嘴骨折。骨折近端受肱三头肌牵拉而向上移位，骨折线多为横形或斜形。骨折线若发生在鹰嘴凹平面，则造成关节内骨折。骨折线在鹰嘴凹平面以下或以上，则为关节囊外骨折。此骨折在青少年为骨骺分离，在儿童则多为纵形裂缝骨折或青枝骨折。

【诊断与鉴别诊断】

1. 诊断与分型

（1）诊断要点　伤后尺骨鹰嘴部局限性肿胀、疼痛，局部压痛明显，肘关节主动活动功能障碍。骨折分离移位时，肘部肿胀严重，鹰嘴两旁凹陷变得隆起，可扪及骨折端间隙和移位的骨折片，有时可扪及骨擦音或骨擦感。严重粉碎骨折或骨折脱位时，可伴有肘后部皮肤挫伤或开放性损伤，或有尺神经的损伤。肘后正侧位X线片可明确骨折类型和骨折移位程度。X线侧位片较容易确定骨折情况，正位片可以帮助了解骨折脱位及合并损伤。尺骨鹰嘴骨折有时需要与青少年的骨骺线未闭合者相鉴别。对骨折诊断有怀疑时，应行健侧肘部X线片，双侧对照有助于明确诊断。

（2）Colton 分型　分型如下所示（图2-20）。

Ⅰ型：无移位骨折。

Ⅱa 型：鹰嘴尖撕脱骨折。

Ⅱb 型：斜形或横断骨折。

Ⅱc 型：粉碎性骨折。

Ⅱd 型：有韧带损伤的骨折，骨折脱位。

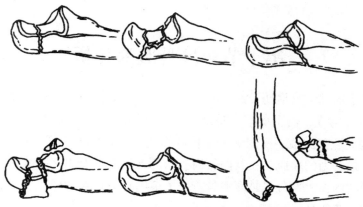

图 2-20　尺骨鹰嘴骨折 Colton 分型

2. 鉴别诊断　尺骨鹰嘴骨折需与肘关节脱位相鉴别：两者均有肘部疼痛，但脱位为环周肿痛，弹性固定于 135°；肘窝可扪及肱骨远端，肘关节、被动活动均受限；X 线示肘关节脱位，无骨折征。

【治疗】

1. 保守治疗　无移位骨折或老年人粉碎性骨折移位不显著时，不必手法整复，短期制动即可。有分离移位者，可行手法整复，力求达到解剖复位，屈肘 20° 长臂石膏后托或超肘关节夹板固定。对关节内积血较多、肿胀较严重、不能准确摸清骨折近端者，可在无菌条件下先抽出关节腔内的积血，然后再进行手法整复。

手法复位方法如下。

患者取坐位或仰卧位，肘关节呈 30°～45° 半屈曲位，助手握持患肢前臂，术者站在患肢外侧，面向患肢远端。术者先用轻柔的手法按摩肱三头肌和上臂其他肌肉，以缓解肌肉痉挛。后用两手拇指分别按压向近侧移位的尺骨鹰嘴上端的内、外侧，由近端向远端推挤，使骨折近端向远端靠拢，两手其余四指使肘关节缓缓伸直，两手拇指再将骨折端轻轻摇晃，使两骨折端紧密嵌合。此时，术者用力紧推骨折近端，令助手做缓慢轻度的屈伸患肘数次，使半月切迹的关节面平复如旧，最后将患肢置于屈曲 0°～20° 位。

患者侧卧位，患肢在上，肘关节伸直，术者站在患者背后，一手握持患肢前臂，另一手拇指、食指捏住向近侧移位的骨折近端，由近侧向远侧推挤，使骨折近端向远端靠拢，然后患肘缓慢伸屈数次，直至两骨折面紧密嵌合及粗糙的骨擦音消失为止。再将患肢置于屈曲 0°～20° 位，术者拇指、食指仍推按已经复位的骨折近端，助手进行夹板固定。

无移位或轻度移位的鹰嘴骨折，用上肢后侧超肘关节夹板固定于屈肘 20°～60° 位 3 周。有移位骨折者予以手法整复后，在尺骨鹰嘴上端放置一块缺口朝下的半月形抱骨垫，用以顶住尺骨鹰嘴的上端，防止骨折片向上移位，并用前侧、后侧超肘关节夹板固定于屈肘 0°～20° 位 3 周，以后再逐渐改为固定在屈肘 90° 位 1～2 周。夹板固定时间为 3～4 周。

2. 手术治疗　对于移位的尺骨鹰嘴骨折应积极进行切开复位内固定治疗。治疗目的：①维持伸肘力量。②避免关节面不平滑。③恢复肘关节的稳定。④防止肘关节僵硬。

Ⅱa、Ⅱb 型骨折可采用张力带钢丝固定，斜形骨折可先用拉力螺钉作骨折块间的内固定，后用克氏针和张力带固定，以加强固定效果。

Ⅱc、Ⅱd 型骨折建议采用可塑形接骨板固定，合并骨缺损时进行一期植骨。

骨折不愈合、严重粉碎骨折、合并严重骨质疏松的老年患者或关节外骨折可切除尺骨鹰嘴，并重建肱三头肌肌腱。

3. 药物治疗　初期宜活血祛瘀、消肿止痛，内服桃红四物汤或正骨紫金丹，外敷万灵膏或定痛膏。中期宜和营生新、接骨续筋，内服壮筋养血汤或生血补髓汤。后期宜补气血、养肝肾、壮筋骨，内服补肾壮筋汤或六味地黄丸。解除固定后，可用上肢损伤洗方熏洗，并结合轻柔手法按摩患肢，切忌粗暴。

4. 功能锻炼　无移位或轻度移位骨折，通过患者主动的练功活动，常可获得迅速和良好的关节功能恢复。老年人可适当缩短固定时间，并应尽早进行肘关节的屈伸功能锻炼。有移位骨折在 3 周以内做手指、腕关节的屈伸活动，禁止做肘关节屈伸活动，第 4 周以后逐步进行肘关节主动屈伸锻炼。粉碎性骨折且关节面不平者，5 天后开始做小幅度（60° 以内）的肘关节屈伸锻炼，解除夹板固定后应加大肘关节的活动幅度，使关节面模造塑形，以保持关节面的光滑，避免后遗创伤性关节炎。术后第 2 天可进行握拳、肩关节、腕关节的功能锻炼，根据恢复情况逐日缓慢进行肘关节屈伸锻炼和前臂旋转锻炼，最好 7 天内得到恢复。术后 1 个月，可酌情增加负重锻炼。锻炼时注意控制运动量，避免因缺乏锻炼或锻炼过度影响术后的恢复。

【注意事项】

尺骨鹰嘴骨折整复后肘关节伸直位或微屈曲位固定期不宜过长，以免妨碍肘关节屈曲功能的恢复。固定过程中应注意捆扎带的松紧，避免出现肢体远端循环障碍。定期 X 线复查，如发现骨折有移位应及时纠正。

【思考题】

1. 尺骨鹰嘴骨折诊断要点有哪些?
2. 尺骨鹰嘴骨折治疗方法有哪些?

第十一节　桡骨头骨折

桡骨头位于桡骨近端，关节面呈浅凹形，与肱骨小头构成肱桡关节。桡骨头尺侧边缘与尺骨的桡切迹相接触，构成桡尺近侧关节。桡骨头和颈的一部分位于关节囊内，环状韧带围绕桡骨头。桡骨头骨折临床上易被忽略，若未能及时治疗，将造成前臂旋转功能障碍或引起创伤性关节炎。桡骨头骨折以青少年较多见，壮年较少见。

【病因病机】

桡骨头骨折多由间接暴力造成。患者跌倒后手掌着地，肘关节处于伸直和前臂旋前位时，暴力沿前臂桡侧向上传达，引起肘部过度外翻，桡骨头撞击肱骨小头，致使桡骨头受挤压而发生骨折。儿童可以发生桡骨头骨骺分离。

【诊断与分型】

1. 诊断要点　患者一般都有明确的外伤史，伤后出现肘部疼痛，肘外侧明显肿胀，桡骨头局部压痛，肘关节屈伸旋转活动受限制，尤其旋转前臂时，桡骨头处疼痛加重。肘关节正侧位 X 线片可明确骨折类型和移位程度。根据受伤史、临床表现和 X 线检查可做出诊断。但 5 岁以下儿童，因骨骺尚未出现，只要符合临床表现，即可诊断，不应完全依赖 X 线片。

2. 分型　根据骨折的形态可分为六型（图 2-21）。

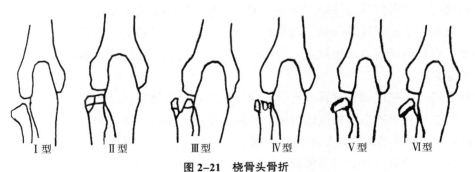

I 型　　II 型　　III 型　　IV 型　　V 型　　VI 型

图 2-21　桡骨头骨折

Ⅰ型：青枝骨折。

Ⅱ型：裂纹骨折。骨折无移位或移位小于1mm。

Ⅲ型：劈裂骨折。桡骨头外侧缘纵形骨折，骨折块占关节的1/3～1/2，常向外下方移位。

Ⅳ型：粉碎骨折。桡骨头粉碎，关节面平整遭破坏。

Ⅴ型：嵌插骨折。骨折线位于桡骨颈，骨折块多无移位。

Ⅵ型：嵌插合并移位。

【治疗】

对无移位或轻度移位的嵌插骨折而关节面倾斜度在30°以下者，骨折愈合后影响肘关节功能的可能性不大，不必强行要求解剖复位。对明显移位骨折则应施行整复。

1. 保守治疗

（1）整复方法　整复前先准确地摸出移位桡骨头的位置。复位时一助手固定上臂，术者一手牵引前臂，使肘关节位于伸直内收位后来回旋转，另一手的拇指向上、向内侧按挤桡骨头，使其复位。若手法整复不成功，可使用钢针撬拨复位法：局部皮肤消毒，铺巾，在X线透视下，术者用不锈钢针自骨骺的外后方刺入，针尖顶住骨骺，向内、上方撬拨复位。应注意避开桡神经，并严格无菌操作（图2-22、图2-23）。

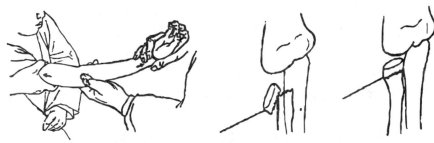

图2-22　桡骨头骨折推挤复位法　　　图2-23　桡骨头骨折针拨复位法

（2）固定方法　各类型骨折复位后均应固定肘关节于功能位2～3周。

2. 手术治疗　移位严重、手法整复不成功者，应切开复位内固定，骨折粉碎严重的患者可能内固定疗效不确定，可以考虑施行人工桡骨头置换术或者桡骨头切除术。如成年人的粉碎、塌陷、嵌插骨折，关节面倾斜度在30°以上者，可做桡骨头切除术，但14岁以下的儿童不宜做桡骨头切除术，以免引起肘部发育畸形。

3. 药物治疗　早期治疗原则是活血祛瘀、消肿止痛，儿童骨折愈合较快，在中、后期主要采用中药熏洗，可不用内服药物。

4. 功能锻炼　整复后即可进行手指、腕关节屈伸活动，2～3周后可以进行肘关节屈伸活动。如果进行桡骨头切除术，肘关节的功能锻炼活动应该早期进行。

【注意事项】

复位固定后，要注意患肢血运情况，定期检查石膏、夹板固定情况及松紧度，术后要注意检查腕部和手指的感觉及运动情况，以了解是否存在桡神经深支损伤。

第十二节　尺桡骨干双骨折

尺桡骨干双骨折是常见的前臂损伤之一，多见于儿童或青壮年，多发生于前臂中 1/3 和下 1/3 部。前臂骨由尺骨、桡骨组成。尺骨上端粗而下端细，是构成肘关节的重要部分。桡骨上端细、下端粗，是构成腕关节的重要部分。正常的尺骨是前臂的轴心，通过尺桡近侧、远侧关节及骨间膜与桡骨相连，桡骨沿尺骨旋转，自旋后位至旋前位，旋转幅度可达 150°。前臂肌肉较复杂，有屈肌群、伸肌群、旋前肌群、旋后肌群等。骨折后可出现重叠、成角、旋转及侧方移位。前臂骨间膜是致密的纤维膜，其松紧度随着前臂的旋转而发生改变。前臂呈中立位时，两骨干之间间隙最大，骨干中部距离最宽，骨间膜上下松紧一致，对尺桡骨起稳定作用；当旋前或旋后位时，骨干间隙缩小，骨间膜上下松紧不一致，两骨之间的稳定性较差。因此在处理尺桡骨干双骨折时，为了保持前臂的旋转功能，未达到骨间膜上下松紧一致，并预防骨间膜挛缩，应当尽可能在骨折复位后将前臂固定在中立位。

【病因病机】

尺桡骨干双骨折可由直接暴力、间接暴力或扭转暴力所造成（图 2-24）。

1. 直接暴力　多由于重物打击、机器或车轮的直接压轧，或刀砍伤，导致同一平面的横断或粉碎性骨折。由于暴力的直接作用，多伴有不同程度的软组织损伤，包括肌肉、肌腱断裂，神经血管损伤等。

2. 间接暴力　跌倒时手掌着地，暴力通过腕关节向上传导，由于桡骨负重多于尺骨，暴力作用首先使桡骨骨折，若残余暴力比较强大，则通过骨间膜向内下方传导，引起低位尺骨斜形骨折。

3. 扭转暴力　跌倒时手掌着地，同时前臂发生旋转，导致不同平面的尺桡骨螺旋形骨折或斜形骨折。多为高位尺骨骨折和低位桡骨骨折。

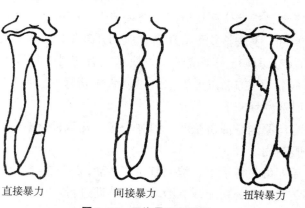

直接暴力　　　　间接暴力　　　　扭转暴力

图 2-24　尺桡骨干双骨折

【诊断】

伤后局部疼痛、肿胀，压痛明显，前臂功能障碍。完全骨折时多有成角畸形、骨擦音和异常活动，但儿童青枝骨折仅有成角畸形。前臂正侧位 X 线片可明确骨折类型和移位方向。X 线检查必须包括肘、腕关节，以免遗漏上下尺桡关节脱位的诊断。可以根据患者的受伤史、临床表现和 X 线等影像学检查做出诊断。若骨折后患肢疼痛剧烈、肿胀严重，手指麻木发凉，皮肤发绀，被动活动手指疼痛加重，应警惕前臂筋膜间隔区综合征的发生。

【治疗】

尺桡骨干双骨折可发生多种移位，如重叠、成角、旋转及侧方移位等。若治疗不当可发生尺、桡骨交叉愈合，影响前臂旋转功能。因此治疗的目标首先要保证良好的骨折对位、对线，还要注意恢复前臂的旋转功能（图 2-25）。

1. 保守治疗

（1）整复方法 患者平卧，肩外展 90°，肘屈曲 90°，中、下 1/3 骨折取前臂中立位，上 1/3 骨折取前臂旋后位，由两助手做拔伸牵引，矫正重叠、旋转及成角畸形。尺桡骨干双骨折均不稳定时，如骨折在上 1/3，则先整复尺骨；如骨折在下 1/3，则先整复桡骨；骨折在中段时，应根据两骨干骨折的相对稳定性来决定。若前臂肌肉比较发达，加之骨折后出血肿胀，虽经牵引后重叠未完全纠正者，可用折顶手法加以复位。若斜形骨折或锯齿形骨折有背向侧方移位者，应用回旋手法进行复位。若尺、桡骨骨折断端互相靠拢时，可用挤捏分骨手法，术者用两手拇指和食、中、环三指分置骨折部的掌、背侧，用力将尺、桡骨间隙分到最大限度，使骨间膜恢复其紧张度，向中间靠拢的尺、桡骨断端向尺、桡侧各自分离。

（2）固定方法 若复位前尺、桡骨相互靠拢者，可采用分骨垫放置在两骨之间；若骨折原有成角畸形，则采用三点加压法。各垫放置妥当后，依次放掌、背、桡、尺侧夹板；掌侧板由肘横纹至腕横纹，背侧板由鹰嘴至腕关节或掌指关节，桡侧板由桡骨头至桡骨茎突，尺侧板自肱骨内上髁下达第 5 掌骨基底部，掌背两侧夹板要比尺桡两侧夹板宽，夹板间距离约 1cm。缚扎后，再用铁丝托或有柄托板固定，屈肘 90°，三角巾悬吊，前臂原则上放置在中立位，固定至临床愈合。固定时间成人 6～8 周，儿童 3～4 周。

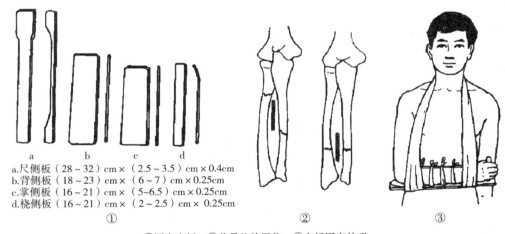

a. 尺侧板（28～32）cm×（2.5～3.5）cm×0.4cm
b. 背侧板（18～23）cm×（6～7）cm×0.25cm
c. 掌侧板（16～21）cm×（5～6.5）cm×0.25cm
d. 桡侧板（16～21）cm×（2～2.5）cm×0.25cm

①固定木板 ②分骨垫放置位 ③夹板固定外观

图 2-25 尺桡骨干双骨折夹板固定法

2. 手术治疗 尺桡骨干双骨折手法复位失败，或多段骨折、斜形骨折或螺旋形、粉碎严重的骨折等不稳定骨折，或骨折合并神经、血管、肌腱损伤者，应切开复位内固定，可选用钢板或髓内针等进行固定。

3. 药物治疗 按骨折三期辨证用药。初期瘀肿较甚，治宜活血祛瘀，消肿止痛，内服可选用活血止痛汤，肢伤一方或桃仁四物汤加减，肿胀严重者重用三七、泽兰、木通等，外敷双柏膏、消肿止痛膏或跌打万花油。中期宜和营生新、接骨续损，内服可选用生血补髓汤、肢伤二方、八厘散或驳骨丹等，外敷接骨膏或接骨续筋药膏。后期宜养气血、补肝肾、壮筋骨，内服肢伤三方、补肾壮筋汤或健步虎潜丸；若尺骨下 1/3 骨折迟缓愈合者，宜重用补肝肾、壮筋骨药物以促进骨折愈合。解除夹板固定后，若后期前臂旋转活动仍有障碍者，外用骨科外洗一方、骨科外洗二方或海桐皮汤熏洗，以舒筋活络，促进关节活动功能恢复。

4. 功能锻炼　初期鼓励患者做手指、腕关节屈伸活动及上肢肌肉舒缩活动。中期开始做肩、肘关节活动，如弓步云手，活动范围逐渐增大，但不宜做前臂旋转活动。解除固定后做前臂旋转活动。

【注意事项】

复位固定后，应注意患肢远端血运情况，及时调整夹板松紧度，肿胀较重者可适当轻柔按摩患侧手部。若固定后患肢疼痛剧烈，肿胀严重，手指麻木发凉，皮肤发绀，应及时解除外固定。在固定期间，应使前臂维持在中立位，要鼓励和正确指导患者做适当的练功活动。固定早期应每隔 3～4 天复查 X 线片 1 次，注意有无发生再移位，若发现再移位，应及时纠正。此外，在更换外敷伤药、调整夹板松紧度及拍片复查时，应用双手托平患肢小心搬动，切不可用一手端提患肢，同时还应避免伤肢前臂的任何旋转活动，以防骨折再移位。

第十三节　尺骨干骨折

单纯尺骨干骨折，多由于直接暴力打击所引起，又称"警棍骨折"。尺骨干骨折多发生于青少年，临床较少见。

【病因病机】

直接暴力与间接暴力均可造成。尺骨干骨折，因为有对侧骨的支持，一般无严重移位。由于骨间膜牵拉作用，断端易向对侧桡骨移位，当骨折出现明显移位时，将合并上或下尺桡关节脱位并出现成角、重叠畸形。

【诊断】

患者绝大多数有明确的外伤史，骨折处疼痛、肿胀、压痛明显，完全骨折时可有骨擦音、前臂旋转功能障碍，不完全骨折时可有旋转功能。较表浅骨段，可触及骨折端。前臂正侧位 X 线片应包括上、下关节，注意有无合并脱位。根据受伤史、临床表现和 X 线检查可做出诊断。

【治疗】

1. 保守治疗

（1）整复方法　患者取仰卧位或坐位，患肘屈曲，先行拔伸牵引。单纯尺骨骨折，因尺骨全长处于较为浅表的位置，闭合复位较易成功。尺骨下 1/4 移位骨折，因旋前方肌的牵拉，可造成骨折远端旋后畸形，整复时应当将前臂旋前，放松旋前方肌，以利纠正旋后畸形。

（2）固定方法　超上下关节固定。前臂中立位并用三角巾悬挂于胸前。

2. 手术治疗　手术治疗适用于手法复位失败或复位后固定困难的患者，以及上肢多处骨折骨间膜破裂、开放性骨折伤后时间不长污染较轻、骨不连或畸形愈合功能受限的患者。单独尺骨干不稳定性骨折，可使用髓内钉固定。

3. 药物治疗 按骨折三期辨证用药，若出现尺骨下 1/3 骨折愈合迟缓时，要着重补肝肾、壮筋骨以促进其愈合，若后期前臂旋转活动仍有阻碍者，应加强中药熏洗。

4. 功能锻炼 初期鼓励患者做握拳锻炼，待肿胀基本消退后，开始做肩、肘关节活动，如弓步云手训练。解除固定后，应当加强前臂旋转功能锻炼。

【注意事项】

复位固定后，应注意患肢远端血运情况，及时调整夹板松紧度，肿胀较重者可适当轻柔按摩患侧手部、抬高患肢。若固定后患肢疼痛剧烈，肿胀严重，手指麻木发凉，皮肤发绀，应及时解除外固定。在固定期间，应使前臂维持在中立位，要鼓励和正确指导患者做适当的功能锻炼。固定早期应每隔 3～4 天复查 X 线片 1 次，注意观察是否发生再移位，发现再次移位时，应及时纠正或者再次复位。此外，在更换外敷伤药、调整夹板松紧度及拍片复查时，应用双手托平患肢小心搬动，切不可用一手端提患肢，同时还应避免伤肢前臂的任何旋转活动，以防骨折再移位。

第十四节　尺骨上 1/3 骨折合并桡骨头脱位

尺骨上 1/3 骨折合并桡骨头脱位是指尺骨半月切迹以下的上 1/3 骨折，同时伴有肱桡关节、尺桡近侧关节脱位，而肱尺关节没有脱位，又称为孟氏骨折。这种损伤与肘关节前脱位合并尺骨鹰嘴骨折有区别，临床当中应当重视鉴别。该损伤可见于各个年龄段，但以儿童和少年患者多见。

【病因病机】

直接暴力和间接暴力均能引起尺骨上 1/3 骨折合并桡骨头脱位，但以间接暴力所致者为多。间接或直接暴力致伤时，先造成尺骨上 1/3 骨折，残余暴力的牵拉，可引起环状韧带撕裂和桡骨头脱位。根据暴力的性质及受伤时肘关节位置的不同，可引起不同形式的骨折。

【诊断与分型】

1. 诊断要点 伤后肘部及前臂肿胀、移位明显者，可见尺骨成角畸形，在肘关节前、外或后方可摸到脱出的桡骨头，骨折和脱位处压痛明显。检查时应注意腕和手指感觉和运动功能，以便确定是否因桡骨头向外脱位而合并桡神经挫伤。对儿童的尺骨上 1/3 骨折，必须仔细检查桡骨头是否同时脱位。前臂正侧位 X 线片可明确骨折类型、移位情况和桡骨头的脱位方向。X 线检查前臂正侧位必须包括肘、腕关节，以免遗漏上下尺桡关节脱位和桡骨骨折的情况。正常桡骨头与肱骨小头相对，桡骨干纵轴线向上延长，一定通过肱骨小头的中心。如正位或侧位 X 线片出现桡骨干纵轴线向外或向上偏移，可考虑诊断为尺骨上 1/3 骨折合并桡骨头脱位。肱骨小头骨骺一般在 1～2 岁时出现，因此对 1 岁以内的患儿，最好同时拍健侧 X 线片以便对照。有的患者损伤以后会出现桡骨头脱位自行还纳，X 线片仅见骨折而无脱位，若此时忽略对桡骨头的固定，可能发生再脱位。根据受伤史、临床表现和 X 线检查可做出诊断（图 2-26）。

2. 分型 根据暴力方向及骨折移位情况，临床上可分为伸直、屈曲、内收三型（图 2-27）。

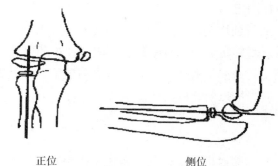

正位　　　　　　　　　　　　侧位
注：正常时，X线片显示桡骨干
纵轴线通过肱骨小头中心

图 2-26　桡骨小头对线

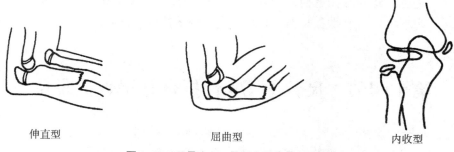

伸直型　　　　　　　　　　屈曲型　　　　　　　　　内收型

图 2-27　尺骨上 1/3 骨折合并桡骨头脱位

（1）伸直型　比较常见，多见于儿童。跌倒时，前臂旋后，手掌先着地，肘关节处于伸直位或过伸位，可造成伸直型骨折。传达暴力由掌心通过尺、桡骨传向上前方，先造成尺骨斜形骨折，继而迫使桡骨头冲破或滑出环状韧带，向前外方脱出，骨折断端随之突向掌侧及桡侧成角。在成人，外力直接打击尺骨上 1/3 背侧，亦可造成伸直型骨折，为横断或粉碎骨折。

（2）屈曲型　多见于成人。跌倒时，前臂旋前，手掌着地，肘关节处于屈曲位，可造成屈曲型骨折。传达暴力由掌心传向上后方，先造成尺骨横断或短斜形骨折，并突向背、桡侧成角，桡骨头向后外方滑脱。

（3）内收型　多见于幼儿。跌倒时，手掌着地，肘关节处于内收位，可造成内收型骨折。传达暴力由掌心传向上外方，造成尺骨冠状突下方骨折并突向桡侧成角，桡骨头向外侧脱出。

【治疗】

新鲜尺骨上 1/3 骨折合并桡骨头脱位绝大多数可采用手法复位，前臂超肘关节夹板固定。合并桡神经挫伤者亦可采用手法复位、前臂超肘关节夹板固定，桡骨头脱位整复后，桡神经多在 3 个月内自行恢复。

1. 保守治疗

（1）整复方法　原则上先整复桡骨头脱位，后整复尺骨骨折。患者平卧，前臂置中立位两助手顺势拔伸，矫正重叠移位。对伸直型骨折，术者两拇指放在桡骨头外侧和前侧，向尺侧、背侧按挤，同时肘关节徐徐屈曲 90°，使桡骨头复位，然后术者捏住骨折断端进行分骨，在骨折处向掌侧加大成角，再逐渐向背侧按压，使尺骨复位（图 2-28）。

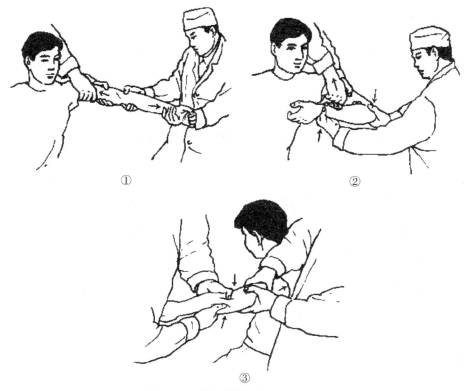

①   ②

③

图 2-28　伸直型骨折复位（坐立位）

　　对屈曲型骨折，两拇指放在桡骨头的外侧、背侧，向内侧、掌侧挤按，同时肘关节徐徐伸直至 0°位，使桡骨头复位，有时还可听到或感觉到桡骨头复位的入臼感，然后先向背侧加大成角，再逐渐向掌侧挤按，使尺骨复位。

　　对内收型骨折，助手在拔伸牵引的同时，外展患侧的肘关节，术者拇指放在桡骨头外侧，向内侧推按桡骨头，使之还纳，尺骨向桡侧成角亦随之矫正。

　　（2）固定方法　先以尺骨骨折平面为中心，在前臂的掌侧与背侧各置分骨垫，在骨折的掌侧（伸直型）或背侧（屈曲型）放置一平垫；在桡骨头的前外侧（伸直型）或后外侧（屈曲型）或外侧（内收型）放置葫芦垫；在尺骨内侧的上下端分别放置一平垫，用胶布固定。然后在前臂掌背侧与桡、尺侧分别放上长度适宜的夹板，用四道布带捆绑。伸直型骨折脱位应固定于屈肘位 4 ～ 5 周；屈曲型或内收型宜固定于伸肘位 2 ～ 3 周后，改屈肘位固定 2 周（图 2-29）。

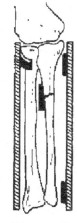

　　2. 手术治疗　手法整复失败者，应早期切开整复，选用髓内钉或钢板内固定。对陈旧性骨折畸形愈合者，成人可行桡骨头切除术，儿童则须切开整复，将桡骨头整复、环状韧带重建、尺骨重新复位内固定。

　　3. 药物治疗　按骨折三期辨证用药，中、后期加强中药熏洗。

　　4. 功能锻炼　在伤后 3 周内，做手、腕关节的屈伸锻炼，以后逐步做肘关节屈伸锻炼。前臂的旋转活动须在 X 线片显示尺骨骨折线模糊并有连续性骨痂生长时，才能进行功能锻炼。

图 2-29　分骨垫和固定垫的放置法

【注意事项】

复位固定后，应注意观察患肢血液循环情况，卧床休息时抬高患肢，以利肿胀消退，要经常检查夹板固定的松紧度，注意压垫是否移动，并且防止压疮。定期复查 X 线，了解骨折对位及愈合情况。

第十五节　桡骨干骨折

直接暴力、间接暴力均可造成桡骨干骨折，多发生于青少年，临床较少见。单纯桡骨干骨折，青壮年居多。桡骨远端有旋前方肌附着，中端有旋前圆肌附着，近端有旋后肌附着。骨折后由于以上肌肉的牵扯，不同部位的桡骨骨折将出现不同的旋转畸形。

【病因病机】

直接暴力与间接暴力均可造成。桡骨干骨折，因为有对侧骨的支持，一般无严重移位；由于骨间膜作用，断端易向对侧骨移位，但当有明显移位时，可合并上或下尺桡关节脱位，而出现成角、重叠畸形。成人桡骨干上 1/3 骨折，骨折线位于旋前圆肌止点之上时，由于附着于桡骨结节的肱二头肌及附着于桡骨上 1/3 的旋后肌的牵拉，使骨折近端向后旋转移位；附着于桡骨中部及下部的旋前圆肌和旋前方肌的牵拉，使骨折远端向前旋转移位（图 2-30）。桡骨干中 1/3 或中下 1/3 骨折、骨折线位于旋前圆肌止点以下时，因肱二头肌与旋后肌的旋后倾向，被旋前圆肌的旋前力量所抵消，骨折近端处于中立位；骨折远端因受旋前方肌的牵拉而向前旋转位。幼儿多为青枝骨折。

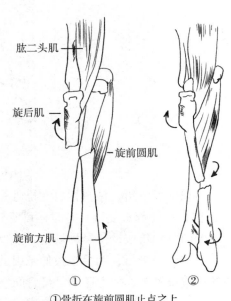

①骨折在旋前圆肌止点之上
②骨折在旋前圆肌止点之下

图 2-30　桡骨干骨折的移位

【诊断】

有明确的外伤史，骨折处疼痛、肿胀，压痛明显，完全骨折时，可有骨擦音、前臂旋转功能障碍，但不全骨折时，尚可有旋转功能。较表浅骨段，可触及骨折端。前臂正侧位 X 线片应包括上、下关节，注意有无合并脱位。根据受伤史、临床表现和 X 线检查可做出诊断。

【治疗】

1. 保守治疗

（1）整复方法　单纯桡骨骨折，多可闭合复位，因尺骨保持完好，故整复后有一定的稳定性。患者取仰卧位或坐位，患肘屈曲，先行拔伸牵引。上 1/3 骨折，旋后位牵引；中 1/3 骨折，中立位牵引；下 1/3 骨折，旋前位牵引。术者一手固定近端，另手拇食指捏住远折端，向桡背侧提拉分骨，远端助手配合尺偏患腕，可辅助矫正尺侧成角及移位。

（2）固定方法　先放置掌、背侧分骨垫各一个，再放好其他固定垫。桡骨上 1/3 骨折须在骨折近端的桡侧再放置一个小平垫，以防止向桡侧移位。然后放置掌、背侧夹板，用手捏住，再放桡、尺侧夹板，桡侧夹板不超出腕关节。桡骨中 1/3 及下 1/3 骨折，桡侧夹板下端超腕关节，将腕部固定于尺偏位，借紧张的腕桡侧副韧带限制远端尺偏移位。两骨折端如有向掌、背侧移位，可用二点加压法放置压垫。夹板用四条布带缚扎固定，患肢屈肘 90°。桡骨上 1/3 骨折者，前臂固定于中立稍旋后位或旋后位；中 1/3 及下 1/3 骨折者，前臂固定于中立位，均用三角巾悬吊于胸前。夹板固定 4 ～ 6 周，待骨折临床愈合后拆除固定。

2. 手术治疗　手术治疗适用于手法复位失败或复位后固定困难的患者，以及开放性骨折伤后污染较轻、骨不连或畸形愈合功能受限者。桡骨近 1/3 骨折，因局部肌肉丰厚，闭合复位有一定困难，应切开复位内固定，可选用钢板螺丝钉或髓内钉等进行固定。

3. 药物治疗　按骨折三期辨证用药，可参考尺桡骨干双骨折辩证用药，中、后期加强中药熏洗。

4. 功能锻炼　初期鼓励患者作握拳锻炼；待肿胀基本消退后，开始做肩、肘关节活动，如小云手等，但应避免作前臂旋转活动；解除固定后，可作前臂旋转活动锻炼。

【注意事项】

复位固定后，应注意患肢远端血运情况，及时调整夹板松紧度，肿胀较重者可适当轻柔按摩患侧手部和抬高患肢。若固定后患肢疼痛剧烈，肿胀严重，手指麻木发凉，皮肤发绀，应及时解除外固定。在固定期间，应使前臂维持在中立位，要鼓励和正确指导患者做适当的练功活动。固定早期应每隔 3 ～ 4 天复查 X 线片 1 次，注意有无发生再移位，发现再移位，应及时纠正。此外，在更换外敷伤药、调整夹板松紧度及拍片复查时，应用双手托平患肢小心搬动，切不可用一手端提患肢，同时还应避免伤肢前臂的任何旋转活动，以防骨折再移位。

第十六节　桡骨下 1/3 骨折合并下桡尺关节脱位

桡骨下 1/3 骨折合并桡尺远侧关节脱位多见于成人，首先由盖氏（Galeazzi）详细描述了本病，故又称 Galeazzi 骨折。桡尺远侧关节由桡骨尺切迹与尺骨小头构成，关节间隙为 0.5 ～ 2mm。三角纤维软骨的尖端附着在尺骨茎突基底，三角形的底边则附着在桡骨下端尺切迹边缘，前后与关节滑膜连贯。此骨折脱位发生后，三角纤维软骨与较薄弱的掌侧、背侧下桡尺韧带损伤，导致桡尺远侧关节的稳定性受到破坏。若三角纤维软骨板、尺侧腕韧带或尺骨茎突撕裂，则容易造成桡尺远侧关节脱位。因此稳定性差、手法整复固定较困难、桡尺远侧关节脱位容易漏诊，应予以足够重视。

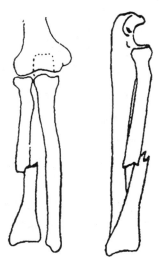

【病因病机】

可因桡骨远端 1/3 段桡背侧面受到直接打击造成，亦可因间接暴力造成，如跌倒时手掌撑地，传达暴力向上传至桡骨下 1/3 处而发生，多为短斜形或横形骨折，导致桡尺远侧关节掌侧或背侧韧带及三角纤维软骨破裂，或尺骨茎突被撕脱，造成桡尺远侧关节脱位。跌倒时，如前臂旋前位，则桡骨远端可向背侧移位；如前臂旋后位或中立位，则发生桡骨远端向掌侧移位；还可因机器绞轧造成。受伤机制不同，导致骨折移位有不同的特点（图 2-31）。

图 2-31　桡骨下 1/3 骨折合并桡尺远侧关节脱位

94 中医正骨学

【诊断与分型】

1. 诊断 伤后桡骨中下 1/3 处可见肿胀、疼痛，桡骨骨折多为横形或短斜形，发生成角畸形，尺骨小头向尺侧、背侧突起，腕关节呈桡偏畸形。桡骨下 1/3 处可有压痛，有异常活动和骨擦音，桡尺远侧关节松弛并有挤压痛、前臂旋转功能障碍。

拍摄尺桡骨全长 X 线必须包括腕关节，可见桡骨下端骨折，短缩移位，桡骨向尺骨靠拢，桡尺远侧关节明显分离，可伴有尺骨茎突骨折；如桡尺远侧关节间隙增宽，成人超过 2mm，儿童超过 4mm，尺骨头远端低于桡骨远端。侧位片上，桡尺骨干正常应相互平行重叠，或尺骨影不超过桡骨影背侧 3mm。如需明确骨折的移位及粉碎情况，可予以前臂、腕关节 CT 扫描及三维重建。明确三角纤维软骨损伤及腕关节韧带损伤情况，可予以腕关节磁共振检查。

2. 分型 桡骨骨折合并桡尺远端关节脱位在临床可分为三型。

（1）稳定型 桡骨干下 1/3 骨折（多为青枝型），轻度或无移位，合并尺骨下端骨骺分离，此型多见于儿童，损伤较轻，易整复。

（2）不稳定型 桡骨干下 1/3 横断、螺旋或斜形骨折，短缩移位较严重，桡尺远端关节明显脱位，下尺桡关节背掌侧韧带、三角纤维软骨盘多断裂，骨间膜亦有一定的损伤。此型最常见。

（3）特殊型 桡骨干下 1/3 骨折，桡尺远端关节脱位合并尺骨干骨折或弯曲畸形，多为机器绞伤所致，骨间膜多有严重损伤，并可造成开放性骨折。

【治疗】

1. 保守治疗 桡骨下 1/3 骨折合并桡尺远侧关节脱位手法整复并不困难，但由于尺桡骨远端不同肌肉牵拉力量导致复位难以维持。复位的重点应该放在整复桡骨骨折上，桡骨长度恢复、成角纠正后，桡尺远侧关节才能满意复位并达到稳定。稳定型骨折按桡骨远端骨折处理，分离的尺骨骨骺必须予以矫正。不稳定型骨折先整复骨折，再整复桡尺远侧关节脱位。特殊型骨折按尺桡骨双骨折处理。

（1）整复方法 麻醉后，患者取平卧位，肩外展，肘屈曲，前臂中立位，一助手握持患肢上臂下端，另一助手一手握持患者拇指，另一手握持其他四指，行拔伸牵引，在牵引时应加大拇指一侧的牵引力，以纠正桡骨短缩移位，并纠正由于旋前方肌牵拉而发生的桡骨远端向尺侧移位。术者用分骨手法纠正桡骨远端骨折端的尺侧移位，用提按折顶手法纠正掌侧或背侧移位。如果桡骨远折端向尺侧掌侧移位时，一手做分骨，另一手拇指按近折端向掌侧，食指、中指、无名指提骨折远端向背侧，使之复位；如果桡骨远折端向尺侧背侧移位时，一手做分骨，另一手拇指按远折端向掌侧，食指、中指、无名指提近折端向背侧，使之对位。最后术者用一手按住整复的桡骨断端做临时固定，另一手先将向掌侧或背侧移位的尺骨远端按捺平正，再用拇指、食指或两拇指由腕部的桡侧、尺侧向中心挤捏，使分离的桡尺远侧关节复位。先整复脱位、后整复骨折者，可在牵引下整复桡尺远侧关节脱位后，将备好的合骨垫置于腕部背侧，由桡骨茎突掌侧 1cm 处绕过背侧，至尺骨茎突掌侧 1cm 处做半环状包扎，再用 4cm 宽绷带缠绕 4～5 圈固定。然后嘱助手用两手环抱患肢腕部维持固定，继续牵引，术者再用上述方法整复骨折。骨折整复后，再轻轻将桡尺远侧关节叩挤使之合拢。

（2）固定方法 在维持牵引和分骨手法下，掌侧、背侧各放一个分骨垫。分骨垫在骨折线远侧占 2/3，近侧占 1/3，用手按住掌侧、背侧分骨垫，各用 2 条粘膏固定。再将合骨垫置于腕部背侧，由桡骨茎突掌侧处绕过背侧到尺骨茎突掌侧，做半环状包扎，再用宽绷带缠绕固定。加用小平垫纠正骨折远端移位。再放置掌、背侧夹板，用手捏住，再放桡侧、尺侧板，桡侧板稍超过腕关节，限制手的桡偏，尺侧板下端不超过腕关节，利于手的尺偏。如有桡骨远折端向桡侧偏移（桡骨骨折线自桡侧上方斜向尺侧下方）者，将分骨垫置于骨折断端近侧，桡侧夹板平腕关节，尺侧夹板改用自尺骨鹰嘴至第5掌骨颈部的夹板，限制手的尺偏。4块夹板放置妥当后，分段捆扎固定，三角巾悬吊固定于屈肘90°位（图2-32）。

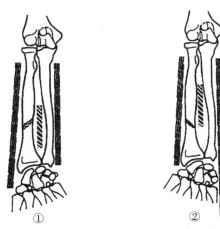

图2-32　桡骨下1/3骨折合并桡尺远侧关节脱位夹板固定方法

2. 手术治疗　手法整复失败，或复位固定后位置丢失者，应避免反复复位，可行切开复位内固定。本病中桡骨骨折必须达到解剖复位，才能获得前臂良好的旋转功能，所以近年来更多学者主张行切开复位内固定术。

3. 药物治疗　遵循骨伤科疾病的三期辨证用药。

4. 功能锻炼　固定后，早期可做手部屈伸活动，减轻前臂的肿胀，辅助肩关节、肘关节的功能锻炼。严禁做前臂的旋转活动。解除夹板固定后，逐步进行前臂旋转和腕关节屈伸旋转活动。

【注意事项】

桡骨下1/3骨折合并桡尺远侧关节脱位极不稳定性，复位与固定后易发生再移位，3周内必须严密观察骨折对位对线情况，如有移位，及时整复。需经常检查夹板和分骨垫的位置是否移动，松紧度如何。早期需严格限制前臂旋转，避免手的尺偏活动。

【思考题】

1. 盖氏骨折定义是什么？
2. 桡骨下1/3骨折合并桡尺远侧关节脱位诊断是什么？
3. 桡骨下1/3骨折合并桡尺远侧关节脱位治疗方法是什么？

第十七节　桡骨远端骨折

桡骨远端骨折，是指发生在桡骨远侧端3cm范围以内的骨折，占所有骨折的15%～20%，其中50%为关节内骨折，是腕关节常见的骨折，儿童、老年人及绝经后妇女多见。桡骨远端关节面与舟骨、月骨形成桡腕关节，为腕关节的主要构成部分。桡骨远端逐渐变宽、膨大，其横断面近似四方形，位于松质骨与密质骨交界处，易发生骨折。桡骨远端关节面向掌侧倾斜

10°～15°，向尺侧倾斜 20°～25°。桡骨远端桡侧面向远侧延伸形成桡骨茎突，较其内侧的尺骨茎突长 1～1.5cm。桡骨远端尺侧面与尺骨构成桡尺远侧关节。桡骨远端还具有掌侧、背侧、桡侧、尺侧四个侧面。掌面光滑凹陷，有旋前方肌附着；背面稍凸，有四个骨性腱沟，有伸肌肌腱通过；桡侧面有肱桡肌附着，并有拇短伸肌和拇长展肌通过此处的骨纤维鞘管；尺侧面有凹陷的关节面（即桡骨尺切迹），与尺骨小头的半环形关节面构成桡尺远侧关节，为前臂远端旋转活动的枢纽。当桡骨远端发生骨折时，关节面的角度常发生改变，关节面碎裂或塌陷移位，可伴有下尺桡关节的脱位及桡骨高度的丢失，若无良好的复位，容易造成腕关节的功能障碍。如同时合并尺骨茎突骨折移位者，多伴有三角纤维软骨的破裂（图 2-33）。

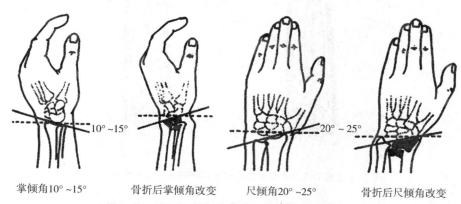

掌倾角10°~15°　　骨折后掌倾角改变　　尺倾角20°~25°　　骨折后尺倾角改变

图 2-33　桡骨远端关节面的解剖角度及受伤后改变

【病因病机】

直接暴力和间接暴力均可造成桡骨远端骨折，但多为间接暴力所致。发生本病如为低能量损伤多见于老年人，与骨密度下降有关。由于受伤姿势和骨折移位的不同，可形成不同的类型。

【诊断与鉴别诊断】

1. 诊断与分型

（1）诊断要点　腕部肿胀、疼痛，甚至畸形为本病主要症状。桡骨远端掌、背压痛明显，有纵向叩击痛。有明显移位骨折的患者常有典型畸形，如为伸直型骨折，骨折远端向背侧移位时，侧面可见典型"餐叉样"畸形（图 2-34）；骨折远端向桡侧移位合并缩短，可触及上移的桡骨茎突，从正面可见腕部横径增宽和手掌移向桡侧，呈"枪刺状"畸形（图 2-35）。屈曲型骨折，骨折远端向掌侧移位，侧面可见典型"锅铲样"畸形。桡骨远端关节边缘骨折、移位严重者，腕掌背侧径增大，其背侧缘骨折脱位者，也可出现"餐叉样"畸形。腕关节 X 线正侧位片，可明确骨折类型、移位情况和骨折线是否通过关节面，并可了解是否合并尺骨茎突骨折和桡尺远侧关节脱位。如遇桡骨远端疑似骨折或骨折需明确移位及粉碎程度者，可予以腕关节 CT 扫描及三维重建。明确三角纤维软骨损伤及腕关节韧带损伤情况，可予以腕关节磁共振检查。

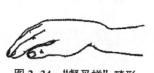

图 2-34　"餐叉样"畸形

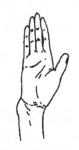

图 2-35　"枪刺状"畸形

（2）分型

1）伸直型骨折：又称克雷氏（Colles）骨折，较常见。跌倒时，前臂在旋前位，腕关节背伸，手掌先着地，躯干向下的重力与地面向上的反作用力集中于桡骨远端而发生断裂（图2-36）。

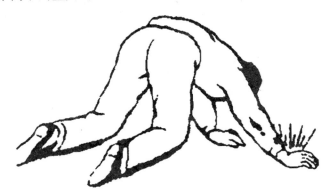

图2-36 桡骨远端骨折伸直型骨折受伤机制

儿童则见骨骺分离。暴力轻者，骨裂或骨折嵌入而无移位。暴力重者，骨折远端向背侧、桡侧移位，出现"餐叉样"畸形，掌倾角和尺偏角变小或消失，甚或成为负角。常合并有桡尺远侧关节脱位及尺骨茎突骨折。如合并尺骨茎突骨折，桡尺远侧关节的三角纤维软骨盘随骨折片移向桡侧、背侧（图2-37）。尺骨茎突未骨折而桡骨骨折远端移位较多时，三角纤维软骨盘常被撕裂。老年人骨质疏松，可由低能量的轻微暴力引发，常为粉碎性骨折并波及关节面。

2）屈曲型骨折：又称史密斯（Smith）骨折、反克雷氏骨折，较少见。跌倒时，腕关节呈掌屈位，手背先着地，传达暴力作用于桡骨远端造成骨折。骨折远端向桡侧和掌侧移位，使掌倾角加大，手腕部呈"锅铲样"畸形（图2-38）。

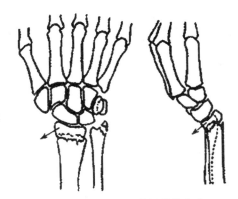
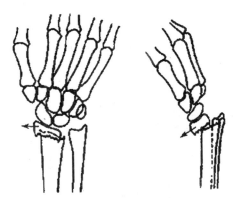

图2-37 桡骨远端骨折移位方式　　**图2-38 桡骨远端骨折屈曲型骨折移位方式**

3）背侧缘骨折：极少见。患者跌倒时，前臂旋前，腕关节强力背伸位，手掌先着地，身体重力自上而下传递到桡骨远端，地面的反作用力自下而上经腕骨作用于桡骨远端，使腕骨与桡骨远端关节面背侧缘发生撞击，造成桡骨远端关节面背侧缘骨折。骨折块呈楔形，涉及关节面，多向背侧及近侧移位。若暴力较大，有时远端骨折块连同腕关节向背侧移位，形成桡骨远端背侧缘骨折合并腕关节半脱位或脱位。

4）掌侧缘骨折：极少见。患者仆倒，手背着地，腕关节急骤掌屈，身体重力与地面的反作用力集中于桡骨远端关节面掌侧缘，从而造成桡骨远端掌侧缘劈裂骨折，亦波及关节面。骨折块向近侧及掌侧移位。暴力作用大则出现远端骨折块连同腕关节向掌侧并向上移位，形成桡骨远端掌侧缘骨折合并腕关节半脱位或脱位（图2-39）。

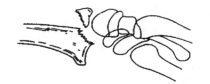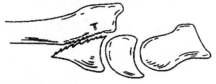

图 2-39 桡骨远端背侧、掌侧缘骨折的移位方式

2. 鉴别诊断 发生无移位骨折或不完全骨折时，肿胀多不明显，仅出现局部疼痛和压痛，可有环形压痛和纵向叩击痛，腕和手指活动不利，握力减弱，X线检查骨折线显示不清，须注意与腕部软组织扭伤相鉴别。

【治疗】

桡骨远端骨折的治疗选择必须考虑较多因素，包括骨折的移位、粉碎程度、类型、并发症，以及患者的软组织条件、日常所需和预期值等。大多数桡骨远端骨折用手法整复加小夹板、石膏固定治疗，可取得良好的效果。严重的桡骨远端关节面骨折移位或粉碎、手法复位失败则需考虑手术治疗。无移位的骨折用掌、背两侧夹板或石膏固定2～3周即可，有移位的骨折则须根据骨折类型采用不同的整复方法和固定。

1. 保守治疗

（1）整复方法

1）伸直型骨折：

一法：此法须两人复位，患者坐位或平卧位，肘关节屈曲90°。前臂中立位。助手握住患肢前臂上段，术者两手分别握住患手大、小鱼际部，四指置于骨折近端掌侧，两手拇指在患者前臂背侧摸清向背侧移位的远侧骨折断端，用拇指将其按紧后，此时做拔伸牵引，同时向掌侧加大骨折成角，然后迅速进行反折，使腕关节掌屈和尺偏，从而使骨折端复位。此法多用于骨折线未进入关节，骨折端完整者（图2-40）。

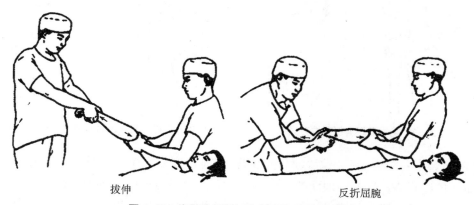

拔伸   反折屈腕

图 2-40 桡骨远端骨折伸直型骨折手法复位

二法：此法须三人复位，患者坐位或平卧位，肘关节屈曲90°，前臂中立位。一助手握住患肢的拇指及其余四指，另一助手握住患肢的前臂上段，两助手同时拔伸牵引，持续2～3分钟，使骨折端重叠移位及旋转移位得以矫正。在拔伸牵引下，术者一手握住骨折近折端向桡侧推挤，另一手握住远折端向尺侧推挤，矫正远折端向桡侧移位。然后术者两手重叠并置于骨折近端的掌侧，向上端提，两拇指并列按住远折端的背侧，向掌侧挤按。与此同时，牵引患者手指的助手将患腕掌屈尺偏，使骨折复位。此法适用于老年骨质疏松患者，以及骨折线已进入关节或骨折块粉碎的患者。

2）屈曲型骨折：患者坐位或平卧位，肘部屈曲90°，前臂中立位。一助手握住患肢前臂上段，另一助手握住患手拇指和其他四指，做拔伸牵引，持续2～3分钟，使嵌入或重叠移位得到矫正，术者用两手拇指将骨折远端由掌侧向背侧推挤，同时用食指、中指、无名指将骨折近端由背侧向掌侧挤压。与此同时，牵引手指的助手徐徐将腕关节背伸、尺偏，使骨折复位。

3）背侧缘骨折：患者坐位或平卧位，肘部屈曲90°，前臂中立位。一助手握住患肢前臂上段，另一助手握住患手拇指和其他四指，做拔伸牵引，持续2～3分钟，使嵌入或重叠移位得到矫正，术者将两手拇指压于远端骨折块近侧，其余四肢环抱腕部掌侧。在牵引下，一助手将腕部轻度屈曲，此时术者两手拇指向远端推挤骨折块，然后牵引手指的助手徐徐背伸腕关节，使骨折复位。

4）掌侧缘骨折：患者屈肘90°，前臂中立位。一助手把持患肢前臂上段，另一助手握持患手拇指和其他四指，做对抗牵引。术者将两手拇指压于远端骨折块近侧，其余四肢环抱腕部背侧。在牵引下，一助手将腕部轻度背伸，同时术者两手拇指向远侧和背侧推挤骨折块，然后牵引手指的助手徐徐掌屈腕关节，使骨折复位。

（2）固定方法　用宽度适合患者前臂周径的掌侧、背侧、桡侧、尺侧四块夹板超腕关节固定。伸直型骨折先在骨折远端背侧和近端掌侧，按两垫固定原则分别放置一平垫，然后放上夹板固定，夹板上端须至前臂中、上1/3，桡侧、背侧夹板下端应超过腕关节，限制腕关节的桡偏和背伸活动（图2-41）。

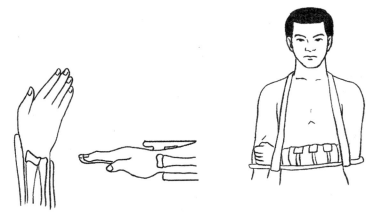

图2-41　桡骨远端骨折伸直型骨折夹板固定方法

屈曲型骨折在患肢远端的掌侧和近端的背侧各放置一平垫，桡侧、掌侧夹板下端应超过腕关节，限制桡偏和掌屈活动。桡骨远端背侧缘骨折在骨折远端的背侧和掌侧各放一平垫，掌侧夹板下端应超腕关节，将腕关节固定于背伸位，使腕掌侧韧带处于紧张状态；桡骨远端掌侧缘骨折在骨折远端的掌侧和背侧各放一平垫，背侧夹板下端应超腕关节，将腕关节固定于掌屈位，使腕背韧带处于紧张状态。

固定垫和夹板放妥后，用三条布带捆扎，松紧适宜后将前臂置中立位，屈肘90°，悬挂胸前，固定4～5周，儿童固定3周左右。

2. 手术治疗　不稳定、复位后发生移位，或反复复位不成功的桡骨远端骨折需要手术切开复位固定治疗。手术固定方式有：①经皮克氏针固定。②外固定支架固定。③切开复位钢板内固定。

3. 药物治疗 遵循骨伤科疾病的三期辨证用药。

4. 功能锻炼 复位固定后即可开始早期练功，作指间关节及掌指关节的屈伸活动，同时应重视肩关节、肘关节的活动，防止肩周炎、Sudeck 骨萎缩（创伤后骨萎缩）等并发症出现。

【注意事项】

复位后应拍摄 X 线片评估骨折复位情况，包括关节面的平整、适度的掌倾角和尺偏角、桡骨长度的恢复及下尺桡关节的稳定性等。定期复查夹板松紧度及复位是否丢失，如复位丢失需评估是否重新复位或手术治疗。早期的功能锻炼应禁止做与骨折移位方向一致的活动。

【思考题】

1. 简述 Colles 骨折定义。

2. 简述桡骨远端骨折分型与诊断。

3. 简述桡骨远端骨折手法整复方法。

第十八节　腕舟骨骨折

腕舟骨骨折是最常见的腕骨骨折，多发生于成年男性。舟骨位于"鼻烟窝"的基底，其状如舟，属于近排腕骨中最长、最大的一块，分为结节、腰部和体部三个部分。其远端超过近排腕骨，而平远排头状骨的中部，其腰部相当于两排腕骨间关节的平面。舟骨与桡骨远端及 7 块腕骨中的 4 块相关节，其表面大部分为关节软骨所覆盖，仅背侧的一小部分及掌侧舟骨结节处有韧带附着，舟骨唯一的血供由远侧极进入（桡动脉浅支、桡动脉腕背支）（图 2-42），故舟骨腰部骨折时，近侧骨折块血供受到破坏而容易发生缺血性坏死。正常腕关节的活动，一部分通过桡腕关节（为主要活动），另一部分通过两排腕骨间关节及第 1、2 掌骨之间，舟骨起着重要的桥梁支柱作用。当舟骨腰部骨折后，远侧骨折块随远排腕骨一起活动，两排腕骨间的活动就改为通过舟骨骨折线的活动，这样舟骨骨折端所受的剪力较大，导致骨折迟缓愈合或不愈合（图 2-43）。

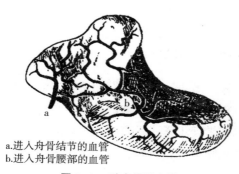

a.进入舟骨结节的血管
b.进入舟骨腰部的血管

图 2-42　腕舟骨的血供

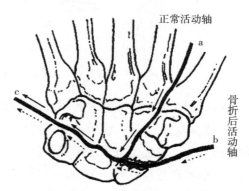

正常活动轴

骨折后活动轴

图 2-43　腕舟骨腰部骨折后的活动轴

【病因病机】

腕舟骨骨折多为间接暴力所致。跌倒时，上肢前伸，腕关节处于极度桡偏背伸位，手掌着地，舟骨在此体位被锐利的桡骨关节面的背侧缘撞切，掌侧有紧张的桡腕韧带拉紧而致骨折。在过度尺偏时，容易发生结节部撕脱骨折（图2-44）。由于腕骨间接触紧密，没有肌肉和强大的韧带附着，故舟骨骨折很少发生移位。

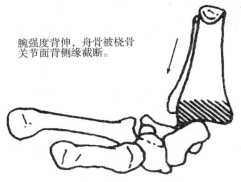

腕强度背伸，舟骨被桡骨
关节面背侧缘截断。

图2-44　腕舟骨骨折的受伤机制

【诊断与分型】

1. 诊断　患者有明确的外伤史。伤后腕桡侧疼痛、肿胀，"鼻烟窝"变浅或消失，腕关节桡偏活动时疼痛加重。沿第1、2掌骨头纵向叩击痛阳性。

拍摄腕正侧位及尺侧斜位X线片，可诊断骨折及骨折的部位，尤其是尺侧斜位片可以更准确地显示舟骨的骨折情况。注意舟骨骨折的早期X线上有时难以被发现，如有明显的临床体征，怀疑舟骨骨折者，应先按骨折处理，待2～3周后再摄片对照，此时骨折端的骨质被吸收，骨折线较前清晰可见。若断端有囊肿变化或骨折面有硬化现象，则提示为陈旧性腕舟骨骨折。陈旧性腕舟骨骨折应与先天性双手舟骨相鉴别，先天性双手舟骨X线片上两骨块之间界限清楚，整齐光滑，骨结构正常，多为双侧，必要时可拍摄健侧X线片对照。CT扫描及三维图像重建有助于立体显示骨折，MRI检查在舟骨骨折缺血性坏死时较为敏感，有助于显示骨折线、骨缺血及骨折愈合情况。

2. 分型　根据骨折部位可将腕舟骨骨折分为三种类型（图2-45）。

（1）结节部骨折　即舟骨远端骨折，最少见。因此处骨折断端有丰富的血液供应，骨折愈合较快。

（2）腰部骨折　即舟骨中段骨折，在舟骨骨折中最常见。骨折断端血供有一定破坏，加之骨折后断端剪力较大，难以稳定，故易发生骨折不愈合或迟缓愈合，少有缺血性坏死发生。

（3）近端骨折　骨折线的远端骨折块血液供应良好，近端骨折块血液供应大部分丧失，故近端骨折块发生缺血性坏死的概率较高。

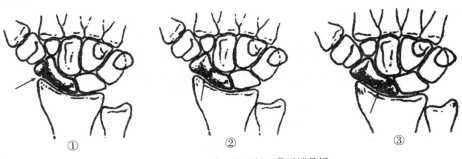

①　　　　　②　　　　　③

①结节部骨折　②腰部骨折　③近端骨折

图2-45　腕舟骨的骨折类型

【治疗】

1. 保守治疗　腕舟骨骨折的治疗，早期以闭合复位外固定或切开复位内定为主，后期以治疗可能出现的骨折不愈合为主。本病早期治疗的关键是可靠的固定。无移位者以塑形夹板或前臂管形石膏固定。有移位者必须手法复位和固定。

对于腕舟骨骨折发生移位者，可采用手法整复。患者取坐位，前臂轻度旋前，术者一手握患侧腕上，另一手拇指按于阳溪穴处，其余四指环握拇指，予以牵引并使患腕尺偏，然后用拇指向掌侧、尺侧按压移位的骨折远端，即可复位。

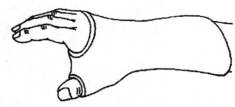

图 2-46　腕舟骨骨折管型石膏固定方法

用塑形夹板或前臂管形石膏固定。要求固定的体位呈握拳状，腕背伸 30°，稍向尺侧偏斜 10°，拇指对掌位。固定范围上至前臂远端 2/3，下至掌指横纹，并包括第 1 掌指关节及其近侧指骨（图 2-46）。根据骨折情况，结节部骨折一般固定 6 周，其余部位骨折 8 ~ 12 周，并根据骨折的愈合情况可适当延长固定时间。

2. 手术治疗　手术治疗包括闭合复位经皮穿针或螺钉固定，切开复位螺钉内固定。腕舟骨骨折不愈合或出现骨折块缺血性坏死、创伤性关节炎者，可行植骨术、桡骨茎突切除术、植入性关节成形术、近排腕骨切除术、关节融合术等。

3. 药物治疗　遵循骨伤科疾病的三期辨证用药。

4. 功能锻炼　早期可做患肢手指屈伸活动和肩关节、肘关节活动，禁做腕关节的桡偏活动。中期以主动握拳活动为主。后期外固定解除后，做腕部的主动屈伸、旋转运动。骨折迟缓愈合者，不宜做过多腕部活动，但可做手指及肩肘活动。

【注意事项】

舟骨骨折易被漏诊或误诊，诊治的失误可能改变本病的预后，即便初期 X 线片检查为阴性，如体征高度怀疑，2 周后也应复查 X 线片。固定期间禁做腕部桡偏活动，注意固定体位的维持，以免骨折再移位。固定时间应考虑骨折的部位，舟骨骨折一般都可在 3 个月内愈合，如果骨折端出现囊性疏松，则为迟延愈合征象；如断端间隙清晰或分离增大，骨折线出现骨质硬化，则为不愈合征象，MRI 检查有助于骨不连的诊断。本病迟延愈合及不愈合者并非少见，在治疗过程中，不可随意解除外固定，直至正斜位 X 线片证实骨折线消失、骨折已临床愈合，才可解除外固定。

【思考题】

1. 简述腕舟骨骨折的诊断要点。
2. 简述腕舟骨骨折的治疗与固定方法。

第十九节　掌骨骨折

掌骨骨折是常见的手部骨折之一，掌骨共有五块，每块分为头、颈、干和基底四个部分。掌骨干和掌骨颈骨折最为多见。

第 1 掌骨短而粗，其骨折约占所有掌骨骨折的 25%，多见于成年人，儿童较少见，男性多于女性。第 2、3 掌骨长而细，第 4、5 掌骨又短又粗。握拳击物时，冲击力多落在第 2、3 掌骨上，故更易骨折。掌骨与近侧指骨构成掌指关节，为手指的关键性关节。掌骨与远侧列腕骨构成腕掌关节，其中以第 1 掌骨的腕掌关节最为重要，为拇指的关键性关节。

【病因病机】

直接暴力与间接暴力均可造成掌骨骨折。掌骨头骨折主要致伤原因为直接暴力，第 2、5 掌骨头骨折发生率高于第 3、4 掌骨。掌骨颈骨折多发生于第 5 掌骨，多为作用于掌骨头的轴向暴力所致。掌骨干骨折多见于第 3、4 掌骨，可有横形、斜形、螺旋和粉碎性骨折，其中直接暴力引起横形骨折，扭转暴力引起斜形和螺旋形骨折，挤压暴力易引发粉碎性骨折。

【诊断与分型】

1. 诊断　掌骨全长浅居皮下，骨折后即出现局部肿胀疼痛，明显压痛，纵向叩击掌骨头疼痛加重。如有重叠移位，则出现掌骨短缩、掌骨头凹陷畸形等。第 1 掌骨基底部骨折或伴脱位时，拇指不能做收展活动，虎口不能张开。掌骨颈、掌骨干骨折可及骨擦音。手的正斜位 X 线片检查可确诊并分类，第 2 ～ 5 掌骨从侧方互相重叠，宜摄斜位片，使掌骨分散排列便于诊断。第 1 掌骨基底部骨折或伴脱位时，X 线片检查应拍摄以拇指为准的正侧位照片，因一般手部正位片时，拇指和第 1 掌骨是倾斜的。CT 扫描及三维重建有助于更细致地了解掌骨骨折部位、形状及骨折粉碎程度。

2. 分型　第 1 掌骨与第 2 ～ 5 掌骨骨折的损伤机制和移位特点有明显差异，第 1 掌骨因骨折部位不同，移位特点亦有不同。掌骨骨折常见的类型如下。

（1）第 1 掌骨基底部骨折　暴力沿拇指轴向传导并集中第 1 掌骨基底部而使之发生骨折，骨折多位于第 1 掌骨基底部远侧 1cm 处，多为横形骨折，不波及腕掌关节面。骨折远折端受拇长屈肌、拇短屈肌和拇内收肌的牵拉，向掌侧、尺侧移位；近折端受拇长展肌的牵拉向背侧、桡侧移位，故在骨折形成向桡背侧成角移位（图 2-47）。

（2）第 1 掌骨基底部骨折脱位（Bennett 骨折）　受伤机制同上，区别在于骨折线呈斜形，并由掌骨基底内上方斜向外下方通过腕掌关节，近折端位于掌骨基底部尺侧关节面，呈三角形骨块，因与囊内掌侧韧带相连接，此三角形骨块仍保持于原位置。骨折远折端在拇长展肌牵拉下从大多角骨上脱位，并向桡背侧移位（图 2-48）。

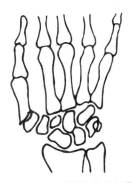
图 2-47　第 1 掌骨基底部骨折

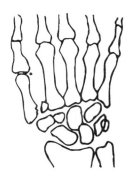
图 2-48　第 1 掌骨基底部骨折脱位

（3）掌骨颈骨折　多为握拳时外力纵向作用于掌骨头的结果，又名"拳击手骨折"，以第 5 掌骨颈骨折多见，其次是第 2、3 掌骨颈骨折。骨折后由于骨间肌及蚓状肌的牵拉，骨折向背侧成角畸形，握拳时由掌骨头形成的背侧凸起消失（图 2-49）。

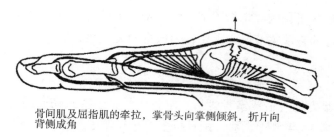

骨间肌及屈指肌的牵拉，掌骨头向掌侧倾斜，折片向
背侧成角

图 2-49　掌骨颈骨折的移位

（4）掌骨干骨折　单根骨折或多根骨折。骨折后由于骨间肌及蚓状肌的牵拉，使骨折向背侧成角及向侧方移位（图 2-50）。

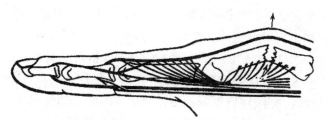

由于骨间肌及屈指肌的牵拉作用，骨折多向背侧成角

图 2-50　掌骨干骨折的移位

【治疗】

1. 保守治疗　掌骨骨折的治疗，应根据骨折部位、骨折移位程度、骨折稳定性、患者对功能的要求等因素采取相应的复位方法及合理有效的固定，须纠正成角、重叠、旋转等骨折移位，否则影响手的功能。

（1）整复方法

1）第 1 掌骨基底部骨折：术者一手握患腕，拇指按在第 1 掌骨基底部的突起处，另一手握患侧拇指，将拇指置于掌指关节屈曲位。将拇指向远侧与桡侧牵引，使患指外展，同时按在掌骨基底部突起处的拇指由背侧、桡侧向掌侧、尺侧推挤，矫正骨折部桡背侧突起成角。

2）第 1 掌骨基底部骨折脱位：整复手法同第 1 掌骨基底部骨折。但注意应使拇指外展，而不能将第 1 掌骨外展，否则加重了掌骨内收，使脱位难以整复，并用拇指按压骨折端向尺掌侧，达到复位。

3）掌骨颈骨折：术者一手握患者手掌，手指握住骨折近端，另一手握患指，纵向牵引，并屈曲掌指关节至 90°位，这时掌指关节两侧的侧副韧带紧张，移位的掌骨头受近节指骨基底部的压迫而推向背侧。同时另一手的拇指由背侧向掌侧推挤骨折近端，骨折即可复位。整复时不可将掌指关节背伸或处于伸直位牵引，这样会以侧副韧带在掌骨头上的止点处为轴，使掌骨头向掌侧旋转，反而加重了掌骨头的屈曲畸形，难以整复（图 2-51）。

4）掌骨干骨折：整复时，助手握住腕部，术者一手握患指，在牵引下另一手拇指压迫其手背成角畸形处，纠正其背侧突起成角，然后用食指与拇指从掌侧及背侧夹挤骨折部两侧骨间隙，纠正侧方移位。

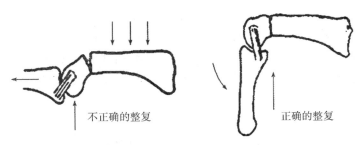

不正确的整复　　　　　正确的整复

图 2-51　掌骨颈骨折的整复方法

（2）固定方法　第 1 掌骨基底部骨折整复后，将小平垫分别放置于第 1 掌骨基底部的桡背侧和第 1 掌骨头的掌侧，防止掌骨因为屈指肌的收缩向掌侧屈曲。用胶布固定好平垫，然后用弓形夹板放在前臂桡侧和第 1 掌骨的桡背侧，使夹板成角部位正对腕关节，用三条宽胶布在夹板的前臂、腕部和第 1 掌指关节部位环扎固定，使第 1 掌骨在外展位，拇指屈曲在对掌位下固定（图 2-52）。

第 1 掌骨基底部骨折脱位固定方法与第 1 掌骨基底部骨折相同。但这种骨折脱位极不稳定，易移位，故一般用 30°弓形外展夹板固定此骨折脱位。如固定仍不稳定，则可用短臂管型石膏结合拇指胶布皮牵引固定。固定时间为 4 周（图 2-53）。

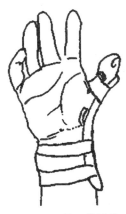

图 2-52　第 1 掌骨基底部骨折弓形夹板固定

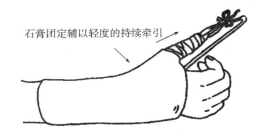

石膏团定辅以轻度的持续牵引

图 2-53　第 1 掌骨基底部骨折脱位的石膏固定与拇指皮肤牵引

掌骨颈骨折整复后，用直角竹片或铝片放在手背及近节指骨的背面，用胶布固定，使掌指关节保持于 90°屈曲位，之后用绷带包扎。固定时间为 4 周。

掌骨干骨折整复后，于骨折部背侧两骨之间各放置一个分骨垫并用胶布固定，再根据骨折成角的方向，把小毡垫放在骨折的背侧或掌侧用胶布固定，最后在掌侧与背侧各放置一块夹板，厚 2～3mm，以胶布固定，外用绷带包扎，固定 4 周。

2. 手术治疗　手术治疗方法有经皮穿针内固定、切开复位螺钉、接骨板内固定、外固定支架固定等。第 1 掌骨基底部骨折脱位，整复容易，但维持复位较困难，如骨折复位丢失则须手术治疗。可闭合复位骨折，采用经皮闭合穿针技术固定骨折断端。若内侧骨折块较小，可将克氏针钻入第 1 掌骨底，穿过关节固定在大多角骨上。如果仍复位不满意，可切开复位。对于多发性掌骨干骨折或合并脱位闭合整复失败者，陈旧性骨折脱位畸形愈合及开放性骨折者，可考虑手术治疗。

3. 药物治疗　遵循骨伤科疾病的三期辨证用药。

4.功能锻炼   有移位的掌骨骨折，整复固定后避免患指的活动，可做肩肘关节的活动。在3～4周内，第1掌骨各类骨折不可做腕掌关节内收活动，掌骨颈骨折不可做伸指活动，第3～5掌骨干骨折不可做用力的伸指握拳活动。在第4周证实骨折达到临床愈合标准后，拆除外固定后逐步加强以主动活动为主的手指和腕关节功能锻炼，禁止粗暴的被动扳拉。

【注意事项】

掌骨骨折的旋转和短缩畸形须纠正，因为旋转畸形导致指骨重叠；短缩一般不可超过3mm，否则握拳时掌骨头下陷，出现手内外肌失衡现象。第1掌骨基底部骨折或脱位用弓形夹板固定时，第1掌骨基底部的固定垫不可过厚，掌骨干骨折夹板固定时背侧的分骨垫不可过厚过硬，防止压迫皮肤造成溃疡。固定结束后，要注意夹板或石膏的松紧度，尽量维持固定的体位。如第1掌骨基底部骨折或脱位，应保持第1掌骨外展，拇指屈曲对掌位；掌骨颈骨折，要保持掌指关节固定在90°屈曲位和近节指间关节屈曲位，以防骨折再移位。

【思考题】

掌骨骨折的治疗方法有哪些?

第二十节   指骨骨折

指骨骨折为手部最常见的骨折，多合并周围软组织损伤。指骨共十四块，除拇指为两节指骨外，其他四指均为三节，分别为近节、中节和末节。各节均可发生骨折，多见于成年人。骨折发生后，指骨周围附着的肌肉和肌腱收缩牵拉，可使骨折移位，处理不当则发生畸形愈合，或造成关节囊挛缩，或骨折端与邻近肌腱相粘连而导致关节功能障碍，对手的功能产生不良影响。

【病因病机】

指骨骨折多由直接暴力所致，常为多发，并伴有周围软组织损伤，开放性骨折也较常见。远节手指是人体与外界接触最为频繁的部位，故远节指骨损伤骨折的概率较高。指骨头骨折多由体育竞技等高能量暴力引起。

【诊断与分型】

1.诊断   指骨骨折伤后局部出现肿胀疼痛，手指伸屈功能不同程度受限，可扣及骨擦感。有明显移位时，近节、中节指骨骨折可有成角畸形，末节指骨基底部背侧撕脱骨折可见锤状指畸形。X线片检查拍摄手指正侧位可明确骨折的部位和类型。CT扫描及三维重建可以更加明确地了解骨折情况。

2.分型   按骨折线类型分为横断、斜形、螺旋、粉碎和波及关节面的骨折，按骨折部位分为近节、中节、末节指骨骨折。

（1）近节指骨骨折   近节指骨骨干最易发生骨折。骨折近端受骨间肌与蚓状肌牵拉，骨折远端受指伸肌腱牵拉，造成骨折端向掌侧成角移位（图2-54）。

近节指骨颈骨折后，骨折端也向掌侧突起成角，由于伸肌腱中央部的牵拉，远折端可向背侧翻转达90°，使远端的背侧与近端的断面相对而阻止骨折片的整复。

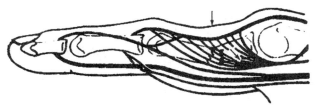

骨间肌、蚓状肌牵拉、近节指骨多向掌侧成角

图 2-54　近节指骨干骨折移位

（2）中节指骨骨折　中节指骨骨折发生的部位不同，移位也随之不同。如骨折发生在屈指浅肌腱止点的近侧，因近折端受指背腱膜中间腱的牵拉，远折端受屈指浅肌腱的牵拉，导致骨折向背侧成角。如骨折发生在屈指浅肌腱止点的远侧，近折端受屈指浅肌腱的牵拉向掌侧移位，出现骨折端向掌侧成角（图 2-55）。

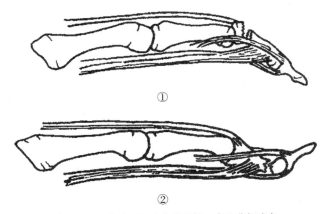

①骨折位于指浅屈肌止点的近侧、产生背侧成角
②骨折位于指浅屈肌止点的远侧、产生掌侧成角

图 2-55　中节指骨骨折移位

（3）末节指骨骨折　末节指骨骨折由于直接暴力引起的粉碎型骨折合并软组织损伤或破裂者较为多见，骨折移位少见。末节指骨基底部背侧为伸指肌腱止点部，此处多易出现撕脱性骨折。可由手指伸直时，间接暴力作用于指端，使末节指骨猛然屈曲，伸指肌腱的骤然牵拉所致。骨折后末节手指屈曲，出现典型的锤状指畸形（图 2-56）。

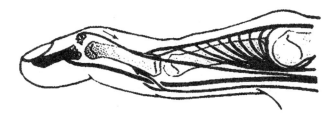

伸指肌腱牵拉，指骨基底背侧缘撕脱骨折、锤状指畸形

图 2-56　末节指骨骨折移位

【治疗】

1. 保守治疗　指骨骨折应尽量达到骨折的解剖复位，稳定且可靠的固定，早期进行功能锻炼，以满足手高标准的功能。指骨骨折的治疗，应根据骨折的部位、类型、骨折移位情况等采用

正确的整复方法和固定。

（1）整复方法　近节指骨骨干骨折整复时，术者一手拇指及食指持握骨折近端，另一手握住骨折远端，在牵引下屈曲指关节，同时用拇指由断端掌侧向背侧挤压，纠正骨折的成角移位。如有侧方移位，可在牵引下左右推动骨折近端，或用牵引骨折远端之手的拇指和食指分别捏住骨折处的内外侧进行捏挤，纠正侧方移位。指骨颈骨折整复时，用反折手法，应加大畸形，先将骨折远端呈90°向背侧牵引，然后迅速屈曲患指，屈曲时将骨折近端的掌侧向背侧按压，即可复位（图2-57）。

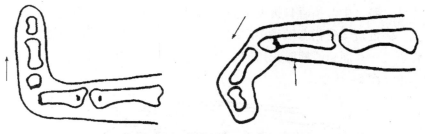

图2-57　指骨颈骨折整复前后

中节指骨骨折整复时，术者一手拇指及食指捏住骨折近端固定患指，另一手拇指和食指捏住患指末节，在牵引下捏住骨折处的内外侧进行捏挤，矫正侧方移位，再将拇指和食指改为捏住骨折处的掌背侧进行提按，矫正掌背侧移位。

末节指骨末端粗隆及骨干骨折整复时，可在牵引下，术者用拇指和食指在骨折处内外和掌背侧进行捏挤，以矫正侧方移位和掌背侧移位。末节指骨基底部背侧撕脱骨折整复时，将近侧指间关节屈曲90°，同时将远侧指间关节过伸，使指骨基底部向被撕脱的骨片靠近。

（2）固定方法　指骨骨折整复后，在骨折掌侧成角处加一平垫，用掌背侧夹板固定，夹板长度与指骨长度相当，不超过指间关节。再让患者手握绷带卷，掌指关节屈曲45°，近节指间关节屈曲90°，使手指屈向舟骨结节，用胶布固定，外用绷带包扎。如有侧方移位，也可在内外侧各放置一夹板。固定时间为3～4周（图2-58）。

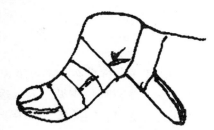

图2-58　末节指骨基底部背侧撕脱骨折的固定方法

骨折部位在屈指浅肌腱止点远侧的中节指骨骨折，固定方法与近节指骨骨折相同。骨折部位在屈指浅肌腱止点近侧的中节指骨骨折，虽然手指在伸直位固定较稳定，但时间不宜太长，否则会造成关节侧副韧带挛缩及关节僵硬。

末节指骨末端或骨干骨折整复后，用塑形竹片夹板或铝板固定于功能位。如为末节指骨基底部背侧撕脱骨折，应将患指近侧指间关节屈曲90°，远侧指间关节过伸位固定，固定时间为6周左右。

2.手术治疗　中节或近节指骨斜形不稳定骨折或复位后外固定不成功者，可用两根克氏针交叉固定或微型钢板固定。骨折部位在屈指浅肌腱止点近侧的中节指骨骨折，为了避免手指在伸直位固定过久、影响关节功能，也可选择克氏针内固定。末节指骨基底部背侧撕脱骨折，如手法复位不成功，或就诊较晚失去闭合复位的机会，可考虑手术治疗。如撕脱的骨折块较大，可用克氏针将骨折块固定到原位；如撕脱骨折块较小，可用骨锚缝合于原位固定。开放性骨折的指骨骨折，清创后需根据软组织条件决定是否应用内固定。

3.药物治疗　遵循骨伤科疾病的三期辨证用药。

4.功能锻炼　复位并固定后，在不影响患指固定的情况下，其余手指可做屈伸运动。骨折临床愈合外固定拆除后，患指应尽早进行功能锻炼，以恢复正常功能，避免关节僵硬。

【注意事项】

固定后可举高患肢，以利肿胀消退。指骨骨折整复时，必须预防和矫正骨折的旋转移位，恢复手指的屈曲轴心。整复后对骨折应采取掌背侧紧张位固定，方可稳定骨折复位后的良好位置。除患指外，其余未固定手指应经常做屈伸运动，防止其余手指发生功能障碍。

【思考题】

指骨骨骨折的治疗方法有哪些？

下肢的主要功能是负重和行走，故需要一个良好的稳定结构。当下肢发生骨折后，对骨折整复要求高，不仅需要双下肢等长，而且要求对位、对线良好。下肢肌肉发达，骨折整复后，单纯夹板固定难以保持断端整复后的位置，尤其是股骨干骨折及不稳定的胫腓骨骨折，常需要配合持续牵引，固定时间也相对长些，以防止过早负重而发生畸形或再骨折。

第一节　股骨颈骨折

股骨颈骨折是指股骨头下至股骨颈基底部的骨折。股骨颈与股骨干形成2个重要角度：颈干角（股骨颈和股骨干之间形成的角度，正常为110°～140°）和前倾角（股骨颈和股骨内外髁横轴形成的角度，正常为12°～15°）。股骨颈内部由松质骨排列形成两种不同的骨小梁系统：张力骨小梁和压力骨小梁。

股骨头和颈部的血供主要有三个来源：①囊外动脉环，主要由股动脉的旋股内、外侧动脉组成，再分为上干骺端动脉、下干骺端动脉和骺外动脉，供应股骨颈和股骨头大部分的血供。②圆韧带动脉，仅供应股骨头圆韧带凹附近血液。③股骨干滋养动脉，血供仅到股骨颈基底部，小部分分支与关节囊小动脉吻合。股骨颈骨折如果损伤了囊外动脉环和圆韧带动脉，容易导致股骨头缺血性坏死。股骨颈血供图如下所示（图3-1）。

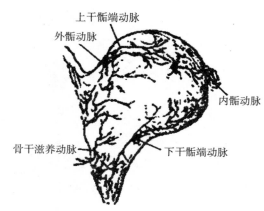

图3-1　股骨颈血供图

【病因病机】

青壮年的股骨颈骨折，多由强大暴力所致，如车祸、高处坠落伤等。而老年患者可能遭受轻微外力就导致骨折发生，主要因为老年人肝肾亏虚，筋骨衰弱，骨量减少甚至骨质疏松导致股骨颈生物力学性能减弱，骨强度下降；同时老年人髋周肌群的退化，动作反应迟钝，不能及时有效化解外力对髋部的冲击，因此不需多大的暴力，如平地跌倒、床上跌落、下肢突然扭转都可能发生骨折。

【诊断与鉴别诊断】

1. 诊断与分型

（1）诊断要点 外伤后诉髋部疼痛，不敢站立和行走，或有肿胀或皮下瘀斑。需要引起注意的是，有少数患者可出现大腿前内侧向膝关节的放射痛，容易被误诊为膝部损伤；也有些不完全骨折和嵌插骨折患者，仅有髋部轻度疼痛和不适，仍可坚持勉强行走或骑自行车，容易漏诊骨折。

体检：患肢多有轻度屈髋屈膝、外旋畸形和短缩。髋关节囊内骨折因血供不丰富，同时有关节囊包裹，局部肿胀、瘀斑不明显；囊外骨折肿胀明显，可见患侧臀部和大腿外侧等部位瘀斑。腹股沟中点下方可及压痛；移动患肢可引起局部疼痛加重；患肢轴向叩击痛和大粗隆叩击痛阳性。大粗隆上移，大粗隆在髂结节、坐骨结节连线（内拉通线、Nelaton 线）之上，大粗隆与髂前上棘间距离较健侧缩短。

髋关节正侧位 X 线可显示骨折的部位、类型和移位情况；CT 三维重建对确定治疗方案、指导手术和判断预后有帮助；MRI 可发现隐匿性骨折。对于临床怀疑股骨颈骨折、X 线检查骨折线不明显者，建议 MRI 检查；如无条件，可先按无移位骨折处理，2 周后复查 X 线。骨折处因为骨质吸收，骨折线才能清楚显示。

根据外伤史、临床症状与体征并结合影像学检查，基本可以明确诊断。

（2）骨折分型 对骨折分型可以反映骨折移位程度、稳定性，判断暴力大小，评估预后，指导治疗方法，临床常用以下几种分型方法。

1）按照骨折部位分型：可分为头下型、头颈型、颈中型和基底部型骨折。前三型骨折线位于关节囊内，又称囊内骨折，这类骨折如果伴随明显移位，血运破坏严重，又缺乏股骨干滋养动脉的血供，易导致骨折近端缺血，从而骨折不愈合和股骨头缺血性坏死的发生率较高。基底部骨折属于囊外骨折，由于骨折两端的血液循环良好，骨折容易愈合，股骨头缺血坏死发生率低。

2）按照骨折线方向分型：可分为股骨颈外展型骨折，跌倒时下肢常处于外展位，颈干角加大，断端嵌插，位置稳定，骨折线的 Pauwell 角 < 30°或 Linton 角 < 30°。这种骨折断端所受剪切力小，同时髋周肌群的力学性能使骨折断端靠拢并有一定的压力，利于骨折愈合。股骨颈内收型骨折，跌倒时下肢常处于内收位，股骨头内收，骨折远端向上移位，骨折线的 Pauwell 角 > 50°或 Linton 角 > 50°。这种骨折断端很少嵌插，所受剪切力大，骨折不稳定，移位明显，骨折远端因肌肉牵拉而上移，血运破坏较较重，骨折不愈合和股骨头缺血性坏死的发生率明显高于前者。

3）按照骨折移位程度分型：Garden 等将骨折分为Ⅰ、Ⅱ、Ⅲ、Ⅳ型，这种分型方法可以较准确地判断骨折的预后，对临床治疗有较高的指导价值，因此是目前临床应用比较广泛的分型方法。

Ⅰ型：股骨颈部分骨折。骨折线没有完全通过整个股骨颈，有部分骨质连接，骨折无移位。骨折近端保持一定的血供，容易愈合。

Ⅱ型：股骨颈完全骨折无移位。如为头下型骨折，有愈合可能。但股骨头坏死常有发生，如为头颈型、颈中型或基底型骨折，容易愈合，股骨头血供良好。

Ⅲ型：股骨颈完全骨折，部分移位。移位多为骨折远端向上移位，或骨折远端的下角与骨折近端嵌插，形成股骨头向内旋转移位，颈干角变小。

Ⅳ型：股骨颈骨折完全移位，骨折两端完全分离，骨折近端可以产生旋转，骨折远端多向上向后移位，关节囊和滑膜损伤严重，血供破坏严重，易发生股骨头缺血坏死。

股骨颈骨折一般愈合时间为 12 ～ 24 周，其愈合的时间与骨折类型、移位程度、复位固定情况和患者全身情况密切相关。骨折不愈合和股骨头缺血坏死是股骨颈骨折最常见、最严重的并发症。一般认为，股骨颈骨折的不愈合率为 10% ～ 30%，股骨头缺血坏死率为 20% ～ 40%。

2. 鉴别诊断 股骨颈骨折通过外伤史、临床症状与体征，结合影像学检查，诊断明确。对于外伤不明显的隐匿性骨折患者，应建议 MRI 检查，或按照骨折处理制动不负重，2 周后复查，明确诊断，不漏诊。

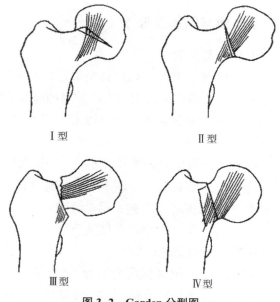

Ⅰ型　　Ⅱ型

Ⅲ型　　Ⅳ型

图 3-2　Garden 分型图

【治疗】

股骨颈骨折的治疗要综合年龄、健康情况、骨折类型等多种因素，制定最佳治疗方案。稳定无移位骨折、股骨颈基底部骨折，或高龄不耐受手术患者，可行保守治疗；对不稳定的股骨颈骨折，采取手术治疗。

1. 保守治疗 骨折无移位或外展嵌插型稳定骨折的患者，可采用"丁字鞋"固定，患肢于外展中立位。

股骨颈基底部骨折伴有短缩外旋移位的患者，可行手法复位。以右下肢股骨颈骨折为例，患者仰卧，助手固定患者骨盆，术者左手托住患侧腘窝，右手握住患侧踝部，缓慢屈膝、屈髋至 90°，大腿内旋位沿股骨干长轴逐渐向上牵引，纠正患肢短缩，保守髋关节内旋的同时逐渐伸髋伸膝、外展患肢，纠正外旋畸形，使骨折断端紧密接触。复位后可做托掌试验，即将患侧足跟置于术者手掌上，外旋畸形消失，复位成功。"丁字鞋"固定患肢于外展中立位。

牵引复位适合于患者入院后，在外展中立进行胫骨结节或股骨髁上骨牵引，重量 4 ～ 8kg，2 ～ 3 天后轻度内旋位牵引，纠正外旋畸形，使骨折端紧密接触，X 线检查复位情况，适时调整牵引的重量和角度。

2. 手术治疗

（1）手术内固定 不稳定的骨折和保守治疗复位失败的患者，应考虑手术治疗。闭合复位成功后，可选用经皮空心加压螺丝钉固定；闭合复位失败，应考虑切开复位内固定术

（2）人工关节置换术 一般认为人工关节置换术适用于高龄、骨质疏松者，以及头下型或 Garden Ⅲ、Ⅳ型骨折者；对于陈旧性股骨颈骨折、骨折不愈合者，如果出现股骨头坏死，也可以关节置换手术。

3. 药物治疗 中医药物治疗遵循骨折三期辨证原则。

4. 功能锻炼 固定期间可行股四头肌舒缩训练，主动活动足踝关节，防止肌肉萎缩、关节僵硬、实用性骨质疏松症和下肢深静脉血栓；定时翻身，主动深呼吸和咳嗽，避免褥疮和肺部感染等并发症。定期复查 X 线，骨折愈合后方可患肢负重活动。

【注意事项】

股骨颈骨折多发生在老年人群，骨折固定后由于高龄加上长期卧床，褥疮、坠积性肺炎、下肢静脉血栓、尿路感染等并发症发生风险高，病死率较高，应在治疗期间加强护理。同时股骨颈骨折导致骨折不愈合和股骨头缺血性坏死的发生率较高，在保守治疗或手术内固定鼓励早期活动的期间做到患肢不负重、不盘腿和不侧卧。

【思考题】

1. 简述股骨颈的血液供应。

2. 股骨颈骨折分型、诊断要点有哪些？

3. 股骨颈骨折治疗方法有哪些？

第二节　股骨转子间骨折

股骨转子间骨折，又称股骨粗隆间骨折，常见于老年人。低能量损伤就可以导致骨折，该部位主要是松质骨，也是骨质疏松性骨折的好发部位。

股骨大转子呈长方形，位于股骨颈后上方，位置表浅，可在皮下触及，是体表骨性标志之一，大转子内侧与股骨颈松质骨相连，后上部分游离与股骨颈形成钻子窝，大转子上有梨状肌、臀中小肌、闭孔内肌、股方肌、股外侧肌附着。小转子为锥状突起，位于股骨干的后上内侧，上有髂腰肌附着。大小转子间，在前面是转子间线，髋关节囊附着之上，后面是转子间嵴，部分髋关节旋转肌群附着其上。转子部的结构主要为松质骨，血供丰富，所以很少发生不愈合和骨坏死。在小转子的深部，有一重要骨结构——股骨距，股骨距位于股骨颈干交界的内侧骨皮质上，呈弓状三棱形的致密骨板，非松质骨结构，是股骨上端压力承载的重要组成部分。股骨距的完整性与骨折的稳定性密切相关，股骨距破坏容易导致髋内翻畸形（图 3-3）。

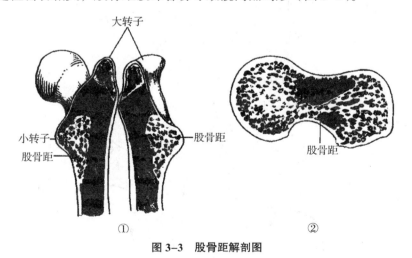

图 3-3　股骨距解剖图

【病因病机】

股骨转子间骨折的病因和损伤机制与股骨颈骨折非常相似，常由于间接暴力引起，多发生在老年人群，甚至平均骨折年龄高于股骨颈骨折年龄 5～6 岁。老年人由于视、听觉和运动功能的下降，加之转子间区域主要为松质骨，粉碎性骨折发生较多。

【诊断与鉴别诊断】

1. 诊断与分型

（1）诊断要点   患者多为老人，外伤后诉髋部疼痛明显，不能站立和行走。需要引起注意的是，有少数无移位的嵌插骨折或移位不明显的稳定骨折患者，症状不明显，仅有髋部轻度疼痛和不适，容易漏诊骨折。

体检：患肢短缩和外旋畸形明显，大转子上移，局部可见肿胀、瘀斑，压痛明显，患肢足跟轴向叩击痛和大转子叩击痛强阳性。

髋关节正侧位 X 线可显示骨折的部位、类型和移位情况。一般而言，普通 X 线片即可明确诊断，对于临床怀疑无移位或嵌插骨折，可行 CT、MRI，或制动后两周复查 X 线进一步明确诊断。髋部的 CT 三维重建可明确了解骨折的三维情况，对确定治疗方案有帮助。

根据外伤史、临床症状与体征并结合影像学检查，基本可以明确诊断。

（2）骨折分型   对骨折分型可以反映骨折移位程度、稳定性，判断暴力大小，指导治疗方法，评估预后。

1）根据骨折线方向及其位置：①顺转子间骨折：骨折线自大转子斜向内下方走形至小转子区域，由于暴力程度的不同，小转子或保持完整，或成为游离骨片，只要股骨内侧的股骨距基本完整，骨折相对稳定，髋内翻不明显。②反转子间骨折：骨折线自大转子下方斜向内上方走形，至小转子上方，小转子也可能称为游离骨片，骨折近端因外展、外旋肌群的作用而外展外旋，骨折远端因为内收和髂腰肌的作用而向内向上移位。③转子下骨折：骨折线经大小转子下方，骨折近端因附着肌群的牵拉，可屈曲、外展、外旋移位，骨折远端外旋、向内移位（图 3-4）。临床上顺转子间骨折多见，多为稳定型骨折，而后两型因为附着肌群的牵拉均属于不稳定型骨折。

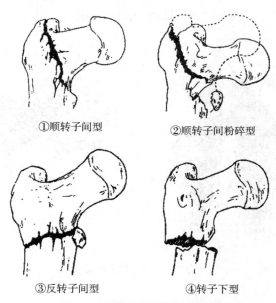

①顺转子间型　　②顺转子间粉碎型

③反转子间型　　④转子下型

图 3-4　股骨粗隆间骨折分型图

2）AO 分型：AO 将转子间骨折纳入整体骨折分型系统，为 A 类骨折。A1 型，经转子的简单骨折（两部分），内侧骨皮质有良好的支撑，外侧骨皮质保持完好：①沿转子间线。②通过大转子。③通过小转子。A2 型，经转子的粉碎骨折，内侧和后方骨皮质在数个平面上破裂，但外侧骨皮质保持完好：①有一内侧骨折块。②有数块内侧骨折块。③在小转子下延伸超过 1cm。A3 型，反转子间骨折，外侧骨皮质也有破裂：①斜型。②横型。③粉碎型（图 3-5）。

2. 鉴别诊断

股骨转子间骨折与股骨颈骨折非常相似，通过影像学检查可以明确诊断。对于外伤不明显的无移位或嵌插骨折患者，应建议 MRI 检查，或按照骨折处理制动不负重，两周后复查，明确诊断，不漏诊。

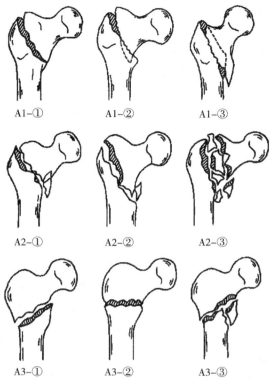

A1-① A1-② A1-③

A2-① A2-② A2-③

A3-① A3-② A3-③

图 3-5 股骨粗隆间骨折 AO 分型图

【治疗】

股骨转子间骨折的主要治疗目的是让患者尽早恢复活动，防止长期卧床引起的致命性并发症，如坠积性肺炎、压疮和尿路感染等。股骨转子间骨折虽然多数通过保守治疗可以治愈，但是随着现代医学的发展、内固定材料及手术技巧的改进、围手术期诊疗水平的提高，内固定手术能够使患者尽早下床活动，减少并发症和病死率，同时减少髋内翻的发生。近年来，股骨转子间骨折趋向于手术内固定治疗。保守治疗只适用于不能耐受麻醉和手术的患者，或骨折前已经丧失行动能力的患者。

1. 保守治疗 骨折无移位的患者，无需手法整复，可采用"丁字鞋"固定，患肢于外展中立位。

有移位的整复方法可行手法复位。以右下肢转子间骨折为例，复位应在麻醉下操作，患者仰卧，助手固定患者上身，术者持续对患者下肢做对抗牵引，患侧下肢与健侧等长（纠正短缩畸形）时，内旋患肢至中立位，保守髋关节中立位的同时，逐渐外展患肢，纠正外旋畸形，使骨折断端紧密接触，"丁字鞋"固定患肢于外展中立位。

卧床牵引也是传统的治疗方法，适用于患者入院后，在外展中立进行胫骨结节或股骨髁上骨牵引，重量 6～8kg，牵引时间 8～10 周，床边 X 线证实骨折临床愈合后解除牵引。

2. 手术治疗 股骨转子间骨折的手术内固定方法有以下几种：①闭合复位空心加压螺丝钉固定：本法为微创手术，经皮操作，出血少，对髓腔干扰少，但对骨折的固定强度不够，负重活动推迟，一般在 3 周后可考虑开始负重活动。②滑动加压髋螺钉（DHS）固定：本法属于髓外固定，适用于稳定转子间骨折，可早期负重活动。③髓内固定：本法是目前应用最广泛的固定方法，如 Gamma 钉和 PFNA 系统。如果多发伤或患者全身情况差而不能耐受较大手术的患者，可考虑外固定支架固定。

3. 药物治疗 中医药物治疗遵循骨折三期辨证原则。

4. 功能锻炼 保守治疗患者固定期间可行股四头肌舒缩训练，主动活动足踝关节，防止肌肉萎缩、关节僵硬、失用性骨质疏松症和下肢深静脉血栓；定时翻身，主动深呼吸和咳嗽，避免褥疮和肺部感染等并发症。手术患者尽早开始康复训练，如肌肉的等张收缩与等长收缩、下肢关节主动与被动活动。但是对于内固定术后患者，如果是有严重骨质疏松症的不稳定型骨折患者，也不宜早期负重活动。

【注意事项】

股骨转子间骨折多发人群是较股骨颈骨折大 5 ～ 6 岁的老年人，骨折后并发症较多，保守治疗的患者由于高龄加上长期卧床，褥疮、坠积性肺炎、下肢静脉血栓、尿路感染等并发症发生风险高，病死率较高，应在治疗期间加强护理。手术患者应根据患者体质，以及心、肺、肝、肾功能情况慎重选择手术方法，严格掌握手术适应证，同时针对骨质疏松症进行必要的干预。

【思考题】

1. 股骨转子间骨折分型、诊断要点有哪些？
2. 股骨转子间骨折治疗方法有哪些？

第三节　股骨干骨折

股骨干骨折是指股骨小转子下 2 ～ 5cm 至股骨髁上 2 ～ 5cm 内的骨折。股骨是下肢主要负重骨之一，如果治疗不当会引起下肢畸形和功能障碍，骨折可发生于任何年龄，以儿童和青壮年居多，男性多于女性。

股骨是人体最长和最坚硬的管状骨，上半部为圆柱形，下半部呈三棱形，股骨前表面光滑，后面有一纵行骨嵴为股骨粗线，可以作为股骨干复位的参照标志，其上附着肌肉及营养动脉的进口处，因此手术时股骨粗线不可多度剥离，以免损伤营养血管。正常情况下，股骨干呈突向前方的弧度，骨折复位时应恢复该弧度，否则容易导致髋膝关节功能紊乱，继发髋膝骨关节炎。股骨干髓腔略呈圆形，上、中 1/3 内径基本一致，以中上 1/3 交界处最窄，下 1/3 内径变大，髓内钉内固定时应注意。

股骨周围肌肉丰厚，围绕股骨干主要有三大肌群。前侧的伸肌群，由股神经支配；后侧的屈肌群，由坐骨神经支配。股骨干周围的外展肌群相对薄弱，主要位于股骨大转子上，各肌群共同完成髋、膝的各种活动。当股骨干骨折时，由于各组肌群的牵拉就会造成股骨干骨折端的各种移位，同时很难维持骨折复位。股动、静脉在股骨下 1/3 位于股骨后方，此处骨折多向后成角，易损伤该处的动静脉。

【病因病机】

多数股骨干骨折，多由强大的直接暴力所致，如重物、车辆撞击或严重挤压伤等，此类损伤多导致横断或粉碎性骨折；有一部分骨折也可由间接暴力导致，如扭转或杠杆作用引起，多致斜形或螺旋形骨折。成人股骨干骨折后，出血量可达 500 ～ 1000mL，出血多者可能出现失血性休克，由于挤压所致的股骨干骨折有引起挤压综合征的可能，诊治期间应注意。

【诊断与鉴别诊断】

1. 诊断与分型

（1）诊断要点　股骨干骨折患者多有明确外伤史，伤后肢体局部剧烈疼痛，活动障碍；体检：患肢局部肿胀、压痛明显，可有短缩、成角或旋转畸形、异常活动、骨擦音等；大腿正侧位

X线可明确诊断，并显示骨折的部位、类型和移位情况。由于骨折由强大暴力所导致，在诊断股骨干骨折的同时，要对患者全身情况进行评估、其他部位进行检查，注意多发伤，如膝部和髋部的损伤，骨折导致的剧痛和失血所引起的创伤性休克或失血性休克；严重的挤压伤、粉碎型骨折，要考虑到脂肪栓塞综合征和挤压综合征的发生。对于轻微外伤导致的股骨干骨折，要考虑病理性骨折的可能。

（2）骨折分型　股骨干骨折的分型一般可按骨折的部位分型，移位方向有一定规律。

1）上1/3骨折：骨折近端因受髂腰肌、臀中肌、臀小肌及外旋肌的作用，产生屈曲、外展、外旋移位，而骨折远端因内收肌群的牵拉，向内、向上、向后移位。

2）中1/3骨折：骨折端移位无一定的规律，根据暴力方向而不同，部分骨折因内收肌群的作用，骨折断端向前外成角。

3）下1/3骨折：骨折远端由于膝关节关节囊和腓肠肌的牵拉，多向后倾斜移位，有损伤后方走行的动静脉和神经的风险，骨折近端内收向前移位（图3-6）。

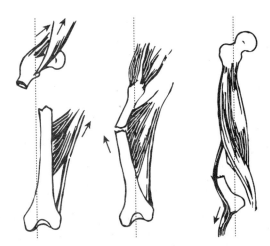

图3-6　股骨干骨折移位分型图

2. 鉴别诊断　股骨干骨折通过外伤史、临床症状与体征，结合影像学检查，诊断明确。对于轻微外伤导致的股骨干骨折，首先考虑病理性骨折，应行进一步检查明确诊断。

【治疗】

股骨干骨折的治疗方法较多，必须根据骨折的部位、类型，以及患者年龄、全身情况等选择合理的治疗方法。必须恢复肢体的力线与长度，无旋转。新鲜的股骨干骨折在入院前就应妥善的固定处理，避免不恰当的搬运引起损伤进一步加重。受伤现场可将患者与健侧下肢绷带固定在一起；如患者出现休克和其他危及生命的并发症，也应优先处理。

多数的股骨干骨折通过非手术治疗可以取得良好的复位，但是因为股骨周围肌群的牵拉，骨折不稳定，普通的夹板和石膏外固定不能很好地维持复位，必须配合持续的床边牵引，否则易出现骨折复位后移位，从而导致骨折畸形愈合或不愈合。儿童的骨骼塑性能力强，治疗过程中应纠正旋转和成角移位。

1. 保守治疗

（1）儿童股骨干骨折　由于其成长发育的特性，以保守治疗为主。对于无移位或移位较少的新生儿产伤患者，可用小夹板或硬纸板固定2～3周；对于移位较多或有明显成角的患儿，先行牵引，后行固定；对于3岁以内患儿，采用悬吊皮肤牵引，两腿同时垂直向上悬吊，重量可使患儿臀部离开床面1～2cm为度，牵引3～4周后，期间可根据患儿骨折移位成角情况加用夹板，观察下肢血运情况，根据X线显示骨折愈合情况，适时拆除牵引（图3-7）；对于3～8岁患儿，采用水平皮肤牵引，用胶布贴于患肢内外两侧，再用螺旋绷带包裹，牵引重量2～3kg，牵引时间4～6周，根据需要加用夹板，上1/3骨折采用屈髋、外展、外旋位，中1/3骨折采用屈髋、外展位，下1/3骨折屈膝位；对于8～12岁患儿，行骨牵引，因胫骨结节骨骺未闭合，可在胫骨结节下2～3横指处的骨皮质穿针，牵引重量3～4kg，结合小夹板固定，患肢的位置根据骨折发生部位与皮牵引相同。

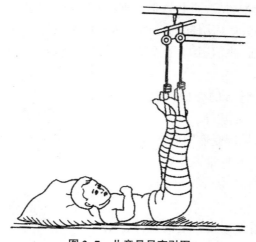

图 3-7 儿童悬吊牵引图

（2）成人股骨干骨折　多采用骨牵引疗法，上 1/3 和中 1/3 骨折采用股骨髁上牵引，下 1/3 骨折可采用胫骨结节牵引，初始牵引重量为体重的 1/9～1/7，根据复位 X 线情况及时调整，复位成功后维持重量约为 5kg，定期复查 X 线及时调整重量，避免过度牵引导致断端分离，同时加用夹板固定，根据骨折的部分调整牵引的方向，牵引时间 8～12 周。

手法复位应在麻醉下进行，患者仰卧位，一助手固定患者骨盆，另一助手紧握患肢小腿上端，对抗拔伸牵引，纠正短缩，逐渐屈膝屈髋。根据骨折部位采用不同的手法复位，上 1/3 骨折，患肢外展，外旋，助手握骨折近端向后挤按，术者握远端由后行前端提复位；中 1/3 骨折，向前外成角，患肢外展，术者自断端外侧向内挤按，后以双手在断端前后，内外挤压，根据骨折具体情况采用端提、挤按、折顶、回旋手法；下 1/3 骨折，在持续牵引作用下，膝关节屈曲，术者双手在患肢腘窝处将骨折远端向前、向骨折近端端提复位。

手法和牵引复位后应配合夹板固定，并使用加压垫防止再移位，上 1/3 骨折加压垫在骨折近端的前方和外侧；中 1/3 骨折向前外成角，加压垫应放在骨折断端的前外方；下 1/3 骨折加压垫应发在骨折近端的前方。

2. 手术治疗　保守治疗一般都能取得满意的效果，但需要长期卧床，住院时间较长，而随着手术技术的发展，固定器械的不断改进，以及患者对早期康复的需求，股骨干骨折多趋向手术治疗。手术的选择考虑两个方面：坚强的内固定材料容易尽早康复，手术尽量微创减少对血供的破坏从而促进骨折愈合。手术内固定尽量采用髓内固定，目前髓内扩张自锁钉更符合生物学接骨术（BO）的原则，钢板螺丝钉固定仍有应用，需严格掌握适应证。

3. 药物治疗　中医药物治疗遵循骨折三期辨证原则。

4. 功能锻炼　保守治疗患者，复位次日练习股四头肌舒缩，主动活动足踝关节，第 3 周开始练习抬臀，使身体离开床面，第 5 周开始两手吊杆，健足踩床上，收腹抬臀，身体与大腿小腿成一直线，加大髋和膝关节的活动范围，第 7 周 X 线如无移位，可扶床练习站立。骨折临床愈合去牵引后逐渐扶拐行走直至骨折完全愈合。

手术内固定患者术后可行股四头肌收缩和髋膝踝足的关节屈伸训练，2 周拆线后扶双拐下床部分负重行走，根据 X 线骨折及内固定位置的情况，可逐步弃拐行走，恢复正常生活。

【注意事项】

股骨干骨折暴力明显，注意损伤早期的休克、血管神经损伤和挤压综合征等严重并发症。保守治疗的患者，应定期复查X线，及时调整牵引的重量和方向，避免骨折移位或断端分离；持续骨牵引患者注意牵引钉处的护理，以防感染。手术患者应注意术后并发症的观察和处理，如内固定的松动、术后感染、延迟愈合甚至不愈合及膝关节僵直。

【思考题】

1. 股骨干骨折分型、移位特点有哪些?
2. 股骨干骨折治疗方法有哪些?

第四节　股骨远端骨折

股骨远端骨折包括股骨髁上骨折和髁间骨折。此类骨折可导致严重的软组织损伤，骨折线延伸到膝关节和伸膝装置的损伤，易发生畸形愈合、膝关节功能障碍等，是难治性的骨折之一。

股骨远端粗大的部分为干骺端，在股骨干远端与干骺端交界处，向两端延长为股骨髁，分别为外侧髁和内侧髁，主要由松质骨组成。股骨髁前后径比横径大，股骨外侧髁向前突起，可阻止髌骨向外脱位，股骨外侧髁的形状适应膝关节屈伸运动，而内侧髁的形状适应旋转运动。内外髁之间有一深凹，为髁间窝，膝关节交叉韧带附着之上，前交叉韧带附着于外髁内面后部，后交叉韧带附着于内髁外面前部。下肢负重力线轴为股骨头中心到膝关节中心，通常与人体的中线约3°的夹角，而股骨干长轴与膝关节轴（正常膝关节轴平行于地面）在膝关节外侧呈约为80°的夹角，在股骨远端骨折治疗中，应注意这些角度，同时与患者健侧进行对比（图3-8）。

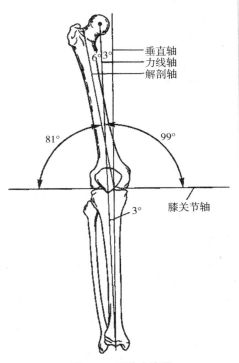

垂直轴
力线轴
解剖轴
膝关节轴

图3-8　下肢力线图

【病因病机】

股骨远端骨折主要发生在老年人和年轻人群当中，多数股骨远端骨折的受伤机制是由轴向负荷合并内翻、外翻或旋转的应力导致，青年骨折人群多发生在高能量的车祸伤、高处坠落伤等，而老年患者常常发生在屈膝位的跌伤，属于低能量损伤。股骨远端骨折后，由于附着肌群的牵拉，易导致不同的骨折移位畸形。直接暴力导致的骨折多为粉碎性或斜形骨折，而横断骨折较少，间接暴力所致的骨折则以斜形或螺旋形骨折多见。

【诊断与鉴别诊断】

1. 诊断与分型

（1）诊断要点　明显的外伤史，损伤大腿的中下段肿胀、疼痛伴功能障碍。体格检查可见患肢短缩、局部肿胀、压痛可伴有异常活动等。膝髌关节正侧位 X 线（包括股骨髁上）可显示骨折的部位、类型和移位情况；CT 三维重建对确定治疗方案、指导手术和判断预后有帮助；对于高能量损伤患者同时还应排查髋关节、膝关节及整个下肢的损伤情况，避免漏诊；如怀疑血管损伤应行彩色多普勒超声检查；对于怀疑有膝关节韧带或半月板损伤的患者，可进行膝关节 MRI 检查。根据外伤史、临床症状与体征并结合影像学检查，基本可以明确诊断。

（2）骨折分型　根据暴力损伤的作用方式，可分为屈曲型骨折和伸直型骨折。

1）屈曲型骨折：膝关节多在屈曲位损伤，骨折线多前下斜向后上，骨折远端向后移位，有损伤后方血管和神经的风险，骨折近端也可刺破髌上囊或皮肤导致开放性骨折。

2）伸直型骨折：膝关节伸直位时受伤，骨折线可从前上斜向后下，骨折远端向前移位。

临床目前多推荐 Müller 分型（图 3-9），该分型根据骨折的部位及程度将骨折分为 A（关节外）、B（单髁）、C（双髁）三种主要类型，每一型再分三个亚型：A1 简单部分骨折，A2 干骺端楔形骨折，A3 粉碎骨折；B1 外髁矢状面骨折，B2 内髁矢状面骨折，B3 冠状面骨折；C1 无粉碎股骨远端骨折（T 形或 Y 形），C2 远端粉碎骨折，C3 远端骨折和髁间粉碎骨折。严重程度逐渐递增，有助于制定骨折治疗方案和判断预后。

2. 鉴别诊断　股骨远端骨折通过外伤史、临床症状与体征，结合影像学检查，诊断明确。要注意血管及神经损伤，同时如有强大暴力，应完整检查整个患侧下肢的情况，能排查多发伤，以免漏诊。

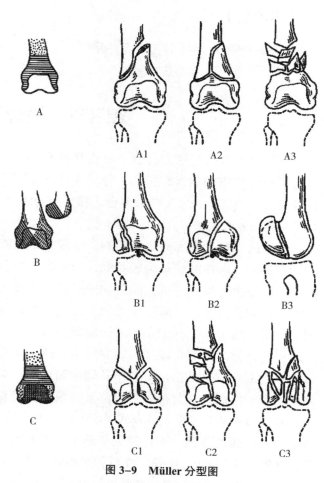

图 3-9　Müller 分型图

【治疗】

股骨远端骨折属于关节周围、关节内骨折，首先要求良好的解剖复位，恢复正常的力线，关节内骨折应保证关节面的平衡，如关节内有积血应及时抽吸清除。在保证固定不移位的同时尽量早期康复，减少关节的粘连。

1. 保守治疗　对于青枝骨折或无移位骨折，可直接夹板、超关节石膏固定，用长腿石膏管屈膝 20°～ 30°，固定 6 周后开始膝关节活动。

股骨髁上骨折或 Müller A 型有明显移位的，应用骨牵引为主要复位方法，后辅助手法纠正移位，屈曲型骨折选用股骨髁上牵引或胫骨结节牵引，伸直型骨折选用胫骨结节牵引，牵引重量 7 ～ 10kg，待复位成功后可改至 5kg 维持 5 ～ 7 周。为保证骨折确切复位和维持位置，可行双骨牵引，胫骨结节牵引结合股骨髁上向上牵引。手法复位应在麻醉下进行，一助手固定大腿上部，一助手双手握膝部，对抗牵引，术者双手握骨折远端，屈曲型骨折时，术者端提骨折远端向前向上，助手按压骨折近端向后向下，伸直型骨折同样在助手牵引下，术者一手将骨折近端向前上端提，一手按压骨折远端，使断端靠拢，最后纠正侧方移位。

股骨髁间骨折或 Müller B 型、C 型因涉及关节内骨折，复位要求较高，有条件的情况下优先考虑手术切开内固定治疗，从而达到解剖复位和坚强内固定的目的，实现早期活动及膝关节功能锻炼。对于拒绝手术或不耐受手术患者，在抽吸关节腔积血后，实施必要的麻醉，术者双手抱髁挤压，同时两助手对抗牵引复位。整复后，如关节面基本平整，可超膝夹板固定 6 ～ 8 周，如仍有部分前后移位，可行超膝夹板固定结合膝关节屈曲 45°，胫骨结节骨牵引。

2. 手术治疗　股骨远端骨折可根据 Müller 分型选用角状钢板内固定、动力髁螺钉内固定、逆行髓内钉固定及微创固定系统（LISS）等手术方法。

3. 药物治疗　中医药物治疗遵循骨折三期辨证原则。

4. 功能锻炼　股骨远端骨折属于近关节、关节内骨折，容易导致膝关节僵直，因此复位固定后，在不影响骨折稳定的情况下，尽早进行股四头肌收缩和膝关节屈伸训练。股骨髁上骨折的保守治疗患者可参照股骨干骨折方法进行逐步康复训练。股骨髁间骨折的保守治疗患者在骨折固定后即可行股四头肌收缩训练和踝、足关节活动训练，第 2 周开始行患膝屈伸训练，可主动或被动训练，活动范围由小到大，切忌暴力；4 ～ 6 周后参照股骨下 1/3 骨折方法锻炼。骨折临床愈合后可双拐不负重步行，待骨折愈合后方可负重活动。手术患者术后 CPM 锻炼，可增加膝关节活动，减少股四头肌粘连，内固定稳定后可扶拐部分负重行走，定期复查 X 线，根据骨折端骨痂的情况，增加负重力量，多数患者可在 12 周后完全负重，但仍需拐杖辅助。

【注意事项】

由于股骨远端骨折是近关节或关节内骨折，容易导致股四头肌粘连及膝关节僵直，应在不影响骨折稳定性的情况下，尽早恢复膝关节屈伸功能；保守或手术治疗，应恢复下肢力线，避免后期的股骨内外翻畸形；关节内骨折应关节面平整，减少后期创伤性关节炎的发生；负重慎重，应根据骨折愈合情况调整，避免骨折再移位或关节面塌陷。

【思考题】

1. 股骨远端骨折分型、诊断要点有哪些？
2. 股骨远端骨折治疗方法有哪些？

第五节　髌骨骨折

髌骨骨折可由直接暴力或间接暴力所致，占全部骨折损伤的 10%，多见于 20 ～ 50 岁的成年人，男性多于女性，儿童极少见。《医宗金鉴·正骨心法要旨》记载："膝盖骨即连骸，亦名膑骨。形圆而扁，覆于楗上下两骨之端，内面有筋联属。"髌骨是人体中最大的籽骨，髌骨与股四头肌腱膜、髌旁腱膜、髌韧带共同构成伸膝装置，对人体膝关节屈伸活动具有重大意义。髌骨骨折造成的重要影响为伸膝装置连续性丧失及潜在髌股关节失配。

【病因病机】

1. 间接暴力　因跳跃、踢球、行走不稳等引起髌骨骨折。此时膝关节骤然屈曲，而上端受股四头肌强力牵拉，下端被髌韧带固定，髌骨与股骨滑车顶点密切接触成为支点，髌骨受类似杠杆支撬曲折力作用而骨折。此类骨折多为横断骨折，骨折线可在髌骨中部或在髌骨之下端，由于髌骨两侧的股四头肌腱膜破裂，骨片分离移位明显，下折端有时由于跌倒后直接触地而碎裂。

2. 直接暴力　外力直接作用于髌骨所致骨折，如踢伤、碰撞等。此类骨折多为粉碎型或呈星型，股四头肌扩张部和关节囊可无撕裂或局限性撕裂，骨折常无明显移位，对伸膝功能影响较小。

3. 混合暴力　当膝关节处于轻屈外翻位，髌骨被拉向外侧，致髌骨与外髁形成杠杆支点，此时髌骨两侧被拉紧固定，如遭受直接暴力撞击，可导致髌骨纵形或边缘性骨折。临床上，无移位的髌骨骨折约占20%，移位骨折约占80%。骨折线形态有横形、粉碎及边缘纵形骨折等。

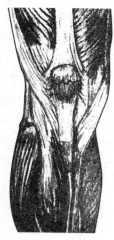

图 3-10　髌骨骨折

【诊断与分型】

1. 诊断要点　患者多有明显外伤史，伤后膝部周围疼痛、肿胀、乏力，伸膝功能受到限制。髌骨骨折系关节内骨折，故膝关节内有大量积血，肿胀严重，血肿迅速渗于皮下疏松结缔组织中，形成局部瘀斑，浮髌试验可为阳性。由于髌骨位置表浅，可触及骨折端，移位明显时，其上下骨折端间可触及一凹陷，有时触及骨擦音。X线摄片检查，可明确骨折的类型和移位情况，如为纵裂或边缘骨折，需拍摄轴位片，自髌骨的纵轴方向投照才能显示骨折。故临床上怀疑有髌骨骨折的患者，一般应常规拍摄髌骨正侧位片，而可疑髌骨纵行或边缘型骨折，应拍摄轴位片。

2. 分型　髌骨骨折可根据骨折是否有移位和骨折线走行进行分类（图 3-11）。无移位髌骨骨折可被分为无移位的横行骨折和无移位的粉碎性骨折。有移位的髌骨骨折可分为横行骨折、粉碎性骨折、下极粉碎性骨折、上极粉碎性骨折、纵行骨折。

【鉴别诊断】

根据患者的典型外伤史、临床症状、体征及 X 线检查，即可做出正确的诊断。伤后患处出现肿胀、疼痛，膝关节难以自主伸直，可有皮下瘀斑及膝部擦伤。骨折移位可触及骨断端，可有骨擦音或异常活动。阅片时对边缘骨折需与副髌骨相鉴别，副髌骨多在髌骨的外上角，整齐圆滑，与髌骨的界限清楚，且多为双侧性。

1. 髌韧带断裂　与引发髌骨骨折的间接暴力类似，是在意外屈膝动作中，由于股四头肌对抗性猛烈收缩而导致的牵拉性损伤。伤后膝部剧烈疼痛，伸膝功能受限，与髌骨骨折类似。髌韧带断裂较为少见，易见于儿童与青少年。疼痛部位于髌骨下方及胫骨结节处，髌骨完整且无压痛。X线片可见髌骨升高。

2. 股四头肌断裂　受伤暴力及伤后症状类似于髌骨骨折，多见于老年人，是因为老年人股四头肌更加脆弱，较为容易断裂。伤后肿胀、压痛点位于髌骨上方，两处断端分离较远，甚至可见或扪及断裂处凹陷。X线片可见髌骨完整无移位。

【治疗】

髌骨骨折的治疗以保留髌骨为原则，要求恢复伸膝装置功能并保持关节面的完整光滑，防止创伤性关节炎的发生和膝关节粘连僵硬。无移位的髌骨骨折、后侧关节面完整者，不需手法整复，仅需用后侧托板或石膏托固定 3～4 周即可。

1. 保守治疗

（1）手法复位　移位骨折，骨折块分离间隙在 1cm 之内者可用手法复位（图 3-12）。复位时先将膝关节内积血抽吸干净，注入 1% 普鲁卡因 5～10mL，起到局部麻醉的作用。伤肢置于伸直位，术者一手推挤髌骨下缘，另一手拇指、食指将髌骨近折端向下用力推挤，使骨折块靠拢即可复位。然后术者用一手固定髌骨，另一手沿髌骨边缘触摸，检查是否平整。必要时可令助手轻轻屈伸膝关节，使髌骨后关节面恢复平整。

（2）固定方法

1）抱膝圈固定法：适用于无移位或移位小于 1cm 且已手法复位后的髌骨骨折。测量髌骨轮廓大小，用绷带测量好髌骨周缘的圆圈，外用棉花及绷带缠绕，另加布带 4 条，各长 60cm，后侧垫一托板，长度由大腿中部到小腿中部，宽 13cm，厚 1cm，后侧板中部两侧加固定螺钉。复位满意后，立即用抱膝圈固定，膝伸直位，位于后侧板上，膝关节后侧及髌骨周围衬好棉垫，将抱膝圈固定于髌骨周围，固定带分别捆扎在后侧托板上注意松紧度，以不妨碍血液循环为宜，然后将后侧托板用绷带固定。固定时间 4～6 周。

2）"井"字带固定法：适应证同上。在膝后腘窝部放置棉垫和软硬适中的夹板后，先用两条扎带纵行放置于髌骨之两侧；然后用两条扎带扎于髌骨之上下缘，结扎之前令助手将髌骨两断端推挤复位；最后将髌骨两侧纵行放置的扎带徐徐收拢拉紧，使横行放置于髌骨上下缘的两条扎带相互靠拢，进而推挤骨折两端对合。当骨折端对合满意时，将两条纵行扎带拉紧打结。

3）抓髌器固定法：在无菌条件下抽净关节腔内积血。摸清髌骨轮廓，在上、下两极内外侧皮肤上切四个口，将抓髌器四爪分别抓牢髌骨上、下极的前缘，适当拧紧加压螺旋，用手指按压髌骨前面，同时反复做伸屈膝关节活动使骨折复位，再拧紧加压进而固定骨折。对于开放性髌骨骨折或手法不能达到解剖复位者，采用切开皮肤直视下对合骨折面，用布巾钳保持骨折正确对位，缝合髌韧带，再按上述方法将抓髌器固定髌骨。术后均不需石膏固定，次日鼓励患者股四头肌功能锻炼，并下地行走。注意抓髌器的双钩必须抓牢髌骨上下极的前缘（图 3-13），将加压螺旋稍加拧紧以使髌骨块间相互紧密接触，术者以手指触摸髌骨前面和内外侧缘，若平整光滑，再缓慢地伸屈膝关节，使达到最佳复位。术后用酒精纱布保护孔眼，防止感染。固定时间 4～6 周。

2. 手术治疗　对骨折移位明显、手法复位失败，或骨折端有软组织嵌入，或多块骨折者，可考虑行切开复位，钢丝、张力带、镍钛记忆合金髌骨爪或螺钉等固定。对严重粉碎性骨折、难以复位者，可根据患者的年龄及局部情况做髌骨部分切除术或全切除术。如果髌骨近侧或远侧已粉碎，切除小骨片，保留较大骨片。若粉碎范围较广，关节面无法恢复，则做髌骨全切除术。术后石膏托固定膝关节屈曲 10° 位 4～6 周。

3. 药物治疗　髌骨骨折关节内积血严重，初期应大量使用活血化瘀药并适当添加渗湿药，如补筋丸、定痛散、八仙逍遥汤，血瘀重者可加薏苡仁、车前子等药物；肿胀消退后，使用和营止痛、接骨续断药物，如和营止痛汤、接骨丹等。在骨折治疗中，外用药物也受到重视。通过药物和温热效应的相互作用，药物可以直达患处，起到活血化瘀、消肿止痛、舒筋通络等效果。在《仙授理伤续断秘方》中有熏洗法的记载。外用药物可于早期使用双柏散、四黄散等，解除外固定后，可用海桐皮汤熏洗患处。

4. 功能锻炼　整复固定成功后，应当积极做股四头肌、踝及足趾关节功能锻炼，2 周后开始膝关节小范围被动屈伸，严格控制活动角度不应超过 15°。4 周后可嘱患者挂双拐，患肢不负重下地行走锻炼。解除外固定后，逐步加大膝关节屈伸锻炼。

【注意事项】

髌骨骨折后确实有效的固定和早期的康复训练亦是决定骨折预后的关键因素。骨折初期应抬高患肢，进行踝关节及跖趾关节活动。经 1～2 周肿胀消退后，可保持伸膝位下地扶拐行走。骨折愈合解除外固定后，逐步锻炼股四头肌舒缩和膝关节屈伸活动。如为切开复位张力带内固定、闭合穿针加压固定和抓髌器固定，均可早期进行功能锻炼。

【思考题】

1. 髌骨骨折诊断要点有哪些？
2. 髌骨骨折治疗方法有哪些？

第六节　胫骨平台骨折

胫骨古称成骨，又称骭骨，其上端膨大部为内、外两髁，胫骨髁的关节面比较平坦，故称为胫骨平台。胫骨平台骨折又称胫骨髁骨折，是膝关节创伤中常见的骨折之一，多见于高能量损伤且多伴有不同程度的软组织损伤。胫骨平台是膝的重要负荷结构，其损伤对患者的影响较大，发生骨折时，内、外平台受力不均，故以劈裂或塌陷移位多见，外侧平台骨折以中部塌陷和周围部劈裂移位者居多。

【病因病理】

胫骨平台骨折是骨科创伤常见的病种，可由间接暴力或直接暴力引起。

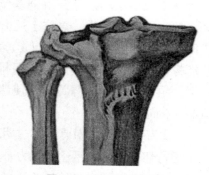

1. 间接暴力　高处坠落伤时足先着地，再向侧方倒下，力的传导由足沿胫骨向上，坠落的加速度使体重的力向下传导，共同作用于膝部，由于侧方倒地产生的扭转力，导致胫骨内侧或外侧平台塌陷骨折。

2. 直接暴力　当暴力直接打击膝内侧或外侧时，使膝关节发生外翻或内翻，导致外侧或内侧平台部分或全部塌陷骨折或韧带损伤。该类创伤除骨折外，还可伴随有关节软骨、交叉韧带、侧副韧带、半月板等关节附属器官的损伤及腓骨头骨折。

图 3-11　胫骨平台塌陷

【诊断与鉴别诊断】

1. 诊断与分型

（1）诊断要点

1）膝关节有严重外伤史。

2）受伤原因、损伤时受力方向。

3）伤后膝关节明显肿胀、疼痛、活动障碍。若有积血渗入关节腔及其周围的肌肉、筋膜和皮下组织中，将造成膝关节和小腿上段严重肿胀，出现张力性水疱和皮下瘀斑。严重移位骨折常伴有膝关节外翻或内翻畸形、异常侧向活动。

4）伴随症状。休克和发热很少出现在单纯胫骨平台骨折患者中；严重的开放性胫骨平台骨折、并发其他部位骨折或重要脏器损伤时可导致休克；开放性骨折感染时可以出现高热。若关节不稳定，可能有韧带损伤；若有足背动脉搏动减弱或消失，则可能有血管损伤；若有感觉缺失、肌肉无力等，则可有神经损伤。

5）影像学检查及特殊检查。X 线正侧位片可确定骨折的类型和分析骨折发生的机理。X 线应力位片可确定膝外翻、膝内翻畸形；侧副韧带损伤试验、MRI 可确定有无侧副韧带损伤；抽屉试验、MRI 可确定有无交叉韧带损伤。MRI 和关节镜检查可确定有无半月板撕裂或移位，CT 可更加明确骨折的类型。

（2）Schatzker 分型

Ⅰ型：外侧平台单纯劈裂骨折。

Ⅱ型：外侧平台劈裂合并压缩性骨折。

Ⅲ型：外侧平台单纯压缩性骨折（单纯外侧平台中央压缩骨折）。

Ⅳ型：胫骨内侧平台劈裂骨折或塌陷骨折。

Ⅴ型：胫骨内、外髁骨折。

Ⅵ型：胫骨平台骨折合并干骺端粉碎性骨折。

Schatzker 分型的研究基础主要是胫骨平台的 X 线平片，存在重叠效应，在同一平面上可能会出现正常骨质遮挡骨折部位，干扰视觉，易导致误诊。加用 CT 检查可提高 Schatzker 分型的可信度。此外，还有 AO 分型、三柱分型等。

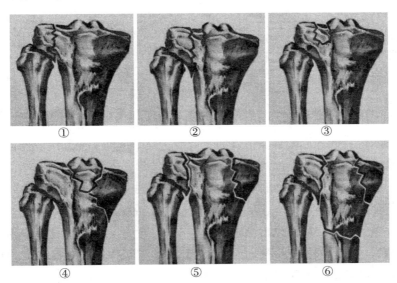

①Ⅰ型外侧平台单纯劈裂骨折　②Ⅱ型外侧平台劈裂合并压缩性骨折　③Ⅲ型外侧平台单纯压缩性骨折
④Ⅳ型胫骨内侧平台劈裂骨折或塌陷骨折　⑤Ⅴ型胫骨内、外髁骨折　⑥Ⅵ型胫骨平台骨折合并干骺端粉碎性骨折

图 3-12　Schatzker 分型（Ⅰ～Ⅵ型）

2. 鉴别诊断　严重的胫骨平台骨折，可合并膝关节侧副韧带损伤和半月板撕裂或移位。侧副韧带的撕裂者膝关节不稳、侧副韧带损伤试验（＋），MRI 检查可确诊；交叉韧带损伤者抽屉试验阳性（＋）、Lachman 试验阳性（＋）MRI 检查可确诊。若半月板撕裂或移位则膝关节交锁、回旋挤压试验（＋），MRI 和关节镜检查等均可确诊。

【治疗】

胫骨平台骨折的治疗目的包括恢复关节面解剖复位、恢复正常力线、进行坚强的固定、最大限度地保护软组织、防治创伤性关节炎的发生及最终获得良好的关节功能。

非手术治疗适应证为不完全骨折、关节面无移位或移位＜3mm、患者麻醉风险高或预后要求低、有手术禁忌证等。非手术治疗方法主要包括骨牵引、石膏固定、膝关节支具等，其可能出现的并发症有骨牵引针道感染、肺部感染、压疮、畸形愈合、失用性骨质疏松症、关节僵硬、创伤性关节炎、深静脉血栓形成等。

开放性胫骨平台骨折或骨折合并骨筋膜室综合征、血管损伤需急诊手术处理。劈裂大于5mm、塌陷或台阶大于3mm、干骺端明显移位或成角＞5°冠状面不稳定的外侧平台骨折、有移位的内侧平台骨折及双侧平台骨折是临床普遍认同的手术指征。

1. 保守治疗

（1）固定方法　外固定用超膝关节小夹板固定或石膏托外固定。骨折无移位和轻度移位（移位小于5mm），将膝关节于10°～15°固定4～6周后，可用双拐做不负重行走。4～6周去除石膏外固定，使用膝支具鼓励患者积极地进行膝关节功能锻炼。6个月后X线片复查，达到骨折愈合标准后，下地负重行走。

（2）牵引治疗　移位严重的粉碎性骨折，行跟骨牵引，在牵引下施行手法复位，用双手掌挤压胫骨上端使骨折复位。复位满意后，用超关节小夹板或石膏托外固定。一般牵引时间为6周，3个月开始负重。注意防止压迫使腓总神经损伤。

（3）手法复位　患者仰卧，患侧髋关节、膝关节伸直中立位，局麻下抽净关节内积血或积液。整复外侧平台骨折步骤：两助手分别握住患肢大腿和踝上部做拔伸牵引，远端助手一手握住小腿中下段内侧，另一手握住膝内侧，同时用力使膝关节内翻；在膝关节外侧间隙增大后，术者双手拇指推挤骨折片向内上方，使之复位。整复内侧平台骨折与之相反。如双髁劈裂骨折，可在第一步基础上行胫骨下端或跟骨牵引，然后术者用抱髁法，双手掌根部按于胫骨上段内髁部、外髁部中心推挤复位

（4）撬拨整复　对于严重塌陷骨折，可采用针拨复位法，常规消毒并局麻后，在C臂X线机引导下，术者持斯氏针插入塌陷骨块下部向上撬拨；同时令助手协助用双拇指向内上方顶推移位的外髁，使之复位。

2. 手术治疗　移位严重、关节面有塌陷的骨折，若手法无法复位或者复位效果不佳，建议切开复位内固定。若合并韧带断裂，建议早期做韧带修补术或晚期做重建术手术。

3. 药物治疗　循中医三期辨证论治原则，按早、中、后三期进行中医辨证治疗。早期（伤后1～2周）气滞血瘀，血溢脉外，脉络受损，给予化瘀止痛汤以活血化瘀、消肿止痛；中期（伤后3～6周）气滞血瘀渐消，但骨尚未连接，给予续骨活血汤以活血化瘀、接骨续筋；后期（受伤7周以后）疼痛已消，骨已生长，但肝肾亦亏虚给予壮筋养血汤、左归丸等以养气血、补肝肾、壮筋骨、促进骨折愈合；中草药熏洗配合膝关节功能锻炼。

4. 功能锻炼　早期适当做肌肉和关节功能锻炼，术后第1天即可开始做股四头肌等长收缩等功能锻炼，推荐在膝关节铰链式康复支具保护下活动，根据患者耐受情况逐渐增加膝关节活动范围。解除固定后，进一步功能锻炼。5～6周后复查，8～12周内应避免负重，骨折愈合方可下地；然后根据患者的骨折类型、固定方式、骨折稳定情况及骨折愈合情况，开始逐步拄拐负重以及其他功能锻炼活动，避免负重过早造成胫骨平台再次塌陷。

【注意事项】

胫骨平台骨折属于关节内骨折，既不易整复，又难以固定。复位固定后，即应进行患肢股四

头肌功能锻炼及踝关节、趾关节屈伸活动，然后逐步加强膝关节的主动及被动活动锻炼。术后 1 个月、2 个月、3 个月、6 个月摄 X 片复查，骨折愈合后可弃拐行走。在骨折愈合前避免过早负重行走，以免发生关节面再塌陷。虽然胫骨平台骨折比较容易愈合，但是严重移位骨折不经治疗或复位不良、过早负重引起骨折塌陷等，将导致胫骨平台关节面不平整、膝内翻或外翻畸形、关节强直、软骨磨损、关节游离体发生，甚至造成创伤性关节炎，严重影响膝关节功能。

【思考题】

1. 胫骨平台骨折分型、诊断要点有哪些?
2. 胫骨平台骨折治疗方法有哪些?

第七节　胫腓骨干骨折

胫腓骨是膝下踝上小腿骨的总称，又称镰胫骨，古称脂骨。《医宗金鉴·正骨心法要旨》谓:"其骨二根，在前者名成骨，又名骬骨，其形粗;在后者名辅骨，其形细，又俗名劳堂骨。"胫腓骨由两根骨头组成，前者名骨，即胫骨，其形比较粗大;后者名辅骨，即腓骨，其形比较细小。胫腓骨干骨折在长管状骨骨折中最常见，占全身骨折的 6.7%，多见 10 岁以下的儿童及青壮年。

胫骨干中上段横截面呈三角形，下 1/3 处横截面呈四方形。中下 1/3 交界处比较细，又是形态发生改变的部位，是骨折的好发部位。胫骨前缘及前内侧仅有皮肤覆盖，骨折时骨断端易戳破皮肤形成开放性骨折。腓总神经绕行于腓骨头下外侧缘，故腓骨上端骨折时易损伤腓总神经。正常人踝关节、膝关节是在两个平行的轴线上运动。若骨折后再有成角或旋转畸形的情况下愈合，两轴关系不平行，会导致步行和负重障碍，出现创伤性关节炎。

【病因病机】

直接暴力或间接暴力均可造成胫腓骨干骨折。

1. 直接暴力　直接暴力是胫腓骨干骨折的主要原因。重物打击、车轮碾轧、踢伤、挤压伤暴力多由外侧或前外侧而来，为粉碎或横断骨折，双骨折时骨折线通常在同一平面，软组织损伤严重。如为开放性损伤，常造成血管、神经等重要软组织受伤。

2. 间接暴力　间接暴力多为扭转或传达暴力，高处跌落、滑倒多为螺旋或斜行骨折，骨折线通常不在同一平面，多是腓骨骨折在上、胫骨骨折在下，多为闭合性损伤，软组织损伤较轻。

影响骨折移位的因素在小腿，主要是暴力的方向、肌肉的收缩、小腿和足部的重力。股四头肌、股二头肌、半膜肌和半腱肌分别附着在胫骨上端的前侧和内侧，使骨折近端向前侧、内侧移位;小腿肌肉分布不均衡产生的应力，引起断端向内、前成角移位。重力可使骨折远端出现向外旋转或向后成角位。胫腓骨干骨折后易出现骨筋膜间隙综合征和缺缩。胫骨上端骨折后可损伤贴近胫骨下行的胫前、胫后动脉。胫骨的营养血管由胫骨干上 1/3 的后方进入，而且胫骨中段、下段缺乏肌肉附着，故胫骨中下段骨折后，易发生骨折迟缓愈合或不愈合。

【诊断与分型】

1. 诊断要点　患者有明显的下肢碰撞、扭转等受伤史。临床表现为伤后患肢疼痛剧烈、肿胀、功能活动障碍。专科检查见小腿局部环形压痛、纵向叩击痛，可引出骨擦音及异常活动，或可见小腿短缩、成角畸形及足外旋畸形。若损伤严重，可并发骨筋膜室综合征，表现为小腿的四个筋膜间隔区单独或一起出现极度肿胀，扪之硬实；肌肉紧张而无力、压痛、被动牵拉痛；胭动、静脉的损伤可出现远端动脉搏动减弱或消失，胫后或腓总神经分布区皮肤感觉消失等。影像学检查应做胫腓骨干全长正、侧位 X 线片，明确骨折的部位、类型及移位方向等。

根据外伤史、临床表现、专科检查及影像学检查可明确诊断。

2. 分型

（1）横断形骨折　多为打击、碰撞或踢伤所致，较为多见。因暴力多来自外侧，故胫骨常在暴力作用的外侧，有一三角形或蝶形骨片。

（2）斜形骨折　多为扭转或蹩伤所致。又有斜形和螺旋形之分，骨折多不在同一平面。该型骨折局部软组织损伤较轻，偶有骨折断端刺穿软组织而皮肤嵌夹于骨折断端之间者。

（3）粉碎性骨折　为直接暴力的压砸、碾轧所致。局部软组织损伤多较严重，甚或形成皮肤破裂、骨质裸露的开放性骨折。

【治疗】

胫腓骨干骨折的治疗首先检查有无其他损伤，尤其是合并威胁生命的损伤（动脉损伤、骨筋膜室综合征、开放性骨折等），如有则优先处理。其次是对胫腓骨干骨折的处理。胫腓骨干骨折治疗目的是恢复小腿长度与负重功能。在治疗中应重点处理胫骨骨折。要求复位后，骨折的旋转移位和成角畸形完全纠正，成人患肢短缩不超过 1cm，儿童可放宽至 2cm。

胫腓骨干骨折类型较多，治疗方法多样。无移位骨折可予夹板固定至骨折愈合；较稳定的移位骨折如横形者，可手法复位后夹板固定；不稳定的骨折如斜形、螺旋形、粉碎性者，可手法复位夹板固定加跟骨牵引；开放性骨折应彻底清创，尽快闭合伤口，将开放性骨折转变为闭合性骨折处理或直接手术复位固定治疗；骨折畸形愈合，需手术切开复位内固定治疗。

1. 保守治疗

（1）整复手法　骨折整复越早，复位越容易，效果越好。应尽可能在伤后 2～3 小时内肿胀未明显时进行整复，必要时可使用镇痛、麻醉、肌肉松弛剂，以利于整复。当骨折后肢体明显肿胀时，不宜强行复位，可予以暂时性制动和抬高患肢，以改善血液循环，减少组织渗出，待肿胀消退后再行整复。整复时可选用平卧复位或小腿下垂复位法。

1）平卧复位法：患者仰卧于床，患膝关节屈曲 20°～30°，甲助手在患者头侧用肘关节套住患肢胭窝部，乙助手在患者足侧，一手握住前足部，另一手握住足跟部，两助手沿胫骨长轴方向做拔伸牵引 3～5 分钟，若有旋转移位，先整复旋转移位，再矫正重叠及成角畸形。如骨折近端向前内移位，则术者双拇指在远折端前侧，其余四指环抱于小腿后侧，近端牵引助手将近端向后按压，术者双手四指端提远端向前，使之复位；如有左右侧方移位，可推挤近端向外，拉远端向内，一般可复位。螺旋形、斜形骨折时，远端多向外移位，术者可用拇指置于胫腓骨间隙，将远端向内侧推挤，其余四指置于近端的内侧，向外提拉，并嘱乙助手将远端稍向内旋，可使复位。然后，在维持牵引下，术者双手握住骨折处，嘱乙助手徐徐摇摆骨折远端，使骨折端紧密嵌插。最后以拇指和食指沿胫骨前嵴及内侧面来回触摸骨折部，检查对位、对线情况。如骨折复位有不理想之处，应立即给予纠正。复位满意后，即可进行固定。

2）小腿下垂复位法：患者仰卧于长条桌上，可利用桌缘与一助手持续牵引，术者双手置于骨折处，先矫正前后移位，再矫正侧方移位，具体手法同上。

（2）固定

1）夹板固定：通常胫腓骨干骨折用5块夹板固定。内、外、后侧各一块，前侧2块，根据骨折断端移位的倾向及残余移位面而放置适当的压力垫。斜形骨折在骨折远端的前外侧（相当于胫腓骨之间）放置分骨垫，分骨垫的上缘平骨折线，于骨折部位的内侧及小腿外侧的上下端各放一压垫；横断骨折达到解剖复位者，不用骨垫；如未达解剖复位者，一般近端易向内，远端易向外，故可将内侧压垫放在向内移位的骨折近端，分骨垫放在远端的前外侧。放好压垫后，再根据骨折部位选择放置合适的夹板。

上1/3骨折：膝关节呈40°～80°屈曲中立位。内外侧夹板下达内外踝上4cm，上超膝关节10cm。胫骨前嵴两侧放置两块前侧板，外前侧板正压在分骨垫上。两块前侧板上端与胫骨内外两髁平齐，后侧板的上端超过腘窝部，在股骨下端前面再放一块短夹板做超膝关节固定。

中1/3骨折：外侧板下平外踝，上达胫骨外髁上缘；内侧板下平内踝，上达胫骨内髁上缘；后侧板下抵跟骨结节上缘，上达腘窝下2cm，以不妨碍膝关节屈曲90°为宜；两前侧板下达踝关节上，上平胫骨结节。

下1/3骨折：内、外侧板上达胫骨内髁、外髁平面，下平齐足底；后侧板上达腘窝下2cm，下抵跟骨结节上缘；两前内、外侧板与中1/3骨折固定方法相同。将夹板按部位放好后，用布带4条，先捆扎中间两道，后捆扎两端。

2）持续牵引：单纯夹板固定困难的不稳定性胫腓骨干骨折，如斜形、螺旋形、粉碎性骨折等，用持续牵引和夹板合并使用；患肢肿胀严重或皮肤挫伤的胫腓骨干骨折，可先予持续牵引固定，待局部情况好转后再合并夹板固定。

持续牵引既固定又可复位。胫腓骨干骨折可在无菌操作及局部麻醉下行跟骨牵引。穿钢针时，跟骨外侧比内侧高1cm（钢针与踝关节轴有15°成角），牵引时足跟轻度内翻，恢复小腿的生理弧度，使骨折对位更稳定。牵引重量为3～5kg，牵引2天左右，用X线检查骨折重叠移位纠正情况，以适当调整牵引重量，促进骨折复位或防止过度牵引。牵引中，残余移位可通过手法矫正。经4～6周，拍X线片复查，若骨折位置良好，见骨痂生长，可解除骨牵引，继续用夹板固定至骨折愈合。

3）石膏固定：胫腓骨干的青枝骨折、裂缝及不全骨折可采用包括足部的小腿后侧长石膏托固定；无移位的横断、锯齿状斜形骨折，合并皮肤挫伤或患肢严重肿胀者，可选用双石膏托固定，经4～6天，软组织消肿后石膏变松，可用绷带再缠紧。若石膏托不合适，则仅用后侧石膏托固定或更换石膏托；轻度移位的横断、锯齿状骨折，或发生弯曲的青枝骨折，在适当麻醉下行手术整复骨折后，再行双石膏托外固定。胫腓骨中下1/3交界处以下的稳定性骨折，也可采用小腿的"U"形石膏固定。包扎时注意松紧适宜，避免产生压疮或失去固定作用。

2.手术治疗 手术治疗适用于有血管、神经损伤或严重软组织损伤者。通常胫腓骨干骨折尽量不采用切开复位内固定，即使切开时，也应尽量少剥离骨膜，避免影响骨折端的血供。根据具体的情况选用髓内固定、钢板螺丝钉内固定或外固定器，目前髓内固定为首选方式。髓内固定包括Enter钉固定、Rush钉固定、交锁髓内钉固定等；钢板螺丝钉固定包括AO加压钢板固定、限制接触性动力加压钢板（LC-DCP）固定、点接触钢板（PC-P）固定等；外固定器按几何构型分类主要有单边式、四边式、半环式、全环式等。

3.药物治疗 按骨折三期辨证用药，分为内服药和外用药两种。骨折初期，局部出血，肿胀及疼痛较严重，宜加强活血化瘀、消肿止痛治疗并辅以利水渗湿药，如桃红四物汤加延胡索、茯苓、木通、白茅根、防己等；若为开放性骨折，早期还需加用清热、解毒、祛风之品，如金银花、黄连、紫花地丁、防风等，外敷金黄散清热解毒、消肿止痛。中期肿消痛减，应化瘀接骨续筋，可予接骨丹等内服，外敷活血接骨止痛膏以消肿止痛、接骨续筋。后期宜补气血、益肝肾、强筋骨，可服用健步壮骨丸等，外洗苏木煎或海桐皮汤以通经活络伸筋。

4. 功能锻炼　复位固定后，患肢置枕上或勃朗架上抬高休息，即可开始股四头肌舒缩锻炼及做踝、足诸关节伸屈活动。行跟骨骨牵引者，还可坐起，做双手及健腿支撑抬臀活动，解除骨牵引后，继续在床上锻炼约 1 周，然后逐步下床练习扶双拐不负重行走；未行持续牵引的稳定性骨折，从固定第 2 周起，练习抬腿及膝关节活动，3 ～ 4 周后，逐步练习扶双拐不负重行走。不负重行走时，足底要着地放平，使踝关节呈 90°，避免远折端受力致骨折成角或旋转移位。经锻炼，若自觉有力、骨折部无疼痛，可试用单拐逐渐负重锻炼。骨折后 3 ～ 5 周内，在床上休息时可仰卧，于患侧小腿两端垫枕，以维持小腿生理弧度，避免骨折向前成角。若胫骨有轻度向内成角，在未行或已解除跟骨牵引情况下，可将患肢如 "4" 字试验放置，利用肢体重力来恢复胫骨生理弧度。

【注意事项】

1. 胫腓骨上 1/3 骨折，应注意腘动、静脉的损伤；腓骨上端骨折应注意腓总神经的损伤，检查其功能，观察足和足趾的背伸、趾屈活动，特别是第 1 ～ 2 趾间背侧的皮肤感觉。

2. 严重挤压伤、开放性骨折应注意早期创伤性休克的发生。

3. 观察患肢血液循环及感觉，注意有无疼痛、肿胀、肢体麻木等。防范骨筋膜室综合征，若并发骨筋膜室综合征应急诊切开深筋膜，及时减压。

4. 夹板或石膏固定后，注意观察并随时调节捆扎的松紧度，避免因过紧造成压疮、妨碍血循环或因过松而失去固定效果。

5. 术后 3 ～ 4 周，指导患者进行合适的功能锻炼，防止关节强直及下肢深静脉血栓。

6. 成人胫腓骨干骨折临床愈合时间为 7 ～ 10 周，但胫骨中下段骨折由于营养血管损伤、软组织覆盖少、血运较差等特点，骨折延迟愈合或不愈合的发生率较高。

7. 在诊治的过程中，注重人文精神理念。注意对患者心理的调护，改善心理状态，提高生活质量。

【思考题】

1. 胫腓骨干骨折并发症有哪些？
2. 胫腓骨干骨折诊断要点有哪些？
3. 胫腓骨干骨折治疗方法有哪些？

第八节　踝部骨折

踝部又名踝骨，《医宗金鉴·正骨心法要旨》记载："踝骨者，胻骨之下，足跗骨之上，两旁突出之高骨也。在内者名内踝，俗名合骨；在外者为外踝，俗名核骨。"踝关节是屈戌关节，由胫骨下端、腓骨下端和距骨组成。胫骨下端内侧向下的骨突称为内踝，其后缘呈唇状突起为后踝，腓骨下端骨突构成外踝。外踝和内踝不在同一冠状面上，外踝远端较内踝远端低 0.5cm，位于内踝后约 1cm。由内、外、后三踝构成踝穴，包容距骨体。胫腓骨下端之间有坚强而有弹性的下胫腓韧带联接。距骨分为体、颈、头三部，距骨体前宽后窄，当踝关节背伸时，距骨体的宽部进入踝穴，下胫腓韧带紧张，距骨体与踝穴关节面之间紧贴，踝关节稳定，不易损伤，但暴力太大仍可造成骨折；当踝关节跖屈（如下楼梯）时，距骨体的窄部进入踝穴，使距骨体和踝穴的间隙增大，下胫腓韧带松弛，踝关节不稳定，这是踝关节在跖屈位容易发生损伤的解剖因素。踝关节的主要运动形式是背伸和跖屈，踝关节的内翻及外翻活动主要发生在距下关节。踝关节的关节囊前后松弛，前后韧带亦薄弱，以利踝的屈伸活动。踝关节内外侧关节囊较紧张，并有侧副韧带加强，内侧为三角韧带，分浅深两层。浅部为跟胫韧带，止于载距突的上部；深层呈三角形，尖朝上，基底朝下，呈扇形，止于距骨颈及体非关节部分的全长。三角韧带具有限制距骨外移的作用，该韧带与关节囊紧密相连，并由胫骨后肌肌腱及趾长屈肌肌腱加强，因此踝关节受到外翻应力时，韧带不易断裂，常导致内踝骨折。外侧副韧带不如三角韧带坚强，分为距腓前韧带、跟腓韧带与距腓后韧带，与关节囊联系较疏松，仅由腓骨肌肌腱加强，故在内翻暴力作用下极易损伤，以距腓前韧带损伤为常见，多伴有外踝骨折和下胫腓前韧带扭伤。下胫腓韧带包括下胫腓前韧带、下胫腓后韧带、骨间韧带和下胫腓横韧带，是维持踝关节稳定的重要韧带。踝关节周围有肌腱包围，但缺乏肌肉和其他软组织遮盖。后面主要为跟腱，前面为胫前肌腱和伸拇、伸趾肌腱及第三腓骨肌；内侧有胫后肌腱、屈拇及屈趾长肌腱；外侧有腓骨长、短肌腱。这些肌肉协调作用，可使踝关节背伸、跖屈和足的内翻、外翻。正常成年人踝关节活动范围，可背伸 20°～30°，跖屈 40°～45°。

踝部骨折绝大多数属为关节内骨折，且常伴有距骨脱位、韧带与关节囊等组织的损伤。其多发生于青壮年，儿童较少见。

【病因病机】

踝部骨折多由间接暴力引起，大多数是在踝关节跖屈位受伤，如从高处坠下、下楼梯或下坡、走崎岖不平的道路等。有时直接暴力如车祸撞击亦可造成骨折。由于暴力的大小、作用方向、踝足所处的姿势各不相同，可造成不同类型的筋伤、骨折、脱位。根据骨折时外力作用方向及受伤时的体位不同，可分为内翻、外翻、外旋、纵向挤压、侧方挤压、跖屈、背伸等，其中临床上以内翻骨折多见，其次为外翻、外旋骨折。

【诊断与分型】

1. 诊断要点　伤后踝部剧烈疼痛，肿胀，瘀斑，严重者出现张力性水疱，不能站立行走，触诊时压痛明显。移位明显者可见足踝部畸形，外翻骨折多呈外翻畸形，内翻骨折多呈内翻畸形。距骨脱位时，则畸形更加明显，可扪及骨擦音。

踝关节正侧位 X 线片可明确骨折类型及骨折脱位的程度。拍摄 X 线片时应包括小腿下 1/3 段，以免漏诊。CT 检查可以更清晰地了解移位骨块的移位方式和判断有无下胫腓联合韧带的损伤。

根据外伤史、临床表现和 X 线、CT 检查可做出诊断。

2. 分型

（1）内翻骨折　从高处坠下，足外侧先着地，或行走时足底内侧踏在凸处，使足突然内翻，外踝可因外侧副韧带的牵拉造成撕脱性骨折，骨折线多为横形。如暴力继续作用，迫使距骨体内移而撞击内踝，可发生内踝斜形骨折，甚至使距骨向内侧移位。如暴力巨大，还可合并后踝骨折（图 3–13）。

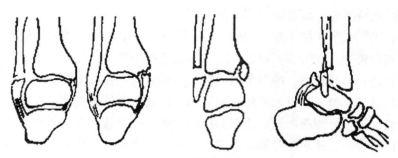

图 3-13 踝部内翻骨折

（2）外翻骨折　从高处坠下，足内侧先着地，或外踝受暴力打击而引起踝关节强力外翻可发生骨折。若暴力较轻，发生单纯内踝骨折，骨折线呈横形；若暴力较大，使距骨撞击外踝，可导致双踝骨折，骨折线内踝为横形，外踝为斜形，可合并距骨向外脱位，甚或发生后踝骨折（图3-14）。

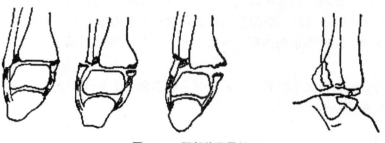

图 3-14 踝部外翻骨折

（3）外旋骨折　从高处跳下或在平地急转躯干，使小腿不动而足部过度外旋，或足部不动而小腿过度内旋，踝关节受到由前内向后外弧形暴力作用，距骨体首先撞击外踝内侧，致腓骨下段斜形或螺旋形骨折，暴力继续作用，使距骨体继续外旋，强力牵拉内侧副韧带，致内踝撕脱性骨折。暴力进一步作用，距骨向后、外旋转，撞击后踝致其骨折，距骨随之向后、外脱位（图3-15）。

（4）纵向挤压骨折　从高处坠下，足底着地，可引起踝关节纵向挤压骨折。如踝关节处于中立位，可形成胫骨下段"Y""T"形粉碎性骨折，或同时合并外踝、后踝甚或胫骨下关节面前缘骨折，但临床少见（图3-16）。

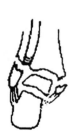
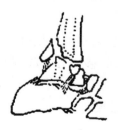

图 3-15 踝部外旋骨折

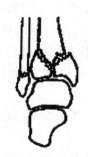
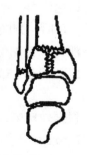

图 3-16 踝部纵向挤压骨折

根据骨折脱位的程度，踝部骨折又可分为三度：单踝骨折为Ⅰ度；双踝骨折、距骨轻度脱位为Ⅱ度；三踝骨折、距骨脱位为Ⅲ度。

近年来，随着我国汽车数量的增多，踝部高能量的损伤也越来越多，因此当前临床上还有基于影像学的 Denis-Weber 分型方法和基于病理学的 Lauge-Hansen 分型方法。

【治疗】

踝关节结构复杂，踝部骨折属关节内骨折，骨折类型多样，治疗必须尽可能恢复踝穴的完整性和稳定性，在牢固固定的同时，要早期进行踝关节练功锻炼。整复时，应先整复腓骨骨折，再整复内踝及下胫腓联合。无移位骨折仅需将踝关节固定在 0°中立位 3～4 周即可，有移位骨折要求解剖复位，否则易并发踝关节创伤性关节炎。

1. 保守治疗

（1）整复方法

1）内翻骨折：患者侧卧，患肢在上，助手握小腿上段，术者握其足跟和足背顺势做拔伸牵引，两手拇指顶住外踝，食指、中指扣住内踝，使踝部外翻，纠正骨折的内翻移位。

2）外翻骨折：患肢在下侧卧，术者手放置的位置与内翻骨折相反，两手拇指顶住内踝，食指、中指扣住外踝，使踝部内翻，纠正骨折的外翻移位。

3）外旋骨折：整复方法与外翻骨折大致相同，在使踝部内翻同时，将足内旋。伴有下胫腓关节分离者，术者两手掌分别置于内、外踝部，相对用力挤压；伴有后踝骨折合并距骨后脱位，可用一手握胫骨下段向后推，另一手握前足向前提，并徐徐将踝关节背伸，利用紧张的关节囊将后踝拉下。若后踝骨折片较大时，可在足和小腿中下段套上一只袜套，下端超过足尖 20cm，用绳结扎，做悬吊滑动牵引，利用肢体重量使后踝逐渐复位。

4）纵向挤压骨折：将踝关节沿肢体纵轴牵引，根据骨折具体情况施以提、按、挤等手法，使胫骨下端关节面尽可能平整。若重度纵向挤压骨折，手法不易复位，需结合跟骨骨牵引，并鼓励患者作踝关节背伸、跖屈活动，牵引 2-3 天后，根据情况施以必要的手法使之复位。

（2）固定方法 取夹板 5 块，为前内侧板、前外侧板、后侧板、内侧板和外侧板，先在内、外踝上方置一塔形垫，下方各放置一梯形垫，用 5 块夹板行超踝关节固定。其中内、外、后侧板上自小腿上 1/3，下平足跟，前内侧板及前外侧板较窄，其长度上起胫骨结节，下至踝关节上方。踝关节体位应固定于与暴力作用相反的位置，内翻骨折固定于外翻位，外翻骨折固定于内翻位。最后可加用踝关节活动夹板（铝制或木制），将踝关节固定于 90°位置 4～6 周。若患肢局部皮肤条件较差或软组织肿胀严重，宜用 U 形石膏或管形石膏固定。使用的夹板或石膏必须塑形以保证与足踝部的外形基本一致。一般初期每周 X 线复查 2 次，中期每周 1 次。固定时间 5～6 周。

2. 手术治疗 踝部骨折治疗要求较高，有以下情况者，可考虑手术切开复位内固定治疗。

（1）踝部闭合骨折移位较大经手法复位等保守治疗失败者。

（2）三踝骨折块较大，骨折移位严重特别是后踝骨折波及胫骨下关节面 1/2 以上者。

（3）内外踝骨折有软组织嵌入骨折线之间者。

（4）开放性骨折者。

（5）陈旧性骨折在 1～2 个月以内、骨折对位不良、踝关节有移位者。

（6）陈旧性骨折、继发创伤性关节炎影响功能者。

踝部骨折类型较多，不同类型的骨折可采用不同的手术方法，切开复位必须准确。对胫腓下关节分离者，应注意复位，修复侧副韧带并用螺丝钉固定胫腓下关节。陈旧性骨折脱位可考虑行切开复位植骨术或踝关节融合术。术后石膏固定 6～8 周。

3. 药物治疗 按骨折三期辨证用药。早期瘀血凝聚较重，宜用桃红四物汤加田七、三棱、莪术、血竭。后期若局部肿胀难消者，宜行气活血，健脾利湿。拆除固定后可配合中药熏洗。

4. 功能锻炼 整复固定后，即可行足趾活动，逐渐行踝关节屈伸活动，但踝关节禁止行引起损伤的内翻、外翻或旋转活动。2周后可在保持夹板固定的情况下加大踝关节的主动活动范围，3～4周后可扶杆站立，5～6周后解除固定，扶拐练习不负重行走。在袜套悬吊牵引期间亦应多作踝关节的伸屈活动。

【注意事项】

骨折整复固定后，早期应卧床休息并抬高患肢，以利消肿，主动行足趾和踝关节屈伸活动，密切观察患肢的血液循环及足趾活动情况，及时调整外固定的松紧度。如患踝出现进行性加重的疼痛、肿胀，局部麻木，趾端皮肤苍白，常提示局部压迫过紧，应及时予以松解。踝部肿胀一般于固定4～6天后逐渐消退，此时应及时缩紧固定，以免扎带松脱，使骨折移位。

【思考题】

1. 踝部骨折诊断要点有哪些？
2. 踝部骨折治疗方法有哪些？

第九节　距骨骨折

足部的骨骼包括7块跗骨、5块跖骨、14块趾骨及2块籽骨，由韧带与肌肉相连成一整体，并有机构成内侧纵弓、外侧纵弓与跖骨间横弓。足弓有负重、推进行走与吸收震荡的功能。

距骨是足弓的顶，上接胫骨下端，下连跟骨与舟骨。距骨分为体、颈、头三个部分。距骨体有6个关节面，覆以软骨；上关节面是滑车关节面，呈鞍形，内、外侧关节面向下延长，与胫腓骨内、外踝关节面相接，外侧关节面较内侧关节面大，距骨体的下部关节面与跟骨相应的关节面相接；距骨颈较细，背面及外侧面粗涩，为关节囊及韧带附着；距骨头圆隆，与足舟骨相接。距骨体前宽后窄，位于踝穴内，当足在中立位置时，距骨与胫腓骨下端的关节面正好嵌合，当足跖屈如下楼时，踝关节稳定性差；当足背伸时，踝关节较稳定。

距骨是全身骨骼中唯一无肌肉起止的骨骼，距骨的血供主要来自胫后动脉的跗骨管动脉、三角支，胫前动脉的颈上支、跗骨窦动脉，以及腓动脉的穿支、后结节支。距骨的血管孔位于距骨颈的上、外、下面及距骨体的内面，其中距骨颈下面最多、最大。在距骨颈骨折脱位并有明显移位时，此血管容易受到损伤而发生缺血性坏死。距骨骨折属关节内骨折，临床上较少见，多发生于青壮年。

【病因病机】

距骨骨折一般由背伸外翻暴力及内翻跖屈暴力引起。临床以背伸外翻暴力引起的损伤为多。典型受伤情况为强大的踝关节背伸暴力，或由高处坠下，踝关节强力背伸外翻，胫骨下端前缘像凿子一样插入距骨颈、体之间，将距骨劈成前后两段。如暴力继续作用，距骨下后方的韧带断裂，合并距跟关节脱位，导致跟骨、距骨头连同足向前上方移位。踝关节跖屈内翻暴力可引起距骨前脱位，单纯跖屈暴力可因胫骨后踝与距骨体后唇猛烈顶压而引起距骨后突骨折，临床较为少见。

【诊断与分型】

1. 诊断要点　患者一般有明显的外伤史，伤后局部肿胀、疼痛，不能站立行走。局部有压痛和足跟叩击痛，骨折明显移位时则出现畸形，并可于踝关节前侧或后侧扪及移位的骨折块。

踝关节与跗骨正侧位 X 线照片可明确骨折部位类型、移位程度及有无合并脱位。阅片时应注意距骨后突骨折片与距骨后三角副骨相鉴别，三角副骨边缘整齐清晰，多为对称发生。CT 检查可以更能明确骨折类型及移位特点，还能发现一些小的骨折块；当可疑有韧带或肌腱损伤时可以做核磁共振检查以协助明确诊断。

根据外伤史、临床表现、X 线、CT 检查可做出诊断。

2. 分型　距骨骨折按骨折的部位分类可分为距骨颈骨折、距骨体骨折、距骨头骨折和距骨后突骨折。其中以距骨颈骨折为多见。

【治疗】

无移位的距骨颈、距骨体骨折，可用超踝关节夹板固定，亦可有石膏托中立位固定 4 ～ 6 周。有移位的距骨颈、距骨体骨折应整复固定，保持关节面平整。

1. 保守治疗

（1）整复方法

1）距骨颈骨折或颈体间移位骨折：患者经麻醉后仰卧位，患肢屈膝 90°，助手环握小腿上部，术者一手握住前足，轻度外翻、跖屈位，向下、向后推压，另一手握住小腿下端后侧向前端提托，使距骨头与距骨体两骨折块对位；合并距骨体后脱位时，先增大畸形，即助手将踝关节极度背伸、稍向外翻，以解除载距突与距骨体的交锁，术者用两拇指将距骨体部向前上方推压，使其复入踝穴，然后用拇指向前顶住距骨体，将踝关节稍跖屈，使两骨折块对位（图 3-17）。

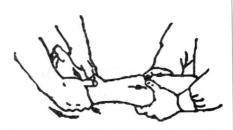

图 3-17　距骨颈或颈体间骨折的整复方法

2）距骨后突骨折：患者仰卧，屈膝，助手用力使足背伸，术者用两手拇指从跟腱两侧向中部并向下推挤骨折块，使之复位。

（2）固定方法　距骨骨折整复后，将踝关节用石膏托固定在跖屈稍外翻位 6 ～ 8 周；距骨后突骨折伴距骨前脱位者，应固定在功能位 4 ～ 6 周。

2. 手术治疗　距骨骨折如果有下述情况者则需要考虑手术治疗。

（1）新鲜距骨颈、距骨体骨折，移位明显、手法复位失败者。

（2）距骨颈骨折合并距下关节脱位或距骨体后脱位，手法复位失败者。

（3）距骨体粉碎骨折、骨折移位较大者。

（4）陈旧性距骨颈、距骨体骨折畸形愈合并创伤性关节炎者。

（5）陈旧性距骨骨折有距骨坏死迹象，并且患者出现疼痛等症状者。

手术切开复位后，可选用螺丝钉、骨圆针等内固定，粉碎骨缺损严重者或加用植骨术。如为距骨体严重粉碎性骨折、移位较大的距骨颈骨折、陈旧性骨折或距骨缺血性坏死者，可根据患者情况和诉求考虑行胫距、跟距关节融合术治疗。

3. 药物治疗　按骨折三期辨证用药。由于距骨骨折容易引起骨的缺血性坏死，故中、后期应重用补气血、益肝肾、壮筋骨的药物。解除固定后应行局部按摩，配合中药熏洗，以利关节活动。

　　4.练功活动　复位固定后，即可开始足趾背伸、屈曲活动，以后做膝关节屈伸活动，解除固定前3周，应开始扶拐作逐渐负重步行锻炼，解除固定后作踝关节屈伸活动。

【注意事项】

　　骨折整复固定后应定期行X线摄片检查，注意是否发生距骨缺血性坏死，如摄片发现距骨有密度增高但尚未塌陷变形时，应严禁患肢负重，并延长固定时间，直至新骨爬行替代完成方可负重；骨折固定后应早期主动活动足趾、膝关节，解除固定后，用弹性绷带包扎，逐渐增加活动量；累及跟距关节者，外固定拆除早期勿作过量的足背伸活动，后期锻炼以无锐痛、活动后无不适为度。

【思考题】

　　1.距骨骨折诊断要点有哪些？
　　2.距骨骨折治疗方法、注意事项有哪些？

第十节　跟骨骨折

　　跟骨，古代称踵。《医宗金鉴·正骨心法要旨》记载："跟骨者，足后跟骨也。上承胻辅二骨之末，并有大筋附之，俗名脚挛筋。"跟骨是人体最大的跗骨，呈不规则长方形，前部窄小、后部宽大，向下移行于跟骨结节，其内侧突较大，有踇展肌、趾短展肌附着，外侧突有小趾展肌附着，载距突的下面有踇长屈肌腱通过，外侧面的滑车突下有腓骨长肌腱通过，绕行至足底，跟腱附着于跟骨结节。跟骨上面有3个关节面，后关节面最大，中关节面位于载距突上，前关节面位于中关节面前外侧，后关节面与中、前关节面以跟骨沟相隔，三者作为一整体与距骨相应关节面构成重要的跟距关节。跟骨的结构对足弓的形成和负重有极大影响。通过跟距关节可使足有内翻、内收或外翻、外展的动作，以适应在凹凸不平的道路上行走。跟距关节遭受破坏，可引起足部功能障碍。跟骨结节为跟腱附着处，腓肠肌、比目鱼肌收缩，可作强有力的跖屈动作。跟骨结节上缘与跟距关节面成30°～45°的夹角，称为跟骨结节关节角，为跟距关节的一个重要标志（图3-18）。跟骨骨折较常见，约占跗部骨折的60%，多发生于成年人，儿童少见。

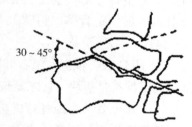

图3-18　跟距关节面所成结节关节角

【病因病机】

　　跟骨骨折多由传达暴力造成。从高处坠下或跳下时，足跟先着地，身体重力从距骨下传至跟骨，地面的反作用力从跟骨负重点上传至跟骨体，使跟骨被压缩或劈开；亦有少数因跟腱牵拉致撕脱骨折。骨折多为压缩或粉碎性，足纵弓塌陷，结节关节角减小，甚至变为负角，影响足弓后臂，减弱了跖屈的力量及足纵弓的弹簧作用。

【诊断与分型】

　　1.诊断要点　伤后足跟部肿胀、瘀斑、疼痛、压痛明显。骨折严重者，足弓变平、足部变长，足跟部横径增宽。

跟骨侧位、轴位 X 线照片可明确骨折部位、类型、程度和移位情况。但是当前随着 CT 技术的普及，跟骨骨折 CT 检查更能明确骨折的类型和严重程度并对治疗有着重要的意义。另外，跟骨骨折除了注意跟骨以外还要注意一些并发症的发生。患者从高处坠下时，足跟部先着地，脊柱前屈，可引起脊椎压缩性骨折或脱位，甚至冲击力沿脊柱上传，引起颅底骨折和颅脑损伤，应常规询问和检查脊柱、颅脑的情况。跟骨骨折经常合并脊柱骨折，有的甚至合并颅脑损伤，应引起高度重视。

根据外伤史、临床表现和 X 线、CT 检查可做出诊断。

2. 分型 根据骨折线的走向可分为不波及跟距关节面骨折和波及跟距关节面骨折两类。前者预后较好，后者预后较差。

（1）不波及跟距关节面骨折（图 3-19）

1）跟骨结节纵形骨折：从高处坠下，跟骨在外翻位结节底部着地时引起，同样情况如发生在跟骨结节骨骺未闭合前，则可引起该骨骺分离。

2）跟骨结节横形骨折：又称"鸟嘴型"骨折，为跟腱撕脱骨折的一种，骨折由于跟腱的牵拉而向后方张口，较少见。

3）载距突骨折：足处于内翻位，载距突受到距骨内侧向下方的冲击所致，较少见。

4）跟骨前端骨折：由于足前部强力扭转所致，骨折线可通过跟骰关节，很少移位，较少见。

5）接近跟距关节的骨折：为跟骨体骨折，骨折线呈斜形，由正面看，它由内后斜向外前方，但不通过跟距外侧的关节面。由侧面看，跟骨体后半部连同跟骨结节向后上移位，使跟骨中部向足心凸出成躺椅状，较常见。

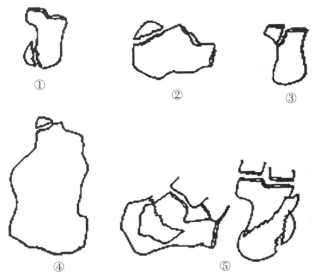

①跟骨结节纵形骨折 ②跟骨结节横形骨折
③载距突骨折 ④跟骨前端骨折 ⑤跟骨体部关节外骨折
图 3-19 不波及跟距关节面骨折

（2）波及跟距关节面骨折

1）跟骨外侧跟距关节面塌陷骨折：骨折线由内后斜向外前方，通过跟距关节的外侧关节面，该关节面因重力而向下塌陷较常见（图 3-20）。

2）跟骨全部跟距关节面塌陷骨折：跟骨体全部粉碎下陷、增宽，跟距关节面中心塌陷，跟骨结节上升、底部外翻，跟骨前端亦可能骨折，波及跟骰关节（图3-21）。

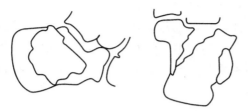

图3-20　跟骨外侧跟距关节面塌陷骨折

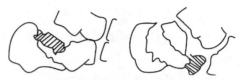

图3-21　全部跟距关节面塌陷骨折

【治疗】

跟骨骨折治疗总的原则是纠正跟骨体的增宽，尽量恢复跟骨结节关节角，恢复跟距关节面平整。近些年，许多学者认为恢复跟骨的宽度比恢复关节面的平整更为重要。对无移位的骨折，仅外敷活血化瘀、消肿止痛的中药加压包扎制动，3～4周后逐渐练功负重，有移位的骨折应尽可能复位固定。

1. 保守治疗

（1）整复方法

1）不波及跟距关节面的骨折：跟骨结节纵形骨折的骨折块一般移位不大，予以挤按对位即可。跟骨结节横形骨折是一种撕脱性骨折，若骨折块大且向上移位者，可在适当麻醉下，患者取俯卧位，屈膝，助手尽量使足跖屈，术者以两手拇指在跟腱两侧用力推挤骨折块，使其复位。若跟骨体后部同跟骨结节向后向上移位，应予充分矫正，否则可因跟骨底部不平，影响日后步行和站立。具体整复方法：患者仰卧，患侧膝关节屈曲90°，助手环握患肢小腿，术者一手托住足跟后部，另一手握住足背，两手同时用力向下拔伸牵引，以矫正骨折块向上移位，继而术者以两手指交叉扣于足底，两手掌根部相向用力挤压跟骨两侧以矫正侧方移位，以尽可能恢复正常的结节关节角。如未能复位者，可用跟骨夹（贝累夹）挤压整复（图3-22），应用时注意以软棉垫保护皮肤。

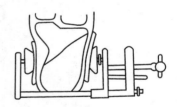

图3-22　跟骨夹（贝累夹）挤压整复方法

2）波及跟距关节面的骨折：对有关节面塌陷、粉碎骨折者，手法整复同上面不波及跟距关节面的手法外，可采用针拨复位法（图3-23）。

撬拨复位适应证：丘部塌陷骨折手法复位困难或复位失败者，手法复位失败的结节骨折。

具体操作方法：均应在麻醉后，严格无菌操作下进行。操作器械包括导引针和拨骨针、三棱针或骨圆针制成，也可直接使用骨圆针。结节骨折：在跟部内侧相当于骨折间隙水平刺入拨骨针。如为有骨折端嵌插的纵形骨折，将嵌插撬拨分开。如为有软组织嵌入的横形骨折，则将软组织挑开。骨突骨折常在骨折间隙处刺入拨骨针，将嵌入其间的骨片拨出。最后，施以推挤按压手法或用拨骨针顶推骨块，使之复位。丘部塌陷骨折：患足在上侧卧位。在跟骨结节后上部，沿跟骨长轴向前下穿入一骨圆针，向后下牵拉上移的结节，恢复结节关节角下部的正常位置。再取跟骨后方偏外为进针点，将导引针针尖向前下略偏内进针，如有落空感，说明针尖已进入骨折间隙。缓慢退出导引针，改用拨骨针，由原针道进入。然后在X线监视下，使拨骨针尖端定位于骨片下方。如为横形塌陷骨折，针尖应抵至骨片中下部；若有骨片向下翻转，针尖应至其前下端少许。最后进行撬拨，使骨片向上抬起复位。撬拨复位后，保持牵引针及拨骨针位置。助手两掌根相对挤压跟骨两侧，恢复跟骨正常宽度。跟距关节外侧塌陷骨折也可首先应用拨骨术撬拨后关节面骨片，复位后再配合手法矫正其他移位。

图 3-23　跟骨骨折针拨整复法

（2）固定方法　无移位骨折一般不作固定。对有移位的跟骨结节横形骨折，接近跟距关节骨折及波及跟距关节面未用钢针固定者，可用夹板固定。在跟骨两侧各放置一棒形压垫，用小腿两侧弧形夹板作超踝关节固定，前面用一弓形夹板维持患足于跖屈位，小腿后侧弓形板下端抵于跟骨结节之上缘，足底放一平足垫，维持膝关节屈曲30°位，一般固定6～8周。亦可采用石膏固定，用针拨复位法复位的骨折可用石膏连针一起固定，固定方法一般为将踝关节置于跖屈位3～4周后，改为中立位继续固定至7～8周。

2. 手术疗法　跟骨骨折如果有下述情况者则需要考虑手术治疗。

（1）累及跟距关节，存在关节面的分离移位而上述方法复位困难或失败者。

（2）存在跟骨结节骨块或后关节面下骨块而合并后距下关节脱位者。

（3）有明显距下关节紊乱、跟骨体骨块旋转，或伴有腓骨肌腱移位和损伤的跟部过度增宽而不能恢复者。

（4）畸形愈合的陈旧性骨折，严重影响患肢功能、步履困难者。

对仅有跟距关节面塌陷严重而不粉碎者可采用切开复位内固定术。常取跟骨外侧切口，将跟距关节面解剖复位后，植骨填充复位后的空隙，尽可能恢复跟骨结节关节角，术后用石膏固定6～8周。对严重粉碎性骨折、关节面破坏严重者，宜采用功能疗法：患者卧床，弹力绷带包扎，抬高患肢，进行足、趾及踝关节主动活动。1周后持拐行走，3周后（双足6周）部分负重，6周后完全负重，12周后弃拐练习行走。后期如并发创伤性关节炎，可行跟距关节或三关节融合术。

3. 药物治疗　初期宜活血祛瘀、消肿止痛，内服活血止痛汤或肢伤一方加木瓜、牛膝等利水消肿之品，局部外敷跌打万花油或消肿止痛膏。中期宜接骨续损、和营生新，内服肢伤二方或生血补髓汤，外敷接骨膏或接骨续筋药膏。后期宜补肝肾、壮筋骨，内服肢伤三方或健步虎潜丸。解除固定后，可用海桐皮汤熏洗或下肢损伤洗方熏洗。

4. 功能锻炼　骨折复位固定后，即可做膝关节及足趾屈伸活动，待肿胀稍消退后，可扶双拐下地不负重行走。在夹板固定下进行足部活动，关节面可自行模造而恢复部分关节功能，6～8周后逐渐负重练习。

【注意事项】

骨折整复固定后，早期主动活动足趾与小腿肌肉，拆除固定后应加强足踝部的功能活动，但对累及跟距关节者，外固定拆除早期不可作过量的足背伸活动，后期以锻炼时无锐痛、活动后无不适为度。

【思考题】

1. 跟骨骨折分型、诊断要点有哪些?
2. 跟骨骨折治疗方法有哪些?

第十一节 跖、趾骨骨折

跖骨共 5 块,每块跖骨可分为基底、干和头三部。第 1 ~ 3 跖骨底分别与第 1 ~ 3 楔骨相关节,第 4 ~ 5 跖骨底部与骰骨相关节。第 1 跖骨头与第 5 跖骨头是构成足内外侧纵弓前方的支重点,与后方的足跟形成整个足部主要的三个负重点。五块跖骨之间又构成足的横弓,跖骨骨折后必须恢复上述解剖关系。跖骨骨骺出现年龄:男性为 2 ~ 6 岁,女性为 1 ~ 5 岁;愈合年龄:男性为 17 ~ 19 岁,女性为 16 ~ 18 岁。跖骨骨折是足部最常见的骨折,多发生于成年人。

趾骨除踇趾为 2 节外,余趾均为 3 节,每节趾骨分为底、体及滑车三部分。足趾具有增强足的附着力的功能,可辅助足的推进与弹跳。趾骨骨折多见于成年人,其骨折发生率占足部骨折第 2 位。

【病因病机】

跖骨骨折多由直接暴力引起,如压砸或重物打击而引起,以第 2 、3 、4 跖骨较多见,可一根或多根跖骨同时骨折。间接暴力如扭伤等,亦可引起跖骨骨折。长途跋涉或行军则可引起疲劳骨折。骨折的部位可发生于基底部、骨干及颈部,以第 2 跖骨最多见。趾骨骨折多因重物砸伤或踢碰硬物所致。前者多引起粉碎或纵裂骨折,后者多为横断或斜形骨折,常合并有皮肤或甲床损伤。以第 1 、5 趾骨骨折较为常见。有皮肤和甲床损伤者,局部容易引起感染。

【诊断与分型】

1. 诊断要点　伤后足背或足趾骨折局部疼痛、肿胀、压痛、活动功能障碍、有纵轴挤压痛,如为移位骨折多可触及骨擦音,合并脱位者则出现足趾部畸形。

足部正位、斜位 X 线检查可明确骨折的部位和移位情况。需要注意的是,第 5 跖骨基底部撕脱骨折的诊断,应与跖骨基底骨骺未闭合、腓骨长肌腱的籽骨相鉴别。后两者压痛、肿胀不明显,骨片光滑规则,且为双侧性。

2. 分型　跖骨、趾骨骨折按骨折线可分为横断、斜行及粉碎骨折,因跖骨、趾骨相互支持,骨折移位多不明显。按骨折的原因、移位特点及解剖部位可分为以下三种类型。

(1)跖骨、趾骨干骨折　跖骨、趾骨干骨折多由重物压伤足背所致,多为开放性、多发性,有时还并发跖跗关节、跖趾关节脱位,足部皮肤血供较差容易引起伤口边缘坏死或感染。

(2)第 5 跖骨基底部撕脱骨折　足内翻扭伤时,附着于其上的腓骨短肌及腓骨第三肌的猛烈收缩,一般骨折片的移位不严重。

(3)跖骨颈疲劳骨折　跖骨颈疲劳骨折好发于长途行军的战士,故又称"行军骨折",多发于第 2 、3 跖骨颈部,其中尤以第二跖骨颈发病率较高。由于肌肉过度疲劳、足弓下陷,第 2 ~ 3 跖骨头负重增加,超过骨皮质及骨小梁的负担能力,即逐渐发生骨折,但一般骨折段不至完全断离,同时骨膜产生新骨。

【治疗】

无移位跖骨、趾骨骨折，以及第 5 跖骨基底部骨折、疲劳骨折可局部外敷活血化瘀、消肿止痛中药，外用夹板或石膏托固定 4～6 周。有移位骨折要整复固定。

1. 保守治疗

（1）**手法整复方法**　有移位的跖骨骨折、趾骨骨干骨折、骨折脱位、多发性骨折，可采用手法整复。在适当麻醉下，患者取仰卧位，一助手双手固定牵引小腿，术者站于足对侧，一手拇指置于足心或足趾跖侧，四指置于足背，以另一手牵引骨折对应足趾 1～2 分钟，牵引时足趾向背侧，与跖骨纵轴成 20°～30°角；待矫正重叠移位后，再翻转向跖侧屈曲，与跖骨纵轴成 10°～15°角，同时在足心或足趾跖侧的拇指由跖侧推挤远侧断端向背侧使其复位。如仍有残留的侧方移位，则继续在牵引下，从跖骨或趾骨之间以拇指、食指用夹挤分骨法矫正残余移位（图 3-24）。跖骨骨折上下重叠移位或向足底突起成角必须纠正，否则会影响足的行走功能。

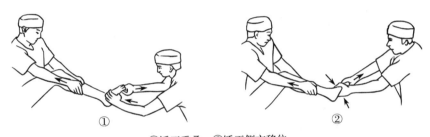

①矫正重叠　②矫正侧方移位

图 3-24　跖、趾骨骨折整复方法

（2）**固定方法**　手法整复后，先把足部托板置于足底部，将分骨垫置于背侧跖骨间隙之间，再在足背部置一扇面薄板垫，远端达趾蹼，宽度铺满足背，外用绷带包扎，固定 4～6 周，亦可用石膏前后托固定。趾骨固定相对简单，整复后用两块小夹板分别置于趾骨的背侧和跖侧固定，亦可用邻趾固定法进行固定。

2. 手术治疗　跖骨及趾骨开放性骨折、闭合性骨折在手法复位失败后，可采用切开复位内固定术，可用克氏针或小型解剖钛板固定，术后用石膏托固定 4～6 周。趾骨骨折若有皮肤破损者，应清创处理，预防感染；甲下血肿严重者，可在趾甲上开窗引出；开放性骨折，清创时拔去趾甲，视情况可同时用钢针内固定。

3. 药物治疗　按骨折三期辨证用药，后期可配合中药熏洗。

4. 功能锻炼　初期可做跖趾关节屈伸活动，2 周后扶拐不负重步行锻炼，4～6 周疼痛消失，解除固定后，逐渐下地负重行走。

【注意事项】

早期进行足趾和踝关节屈伸活动，并可早期扶双拐行走，但患足不着地，待临床症状消失，患足方可逐渐负重行走。固定期间常规检查足部肿胀、趾端末梢血运状态，不可包扎过紧，必要时抬高患足以利消肿。第 1、2 跖骨基底部骨折需密切观察有无足背动脉终支损伤或胫后动脉痉挛所致的血栓形成，避免前足坏死。距骨颈骨折复位后常有再移位倾向，应每周 X 线复查 1 次。拆除固定后，如有足背僵凝不适、疼痛等症状，可予熏洗、按摩、理疗，以促使患足功能恢复。

【思考题】

1. 跖骨、趾骨骨折诊断要点有哪些?
2. 跖骨、趾骨骨折治疗方法有哪些?

第四章

躯干骨折

扫一扫，查阅
本章数字资源，
含 PPT、音视
频、图片等

躯干骨由脊椎骨、胸骨和肋骨，它们借骨连接构成脊柱、胸廓和骨盆的构成，具有支持体重、运动和保护内部器官的功能。脊柱位于躯干后壁的正中，由 33 块椎骨构成。胸廓由 12 块胸椎、12 对肋和 1 块胸骨连接而成，具有支持和保护胸、腹腔内的脏器及参与呼吸运动等功能。躯干骨折损伤的致伤暴力强大，损伤机制较为复杂，往往合并重要组织与内脏结构的破坏，可发生严重的并发症，甚至致残、致死。因此，躯干骨折的诊断与治疗，既要重视骨折，又要重视并发的重要血管、神经、内脏损伤及其对全身、局部生理功能的影响。

第一节　胸骨骨折

胸骨为长形扁骨，上宽下窄，位于胸廓前壁正中的皮下。胸骨在人体的自然位置，近似额状位，稍斜向前下方，前面微凸，后面凹陷，从上向下依次为胸骨柄、胸骨体和剑突三部，三部之间借软骨相互结合。胸骨柄上缘有三个切迹，中间有一浅而宽的颈静脉切迹；两侧有向后上方的卵圆形关节面的锁切迹，与锁骨的胸骨端形成关节。胸骨柄和胸骨体的两侧缘共有 7 对肋切迹，分别与第 1 ～ 7 对肋软骨相连。

胸骨凸起的畸形称为"鸡胸"，凹陷的畸形称为"漏斗胸"。这两种畸形一般都是由于缺少维生素 D 和钙而引起的。临床上有时用穿刺术取胸骨骨髓做检查。

【病因病机】

"胸骨"是古籍中胸骨和肋骨的统称。《医宗金鉴·正骨心法要旨》记载："胸骨即（骨曷）骬骨，乃胸胁众骨之统名也。一名膺骨，一名臆骨，俗名胸膛。"古籍中的"胸骨"即系胸前中央之骨，与现代解剖学上所指的胸骨一样，后者可能根据前者译名而来。

胸骨骨折的部位以胸骨体、胸骨柄最常见，分别约占 76.5% 及 9%，胸骨柄、体交界处骨折约占 8.5%。胸骨骨折多由直接暴力或作用于胸骨区或挤压所致，如汽车撞击、房屋倒塌压伤、重物砸压、钝器打击伤，常合并胸部其他严重损伤。脊柱过度屈曲可发生胸骨骨折。

【诊断与鉴别诊断】

1. 诊断与分型

（1）诊断要点　胸部多有直接暴力冲击外伤史，临床表现为胸骨部疼痛剧烈、肿胀或瘀斑、咳嗽、深呼吸及抬头时疼痛加重。如有骨折移位者，可见局部变形；合并数条肋骨或肋软骨骨折时，可出现反常呼吸运动，可伴有呼吸道、胸腔血管等循环功能障碍或脊柱损伤。一般可根据呼吸、胸前区撞击后出现的局部疼痛及压痛，做出初步诊断。

（2）影像学诊断

1）X线检查：X线检查是诊断胸骨骨折的首选影像学检查方法。斜位、侧位X线可明确胸骨骨折的诊断。X线表现多为横断形，可有两处以上骨折线并可发生移位。X线检查对体位要求严格，受伤较重的患者常因疼痛或严重的复合伤无法配合标准体位检查，从而影响了图像质量及诊断准确性，容易造成漏诊（图4-1、图4-2）。

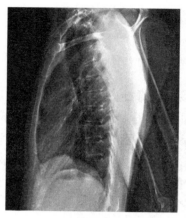 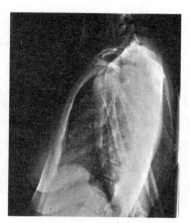

图4-1　正常胸骨X线侧位　　　　　图4-2　胸骨骨折X线侧位

2）CT检查：CT检查，特别是多层螺旋CT能提供更快、更高的密度分辨率和空间分辨率，对检查胸骨骨折具有不可比拟的优越性，为临床诊断和进一步治疗提供更准确、更全面的影像学依据（图4-3）。但常规CT轴位诊断时也可以出现漏诊，其中多为横形且未发生移位的骨折。多平面重建（MPR）图像重组技术可从任意方位、任意层面观察胸骨骨折的情况，对胸骨骨折的检出更加准确，弥补了轴位CT检查的不足（图4-4）。

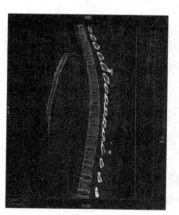 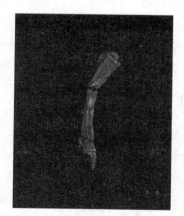

图4-3　胸骨骨折CT图像　　　　　图4-4　胸骨骨折三维重建图像

3）骨超声检查：骨超声诊断胸骨骨折有着较高的敏感性和特异性，能准确观察到细小的骨折线，并能探测部分胸部合并伤，如纵隔血肿、胸腔积液等，适用于重症监护室与急诊室。但骨超声对骨折移位程度的判断尚欠精确性，对肺部、胸腰椎及肋骨的改变观察也有限，因此限制了其进一步的应用。

2. 鉴别诊断　胸骨骨折诊断并不困难，临床上需要鉴别的疾病较少，主要是防止漏诊。

胸骨骨折根据胸前区外伤史、胸部剧痛、气促、发绀，局部有挫伤、血肿、压痛、骨摩擦感，结合胸部 X 线检查诊断多无困难。其早期漏诊的主要原因是纵隔与胸骨影重叠，胸部正位 X 线片不易显示；胸部及全身的其他严重外伤，如多发肋骨骨折、血气胸、肺挫伤、颅脑损伤，特别是昏迷等掩盖了胸骨骨折，尤其是对无移位的胸骨骨折更易漏诊，必要时可采用 CT 检查、MPR 图像重组技术进行确诊。对疑有胸骨骨折的患者，应加拍摄胸骨侧位或斜位 X 线片，以明确诊断。

【治疗】

单纯性无移位的胸骨骨折的治疗以卧床休息、局部固定及镇痛等防止并发症的发生。有移位者待全身伤情稳定后，早期行骨折复位。

1. 保守治疗 患者仰卧，胸骨过伸，双臂上举超过头部，局部麻醉后在胸骨骨折的下折端用力加压使之复位。然后用胸肋固定带进行固定保护，卧床 3～4 周。此法适用于胸骨横断并有移位的骨折。

2. 手术治疗 手术治疗适用于骨折移位明显、手法复位困难或胸骨骨折伴有连枷胸者。胸骨骨折的固定方法有钢丝固定、记忆合金胸骨固定器固定、钛板固定。传统的胸骨固定方法是采用不锈钢丝固定缝合，即在骨折处正中切口，用骨膜剥离器或持骨器撬起骨折端，使之上下端对合，然后在骨折上下折端钻孔，以不锈钢丝缝合。但钢丝固定的胸骨稳定性差、钢丝断裂或移位、钢丝纵向牵拉对胸骨的切割张力，使得不规则骨折或粉碎性骨折时治疗效果不佳。镍钛记忆合金胸骨环抱固定器于上下肋间环抱胸骨，固定效果可靠，温度恢复后恢复原有形状，不一定完全贴合胸骨。但需游离骨折上下端骨膜及肋间凹，且金属体较大，容易造成术后胸骨前组织隆起。目前广泛采用钛板固定，术后胸骨稳定性好，手术操作方便安全，术后恢复较快（图 4-5、图 4-6）。

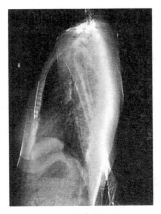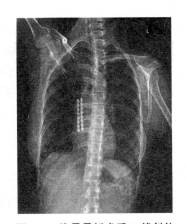

图 4-5 胸骨骨折术后 X 线侧位　图 4-6 胸骨骨折术后 X 线斜位

3. 药物治疗 胸骨骨折按骨折三期辨证施治。骨折初期治宜活血化瘀、理气止痛。伤气为主者，宜理气止痛、活血化瘀，方用柴胡疏肝散、金铃子散加减，外用消肿止痛膏。伤血为主者，宜活血化瘀、理气止痛，方用复元活血汤、血府逐瘀汤加减；气血两伤者，宜活血化瘀、理气止痛，方用顺气活血汤加减。骨折中期治宜理气活血，接骨续筋，方用接骨丹或接骨紫金丹等。骨折后期胸胁隐隐作痛或陈伤者，宜化瘀和营、行气止痛，方用三棱和伤汤加减；气血虚弱者，方用八珍汤。

4. 功能锻炼 整复固定后，病情轻者可下地自由活动。固定受影响的部位，需减少活动，患者加强营养，增加抵抗力，及时康复锻炼。重症需卧床者，可取半坐卧位锻炼腹式呼吸运动，或进行深呼吸运动，可指导患者做四肢各关节的活动，两肩尽量不做向前活动，以免重新移位。待症状减轻后可下地活动。早期离床活动，可减少呼吸系统感染疾病的发生。

【注意事项】

发生胸骨骨折时，正确的急救措施和科学的治疗方法对于痊愈很重要。胸骨骨折的处理应分清轻重缓急，首先处理危害生命的损伤，如失血性休克、活动性血胸、张力性气胸及颅脑损伤等。无明显移位的单纯胸骨骨折遭受的外力多较轻，合并脏器损伤的机会少，一般不需手术，但应密切观察病情变化。对有明显移位的胸骨骨折患者，应积极采取手术治疗，采用手术固定较非手术方法更可靠，有利于患者恢复。胸骨骨折有移位者胸内器官损伤的发生率高，如心脏钝挫伤、裂伤、心包破裂、支气管损伤等，若延误治疗将带来严重的后果，而积极手术能尽快发现并处理合并伤。

【思考题】

胸骨骨折诊断要点有哪些？

第二节　肋骨骨折

肋骨骨折较常见，约占全身骨折的1.4%，好发于18～50岁。一肋一处骨折多见，多肋多处骨折所致的连枷胸是胸部创伤死亡的主要原因之一。

肋骨共12对，呈弓形，左右对称排列，与胸椎和胸骨相连构成胸廓，有支持和保护内脏的重要作用。上7对肋骨借助软骨附着于胸骨；第八至十肋骨借助第7肋软骨间接与胸骨相连；第11、12肋骨前端游离，称为浮肋。上下肋骨之间，有肋间内肌、肋间外肌交叉附着，将肋骨连成一体，故肋骨骨折一般较少发生移位。两肋之间有肋间神经和血管通过，骨折移位易造成损伤。肋骨前连软骨，后有关节，肋骨本身又富有弹性，有缓冲外力的作用。第1、2对肋骨被肩胛骨、锁骨及上臂保护，一般不易受伤。中部第3～7肋，外表较少保护，发生骨折的机会较多。第8～10肋连于第7肋软骨而不直接连于胸骨，故弹性较大，发生骨折较少。浮肋弹性更大，不易骨折。

【病因病机】

肋骨骨折，属于中医学"胸胁内伤"的范畴，损伤后出现胸壁肿痛是由骨折筋伤、经脉破损、血溢脉外、瘀积肋下、阻滞气机所致。"气伤则痛""形伤则肿"。胸胁内为肺脏，胸胁受伤严重则影响肺脏的呼吸功能，多由气血瘀阻、气道不畅、肺失清肃、气上逆、气不顺所致。

肋骨骨折由直接暴力和间接暴力导致，亦可由两者合并作用发生。

1. 直接暴力　直接暴力多由钝器打击、碰撞等直接作用于肋骨某处。该处肋骨被迫向胸廓内陷而发生骨折，骨折端多呈横断或粉碎性，并向内塌陷。如断端移位较大，可损伤胸膜和肺脏，造成血胸或血气胸等（图4-7）。

2. 间接暴力　间接暴力多由交通事故、塌方、重物挤压间接作用于肋骨所致。在胸廓前后方外力对挤的作用下，肋骨向外弯曲而骨折，多发生在腋中线处。在侧胸壁外力左右对挤时，则可发生前肋或后肋骨折，或胸肋关节脱位。骨折线常呈斜形，骨折断端易刺破胸膜、肺脏或皮肤，造成血胸、血气胸或开发性骨折（图4-8）。

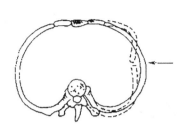

图 4-7　直接暴力移位特点

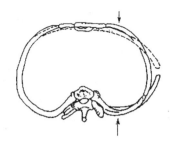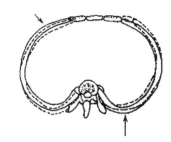

图 4-8　间接暴力移位特点

3. 混合暴力　直接暴力与传达暴力共同作用胸廓，是造成肋骨多段骨折的重要原因，合并内脏损伤的机会大。骨折线的特点是一根多处骨折，甚至多根多处骨折。

4. 肌肉牵拉　由于剧烈咳嗽、打喷嚏，肋间肌肉反复急剧收缩可引起肋骨骨折，多见于体质虚弱之人，如肿瘤、肺结核、慢性阻塞性肺病或骨质疏松者。骨折线多为横形或斜形。

若骨折端损伤胸膜、肺脏，使空气进入胸膜腔，即为气胸。如胸膜穿破口已闭，不再有空气进入胸膜腔，称为闭合性气胸；如胸膜穿破口未闭，空气仍自由沟通，称为开放性气胸；若胸膜穿破口形成阀门，吸气时空气通过破裂口进入胸膜腔，呼气时不能将空气排出，胸腔内压力不断增加，对肺的压迫和纵隔推移也越来越大，称为张力性气胸。肋骨骨折伤及胸膜、肺脏或血管时，使血液流入胸腔，即为血胸（图 4-9），多与气胸同时发生，称为血气胸。

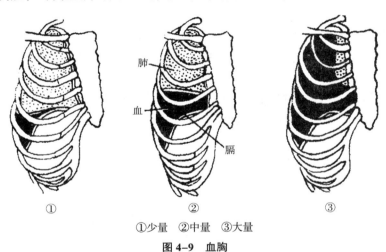

①少量　②中量　③大量

图 4-9　血胸

肋骨的多根多处骨折或多根单处骨折合并肋软骨骨折、胸肋关节脱位时，可使该处胸廓失去支持，形成浮动胸壁即连枷胸，产生反常呼吸，患者可出现呼吸困难、低氧血症等（图 4-10）。

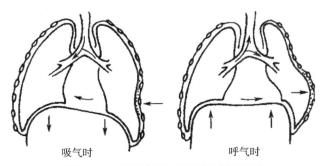

吸气时　　呼气时

图 4-10　肋骨骨折软化区反常呼吸运动

【诊断与鉴别诊断】

1. 诊断与分型

（1）**诊断要点**　肋骨骨折的诊断主要依据受伤史、临床表现和 X 线胸片检查。诊断要点包括：①有胸部外伤史。②胸壁有局部疼痛和压痛，胸廓挤压试验阳性，当剧烈咳嗽、喷嚏后突然出现胸壁剧痛，应考虑到有肋骨骨折的可能。③结合 X 线检查可确诊。

伤后骨折部肿痛，深呼吸、咳嗽和躯干转动时疼痛加剧，患者有不同程度的胸闷感或呼吸困难。检查可见局部有血肿或瘀斑。骨折处有固定压痛点，沿肋骨可触及骨骼连续性中断，或可触及骨擦音。两手分别置于胸骨和胸椎，前后挤压胸廓可引起骨折处剧烈疼痛，则为胸廓挤压征阳性，是诊断肋骨骨折的主要体征之一。

多根多处骨折时，该部胸廓失去支持，形成浮动胸壁即连枷胸，产生反常呼吸，患者可表现为呼吸困难、发绀，甚至休克等严重症状。

第 1、2 肋骨骨折多由强大暴力引起。如伴有多发性肋骨骨折及连枷胸，应考虑其周围的锁骨下血管和臂丛神经损伤的可能性，以及胸腔脏器和大血管损伤的可能性，还可导致胸廓出口综合征。

肋软骨骨折较少见，但单纯肋软骨与肋骨分离却常见。儿童肋骨弹性大，不易折断，如有肋骨骨折表明遭受的暴力巨大，因此常合并严重的脏器损伤。年老体弱或有慢性阻塞性肺部疾病者，更应该提高警惕。

气胸、血胸是肋骨骨折常见的并发症，有时还可能伤及气管、食管、纵隔、心脏及肝脾等脏器。因此对于肋骨骨折患者，应特别观察患者的血压、脉搏和呼吸，有无发绀缺氧、肺不张等情况。

如并发闭合性气胸，可出现胸闷、气促，体检可见伤侧呼吸运动减弱，叩诊呈鼓音，呼吸音及语颤减弱或消失。开放性气胸可出现呼吸困难、发绀、血压下降、脉细数、伤侧呼吸音低微或消失，同时可听到空气经胸壁伤口进出的声音，叩诊为鼓音。张力性气胸可出现严重的呼吸困难、发绀及休克，有时气体进入纵隔和皮下组织，可在头、颈、胸及上肢形成皮下气肿，气管向健侧偏移。胸腔穿刺抽出部分气体后压力暂时减低，但不久又增高，症状又加重。

如并发血胸，可出现不同程度的面色苍白、脉搏细速、血压下降及末梢血管充盈不良等低血容量休克表现，并有呼吸急促、肋间隙饱满、气管向健侧移位、伤侧叩诊浊音及呼吸音减低等症状。胸腔穿刺可明确诊断。X 线检查可以确定血气胸及其程度。

肋骨正斜位 X 线片可明确骨折的部位、数目及骨折移位情况。无移位骨折，需待伤后 3 ～ 4 周 X 线出现骨痂才能证实为骨折。X 线检查不能发现肋软骨关节脱位或肋软骨骨折，因此肋软骨骨折的早期诊断主要依靠临床体征。对于无错位、嵌插隐匿性骨折极易漏诊，也不易观察少量液气胸及肺内挫伤出血等情况，应用 CT 检查可以精细地显示肺脏挫裂伤、液气胸情况，更好地评估患者病情的严重程度。多层螺旋 CT 及重建技术，对于细微的骨折、隐匿性骨折及肺部损伤等情况，不仅可以准确地显示，还能够发现骨折线的移位及复杂的解剖关系。

（2）**肋骨骨折分类**　肋骨骨折属于胸部创伤。根据胸膜腔与外界是否相通，可分为闭合性肋骨骨折与开放性肋骨骨折。

1）闭合性单处肋骨骨折：骨折发生于少数或一处肋骨。局部肿痛、压痛，胸廓挤压征阳性，少见并发气胸、血胸。

2）闭合性多根肋骨骨折：骨折发生于多根一处肋骨。除肿痛、胸廓挤压征阳性外，常出现呼吸困难等，严重者可并发气胸、血胸。

3）开放性肋骨骨折：骨折发生于多根、多处肋骨，骨折断端常与外界相通。除肿痛、胸廓挤压征阳性外，表现为反常呼吸、呼吸困难等，严重者可并发气胸、血胸，常出现连枷胸。

2. 鉴别诊断　肋骨骨折时，无移位性骨折是误诊的主要原因之一。肋骨的结构比较单薄，缺乏对比，无移位的骨折线比较细微，因此容易误诊。当伴有其他严重伤病时易忽略肋骨骨折的存在，如发生肺挫伤合并血气胸、心脏损伤、锁骨骨折、肩胛骨骨折及结核性胸膜炎胸膜肥厚时易造成误诊。故临床上应仔细进行鉴别。

【治疗】

肋骨骨折的治疗原则为镇痛、清理呼吸道分泌物、固定胸廓、恢复胸壁功能及防治并发症。

治疗闭合性单处肋骨骨折时，治疗原则是止痛、固定及预防肺部感染。因有肋间肌固定和胸廓的支持，多无明显的移位且比较稳定，一般不需要整复。可采用口服镇痛药或局部肋间神经阻滞；弹性胸带固定胸廓目的是减少肋骨断端活动、减轻疼痛、预防肺部感染。

治疗闭合性多根多处肋骨骨折时，治疗原则是纠正反常呼吸运动、抗休克及处理合并损伤。当胸壁软化范围小或位于背部时，反常呼吸运动可不明显或不严重。可采用局部夹垫加压包扎。如出现严重的呼吸与循环功能紊乱，或双侧连枷胸软胸综合征时，可迅速导致死亡，必须进行紧急处理。

治疗开放性肋骨骨折，治疗原则是彻底清创、固定肋骨断端。清除碎骨片及无生机的组织，咬平骨折断端，以免刺伤周围组织。如有肋间血管破损者，应分别缝扎破裂血管远近端。胸膜破损者按开放性气胸处理。术后常规注射破伤风抗毒血清和给予抗生素防治感染。如合并血气胸，需采用胸腔闭式引流。合并内脏损伤或休克者，要采取相应治疗措施挽救患者生命。

1. 保守治疗

（1）整复方法

1）坐位整复法：嘱患者坐于凳子上，挺胸叉腰，深吸气，然后屏气。助手立于患者背后，将一膝顶住患者背部肩胛间区，双手分别从腋窝绕到肩关节前方并握住两肩，缓缓用力向后上方牵拉，使患者胸廓扩展。术者立于患者前方，一手掌扶健侧，一手掌徐徐推按患侧高凸部位使之平复。手法复位切忌使用暴力，以免产生医源性损伤。

2）卧位整复法：若患者身体虚弱，可让患者仰卧，肩胛间区垫枕使患者双肩后伸、胸廓扩展，采用与上述同样的挤压手法整复移位的骨折（图4-11）。

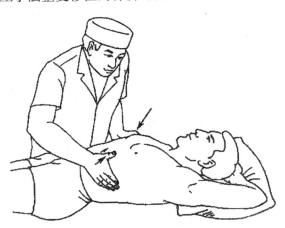

图 4-11　肋骨骨折卧位整复法

（2）固定方法

1）胸壁压迫固定法：常用于年轻的患者和轻度胸壁浮动患者，也可作为急救的方法之一。用较多的棉垫（大小与浮动部位相等）置于胸壁浮动部，外加宽胶布固定或绷带加压包扎。此方法缺点是将浮动胸壁向内压，对严重的胸壁浮动者应忌用。此外，愈合后胸廓可遗留有一定的畸形。

2）胶布固定法：患者取半坐位，两上肢外展或上举。在深呼气末胸廓缩至最小时拉紧粘贴，用宽 7～10cm 的长胶布自健侧肩胛中线绕过骨折处，紧贴到健侧超过锁骨中线 5cm。从骨折的肋骨以下两肋开始，第一条胶布贴在骨折肋骨下两肋，第二条叠盖在第一条之上，互相重叠 1/2～1/3，呈叠瓦状由后向前、自下而上地进行固定，至骨折的肋骨以上两根肋骨，固定时间为 3～4 周（图 4-12）。若皮肤对胶布过敏，或患支气管哮喘、慢性支气管炎、肺气肿，或老年人心肺功能不良者，因半环式胶布固定加重呼吸限制，故不宜采用本法。

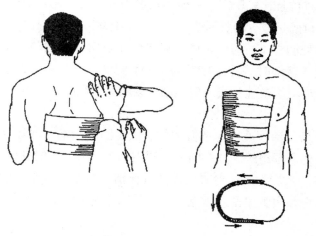

图 4-12　胶布固定法

3）弹力绷带固定法：适用于老年人、患有肺部疾病或皮肤对胶布过敏者。骨折部可外贴伤膏药，嘱患者做深呼气，然后用弹力绷带环胸部固定骨折区及上下邻近肋骨，固定时间为 3～4 周。

4）肋骨牵引法：多根多处肋骨骨折造成浮动胸壁，出现反常呼吸时采用肋骨牵引法。选择浮动胸壁中央一根肋骨，局部麻醉后用无菌巾钳将肋骨夹住，或用钢丝或钢针穿过肋骨下方，系上牵引绳进行滑动牵引，牵引重量为 2～3kg，牵引时间为 1～2 周（图 4-13）。

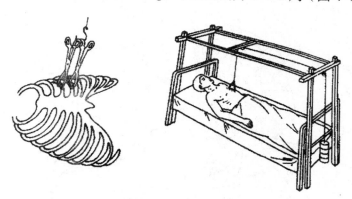

图 4-13　肋骨牵引法

2. 手术治疗 绝大多数肋骨骨折无须手术治疗，经保守治疗均可治愈。但严重的肋骨骨折，如多发性肋骨骨折和连枷胸患者，可采用器械内固定，即不锈钢丝、吸收肋骨钉和记忆合金接骨板等内固定。不仅可以防止肋骨交叉愈合，恢复胸廓和肺脏的顺应性，还可以避免断端嵌压所致的肋间神经痛，防止呼吸窘迫综合征、肺不张等晚期并发症的发生。

肋骨骨折手术内固定治疗的适应证为：①胸壁塌陷，造成呼吸进行性加重者。②胸壁无塌陷，但有明显胸廓畸变者。③胸腔闭式引流术不能控制的血气胸患者，危及患者的生命。④凝固性血胸者。⑤浮动胸壁（连枷胸），出现反常呼吸运动，导致呼吸困难者。⑥合并气管、食管、纵隔、心脏及肝脾等脏器损伤，具有开胸探查的手术指征。

并发症的处理方法如下。

（1）气胸 如果合并闭合性气胸而胸腔积气较少、对呼吸功能影响不大者，不需特殊处理，积气往往能自行吸收。若积气较多，有胸闷、气急、呼吸困难等症状时，可在第2肋间隙锁骨中线处行胸腔穿刺，抽出积气。如反复穿刺抽吸，胸腔内气体仍排除不尽，或减少后又增加者，说明漏气源头未止，应做胸腔闭式引流。

若为开放性气胸，急救时可用消毒的纱布或凡士林油纱布填塞伤口并包扎，阻止胸膜腔与外界空气相通，使开放性气胸转变为闭合性气胸，再进行给氧、输血补液，纠正休克、清创、缝闭胸壁创口，并做胸膜腔闭式引流术。如合并内脏损伤或活动出血者，应剖胸探查，积极控制感染。

若为张力性气胸，首先在第2肋间隙插入一粗针头排气，暂时降低胸腔内压力，然后插入胸腔闭式引流管。如患者呼吸困难未见好转，应剖胸探查。

（2）血胸 少量血胸可暂时不给予处理，应继续观察。中等以上的血胸，应立即行胸腔穿刺或胸腔闭式引流术，及时抽出积血，促使肺膨胀，改善呼吸功能，同时应用抗生素预防感染。

3. 药物治疗 骨折初期，治宜活血化瘀、理气止痛。伤气为主者，宜理气止痛、活血化瘀，方用柴胡疏肝散、金铃子散加减；伤血为主者，宜活血化瘀、理气止痛，方用复元活血汤、血府逐瘀汤加减；气血两伤者，宜活血化瘀、理气止痛，方用顺气活血汤加减。骨折中期，治宜理气活血，接骨续筋，方用接骨丹或接骨紫金丹等。骨折后期，胸胁隐隐作痛或陈伤者，宜化瘀和伤、行气止痛，方用三棱和伤汤加减；气血虚弱者，用八珍汤。外治早期选用消肿止痛膏，中期选用接骨续筋膏，后期选用狗皮膏。

4. 功能锻炼 肋骨骨折后的功能锻炼主要是恢复正常的肺部功能、胸廓的正常结构，以及防止胸壁软组织过度粘连，主要是行深呼吸的锻炼，能够逐渐恢复肺部的功能，并且在深呼吸时还能够牵拉胸壁的肌肉软组织，从而防止肌肉软组织出现骨折后引起粘连挛缩的情况。因此，肋骨骨折的患者早期在疼痛可忍受的范围内，逐渐行深呼吸活动；后期主要是借助吹气球或者是进行深大的呼吸，来促进肺部肺泡的扩张，从而恢复正常的肺部功能和恢复正常的胸壁扩张运动。

【注意事项】

为了防止胸腔内出血和气胸的形成，X线透视可以发现这些并发症，病程早期可多次检查确定。用胶布粘贴固定的患者，由于天气炎热，要防止皮肤过敏或湿疹。整复固定后病情轻者可下地自由活动；重症需卧床者，可取半坐卧位；肋骨牵引者取平卧位，可进行腹式呼吸运动锻炼。有痰者，鼓励患者按住伤处进行咳痰，防止肺不张和肺部感染，若痰液浓稠难于咳出，可用超声雾化吸入等措施促进痰液排出，如合并肺部疾病者，应积极治疗肺部疾病。忌食辛辣之品，避免对肺部的刺激而发生剧烈咳嗽、疼痛。

【思考题】

1 肋骨骨折诊断要点有哪些？

2. 肋骨骨折并发症有哪些？

3. 肋骨骨折治疗方法有哪些？

第三节　颈椎骨折与脱位

颈椎骨折与脱位，是脊柱损伤中较严重的一种，往往在骨折的同时，合并脱位并伴有脊髓损伤，进而出现四肢瘫痪的情况甚至危及生命。根据部位可分为上颈椎骨折脱位和下颈椎骨折脱位。

上颈椎是指枕颈关节在内的颈 2 椎以上颈椎部分，即枕骨、寰椎、枢椎及其所构成的关节，这三个结构和相关韧带连接组成的骨韧带复合体，称为颅颈连接。骨韧带复合体包围和保护上颈髓、脑干、低位颅神经。其功能相对独立，不仅解剖关系特殊，且损伤后病情复杂多变，临床处理具有一定的特殊性，甚至损伤后的运送、院前处理都与存活率密切相关。

下颈椎是指颈 3 ～颈 7 及其所构成的关节，其包绕和保护脊髓、神经根和椎动脉。下颈椎损伤虽较上颈椎损伤致死率低，但由于其发生率较高，因此仍有较高的致残率，给治疗也带来了一定的困难。

【病因病机】

颈椎骨折，中医学病名为"玉柱骨折"，又称"旋台骨折""颈骨折""天柱骨折""大椎骨折"。《医宗金鉴》记载："旋台骨，即头后颈骨三节也。"《医宗金鉴》记载："颈骨者，头之茎骨，肩骨上际之骨，俗名天柱骨也。"《伤科补要》记载："天柱骨折，即颈椎骨折。"

颈椎骨折与脱位，是骨科创伤常见病，可由直接暴力或间接暴力引起。症见颈部疼痛、肿胀、压痛明显、活动受限、伤部以下有麻木及知觉异常，严重者可出现四肢瘫痪、呼吸困难，甚至死亡。枕骨髁骨折主要为颅脑的直接暴力或速度极高的减速性损伤。寰椎损伤多为轴向压缩 – 后伸暴力，除高处重物坠落砸伤外，高处坠落伤时头顶直接撞击暴力为其多发原因。枢椎骨折可以为前屈暴力或后伸暴力所致。下颈椎较长，周围缺少骨性结构或软组织结构保护而易遭受损伤，下颈椎损伤除少数火器性损伤及直接撞击等直接暴力外，主要为间接暴力致伤，是指作用于头颈及足臀部的暴力纵向传导至颈椎的某一节段，由于压应力及剪切力的作用而引起下颈椎骨折脱位。

【诊断与鉴别诊断】

1.上颈椎骨折与脱位

（1）枕骨髁骨折

1）诊断要点：除了意识不清外，清醒的患者通常主诉枕下痛及头痛，但由于枕骨髁的位置较深，常无压痛或压痛较轻，神经系统检查常无阳性体征，但应注意该损伤可合并脑干损伤而伴呼吸功能障碍的四肢瘫痪。

2）分型：①Ⅰ型：该型骨折实际上是颅底骨折，骨折线由顶骨经一侧枕骨髁止于枕骨大孔，该型骨折属于稳定骨折。②Ⅱ型：骨折是围绕枕骨大孔的环形骨折，骨折环和双侧枕骨髁有可能移位至颅内。③Ⅲ型：单侧枕骨髁的压缩骨折，属于稳定骨折。④Ⅳ型：枕骨髁的撕脱或剪切骨折伴有分离移位，该型骨折导致同侧翼状韧带功能受损，可能伴有覆膜断裂，所以骨折存在潜在不稳定。

（2）寰枕关节脱位

1）诊断要点：寰枕关节脱位是一种少见的损伤，通常由交通事故引起，一般合并寰枕韧带、覆膜和翼状韧带断裂。轻者主要表现为枕颈部疼痛、活动受限、被迫体位及枕颈部压痛。重者引起四肢瘫痪、生命中枢及心血管系统危象，伴有脑干损伤时多在受伤当时或短期内死亡；度过急性期的患者，可有呼吸障碍、中枢性发热及周围血管张力低下引起的低血压等，还可合并肺部的感染。X片除显示椎前阴影增宽外，枕齿间距多超过 6mm（正常成年人的枕齿间距为 4 ～ 5mm）。

2）分型：①Ⅰ型：前脱位，是最常见的类型。②Ⅱ型：纵向脱位，不伴有前方或后方移位。③Ⅲ型：后脱位，极为罕见。④Ⅳ型：侧方脱位。

（3）寰椎骨折　寰椎即第 1 颈椎，属于中医学的"项骨"的范畴。清代胡廷光在《伤科汇纂》中引《检骨图注》云："背后颈骨共五节，第 1 节系致命处。"寰椎骨折好发于青壮年，往往是由高处坠落的重物打击、高台跳水或高处坠落头顶直接撞击地面等头顶部纵向挤压暴力所致。寰椎骨折又称 Jefferson 骨折。

1）诊断要点：通常主诉枕颈部疼痛、活动受限，患者喜以双手托头，大多无脊髓损伤表现。为了解寰枢区损伤细微结构的变化，宜采用断层拍片及 CT 扫描，常能显示寰椎暴裂的骨折分离状况，对确定其稳定程度是有益的。还应注意寰椎侧块内侧缘撕脱骨折，因其是横韧带撕裂征象，提示骨折不稳定。

2）按寰椎骨折部位和移位 Levine-Edwards 分型（图 4-14）：①Ⅰ型：寰椎后弓骨折，是由过伸和纵轴暴力作用于枕骨髁与枢椎棘突之间，并形成相互挤压外力所致，也可与第 2 颈椎椎体或齿状突骨折并发。②Ⅱ型：寰椎侧块骨折，多发生在一侧，骨折线通过寰椎关节面前后部，有时涉及椎动脉孔。③Ⅲ型：寰椎前后弓双骨折，即在侧块前后部都发生骨折，也称 Jefferson 骨折，多是单纯垂直暴力的作用结果。

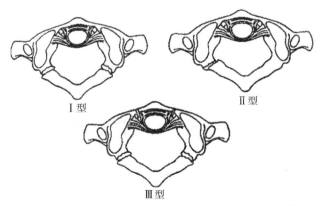

①Ⅰ型寰椎后弓骨折　②Ⅱ型寰椎侧块骨折　③Ⅲ型寰椎前后弓双骨折

图 4-14　寰椎骨折 Levine-Edwards 分型

（4）寰枢椎脱位

1）诊断要点：寰椎横韧带和齿状突是保持寰枢椎稳定的重要结构。如果横韧带断裂则引起寰枢椎向前脱位。寰枢椎脱位的常见病因为外伤性及病理性两类，前者如头颈部遭受各种暴力、手法推拿等，后者如颈椎先天性畸形、类风湿性关节炎及小儿的咽喉部炎症等。寰枢椎脱位视

移位程度及致伤机制不同，临床表现差异较
大，轻者可毫无异常，重者则常可并发严重
的脊髓损伤，造成完全性瘫痪。

2）枢椎旋转脱位或半脱位 Fielding 及
Hawkins 分型（图 4-15）：① Ⅰ 型：单纯
的旋转型脱位，即寰椎围绕枢椎齿状突做
"枢"状旋转，不伴有寰椎前脱位，该型为
稳定性脱位。②Ⅱ型：以单侧侧块为旋转
轴，寰椎在枢椎上旋转并前移 3 ～ 5mm。
③Ⅲ型：在Ⅱ型的基础上，侧块明显旋转或
脱位，寰椎前移超过 5mm。④Ⅳ型：寰椎
在枢椎上方向后移位，常伴有齿状突的缺损
或骨折，该型最不稳定。

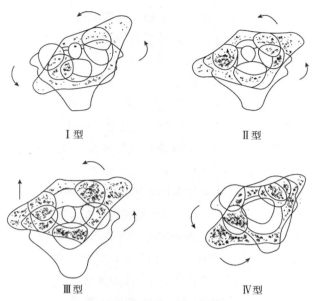

图 4-15　寰枢椎关节脱位分类

（5）齿状突骨折

1）诊断要点：齿状突骨折约占上颈椎
损伤的 60%，占颈椎骨折脱位的 10% ～ 15%，前屈和后伸都会引起齿状突骨折，过屈导致齿状
突向前移位，过伸导致齿状突向后移位。由于寰椎储备间隙的存在（将寰椎矢状径等分为三部
分，齿状突和脊髓各占 1/3，余 1/3 为寰椎储备间隙），故较少出现脊髓神经损害，多表现为颈部
疼痛、活动受限。但搬运及诊治过程中，如果操作不当亦可能引起颈髓受压加重，甚至延髓生命
中枢受累而危及生命。

2）按骨折线的水平 Anderson 分型：① Ⅰ 型：齿突尖部骨折，并不常见，可能是附着于齿状
突尖部的翼状韧带撕脱所致，该型骨折大多是稳定，并发症少，预后较佳。②Ⅱ型：齿状突腰部
骨折，多见，此处骨折的血运影响较大，骨折不愈合率高，多需手术治疗。③Ⅲ型：齿状突基底
部骨折，骨折线常延及枢椎椎体上部骨质及其侧块，该型骨折较为稳定，骨折容易愈合，一般预
后良好（图 4-16）。

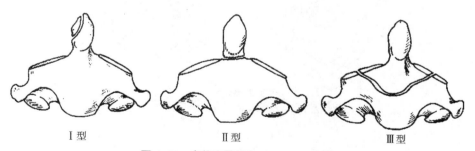

图 4-16　齿状突骨折与 Anderson 分型

（6）枢椎椎弓骨折

1）诊断要点：既往多见于被施绞刑者，又称"绞刑架骨折"，是由于此骨折首先在受绞刑的
犯人尸体上发现而得名。其致伤暴力多为来自下颌部的暴力，引起颈椎仰伸，颅骨直接撞击寰椎
后弓并传递到枢椎后弓，在枢椎椎弓峡部形成强大的剪应力，当其超过局部骨质的承载负荷时，
则引起该处骨折。临床多为来自下颌部朝后上方的暴力，故局部可见皮肤擦伤、挫伤等，主要表
现为颈部疼痛、活动受限，患者喜用手托头。

2）Levine 及 Edwards 分型：①Ⅰ型：双侧椎弓骨折，骨折线位于关节突关节之前方，主要引起枢椎椎体与后方的关节突、椎板以及棘突的分离；骨折分离移位不明显，C2～C3 之间无成角，即骨折后无成角、无明显移位改变。②Ⅱ型：在Ⅰ型的基础上暴力进一步加大，前纵韧带或后纵韧带或两者同时断裂，不仅骨折呈分离状，且多伴有成角畸形，一般成角大于 11°或分离移位超过 3mm，即骨折后出现成角、分离移位改变。③Ⅲ型：较Ⅱ型损伤更重，不仅前纵韧带及后纵韧带断裂，一般伴有椎间盘及纤维环断裂，双侧关节突关节前方的骨折成角及移位程度更明显，甚至出现椎节脱位改变，即骨折后成角、分离移位更明显。

2. 下颈椎骨折与脱位

（1）诊断要点　下颈椎较长，又居于躯干之上，周围缺少骨性结构及强大的软组织结构的保护而易遭受损伤。下颈椎骨折与脱位损伤后临床表现为颈部疼痛、活动受限，伴随脊髓神经损伤者出现相应的上肢放射痛、四肢麻木无力等表现，如果脊髓损伤节段较高，仍可累及生命中枢，仍可出现呼吸及心血管系统危象。

（2）分型

1）下颈椎单纯骨折：可仅有局部疼痛、压痛，神经症状多不明显。

2）下颈椎骨折并脱位，分型如下：①屈曲型骨折脱位：低头位时头顶遭到撞击，轻者造成椎体楔形改变，可合并项韧带及关节囊撕脱伤，一般不伴有脱位或脊髓损伤；当遭到较大屈曲压缩和旋转暴力时，可造成椎体骨折和椎间盘破裂，关节突有关节脱位和广泛的韧带损伤，常伴有脊髓损伤。②侧屈型骨折：外力来自头的侧方，强力迫使颈椎侧屈，可造成受力节段椎体一侧压缩变扁；此种损伤可合并受累侧横突骨折或横突间韧带断裂，可致椎间孔或椎管变形，压迫脊髓或神经根。③爆裂型骨折：由纵向垂直压缩暴力所致，如直立位头顶部遭到撞击或倒立位坠地；好发于颈 5、颈 6 椎体，其次为颈 4、颈 7 椎体；由于纵向挤压作用，造成椎体爆裂、骨折块移位，或髓核向椎管内脱出，造成椎管前后径或椎间孔缩小，出现脊髓或神经根受压症状。④伸直型损伤：较少见；当暴力由前向后作用，如摔倒时面部先着地、跳水运动员颈部过伸位撞击池底，或体操运动员、杂技运动员失手而面部触地等，过伸暴力使颈椎强力后伸，致小关节受压，椎体前方结构受张力作用，同时后侧受剪切力的作用，使上位椎体向后移位，而下位椎体相对向前移位，椎间盘及前纵韧带可被撕裂，或引起椎体前缘撕脱骨折，脊柱的稳定性遭到严重破坏，可发生不同程度的脊髓损伤；有椎管狭窄的伤者，脊髓损伤常较严重。⑤挥鞭样损伤：常见于交通事故，交通工具紧急制动时，乘坐人员头颈部依惯性突然前屈，又迅速反弹后伸致伤；可造成数个椎体、椎间盘和韧带损伤，一般不伴有脊髓损伤。

【鉴别诊断】

本病通过典型临床症状及影像学检查，不难与其他病鉴别诊断。本病需与颅脑损伤合并颈椎损伤进行鉴别诊断。

1. 临床上，无脊髓损伤型骨折脱位并非完全无症状与体征，仔细查体可发现轻度颅脑损伤的患者可自述颈枕部疼痛，查体颈部曲度改变或呈僵硬状、运动受限，有时颈部可有淤血肿胀、触痛或伴有神经根刺激症状等。

2. 中、重度颅脑损伤合并颈椎损伤患者，有无合并颈髓损伤在临床上很难区分，尤其重度颅脑损伤与颈部损伤在症状、体征上相互掩盖。因此，需依靠颅脑与颈髓损伤不同的表现、MRI 及恢复情况进行鉴别。

【治疗】

颈椎骨折与脱位急救处理原则：对于颈椎骨折与脱位的急救时，应特别注意排除颅脑等其他重要脏器损伤，注意维持呼吸道通畅，监测生命体征，以便及时处理。

颈椎骨折与脱位护理要点：在急救、搬运、临床检查过程中，不当可加重损伤甚至出现呼吸、心脏骤停危及生命，应由一人专门扶住头颈部或用沙袋挤住头颈两侧部以防颈椎发生旋转、屈曲、过伸等活动，保持头颈与躯干平衡，在进行 X 线、CT、MRI 影像学等检查时，必须由医护人员护送。

颈椎骨折与脱位的治疗原则与目的：恢复脊柱顺列，维持脊柱稳定，促进神经功能恢复；预防未受损神经组织功能丧失，争取早期获得功能恢复。

1. 保守治疗

（1）复位方法　颈椎骨折与脱位应尽早进行治疗，手法复位风险较高，可能加重脊髓损伤，导致严重并发症，现已较少使用，主要采取持续性牵引达到复位的目的，可选用颌枕带或颅骨牵引。屈曲型损伤应做伸直位牵引；伸直型损伤应先采取中立位牵引，逐渐改为略屈曲位牵引；垂直压缩型损伤，宜采用中立位颅骨牵引。牵引时应注意牵引力的方向和大小，防止原有损伤加重或引起新的损伤。

1）枕领带牵引：适用于牵引力需要较小、牵引时间较短且骨折移位不明显，或仅需对颈部略加固定的患者。牵引重量一般为 1.5 ～ 2kg，不超过 4kg，时间为 3 ～ 4 周。牵引期间注意牵引带不能滑脱至颈部，以免压迫颈部血管及气管。

2）颅骨牵引：适用于寰枢椎骨折脱位较严重或伴有脊髓损伤，或第 3 ～ 7 颈椎完全脱位，或骨折合并脱位者，需要短时间内大重量快速牵引复位。牵引重量为 4 ～ 15kg，根据颈椎损伤部位、肌肉强壮情况等确定牵引重量，从上至下牵引重量逐渐增加。第 1 颈椎开始，一般牵引重量为 4kg，每向下一个椎体，则加 1kg。有时颈部肌肉发达者，牵引重量可增至 15kg。开始时每隔 1 ～ 2 小时进行床边摄片，观察复位情况，并根据复位情况调整牵引重量。牵引过程中要防止牵引弓及牵引配重脱落。复位后维持 2 ～ 4kg 左右牵引重量。牵引时，一般不采用过伸复位法，以在中立位或轻度屈曲位为宜。因过伸复位时，上下关节突嵌顿得较紧，颈椎越伸展，嵌顿就越紧，不但不能达到复位的目的，反而加重脊髓损伤的危险。若无骨折和脊髓损伤，可持续牵引 3 ～ 4 周后再解除牵引。如有椎体及关节突骨折应延长牵引时间。在牵引时，抬高床头做反牵引，并应根据复位情况及时间调整牵引方向和牵引重量（图 4-17）。

（2）固定方法

1）颈托或头颈胸石膏固定：适用于无神经损伤的颈椎骨折脱位（图 4-18）。

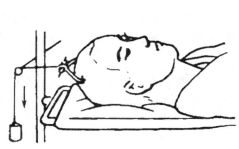
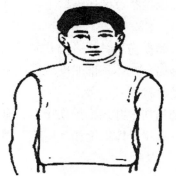
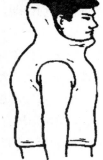

图 4-17　颅骨牵引　　　　　　　　　　图 4-18　头颈胸石膏固定

2）牵引固定：适用于合并神经损伤的颈椎骨折脱位，牵引复位后继续采用牵引维持固定。

3）头颈胸支架固定：颈椎骨折脱位，牵引复位后，可采用头颈胸支架固定，以利患者早期下地活动。

2. 手术治疗　对于颈椎骨折脱位移位明显、闭合复位失败，或在骨折块突入椎管压迫脊髓不稳定的骨折脱位等，均应采用手术治疗。

1）手术治疗的目的：①减压（恢复颈椎椎管容积）。②复位（恢复颈椎的解剖序列）。③固定融合（重建颈椎的稳定性）。④功能锻炼（恢复颈椎及脊髓神经功能）。

2）手术方法：①前路齿状突螺钉固定治疗齿状突骨折。②枕颈融合术治疗难治性上颈椎骨折脱位。③后路侧块或椎弓根螺钉固定融合术治疗颈椎骨折脱位。④前路钢板螺丝钉内固定治疗颈椎骨折脱位等。

3. 药物治疗

（1）中医治疗　根据骨折三期辨证用药。骨折早期局部肿胀、剧烈疼痛、腹胀纳呆、大便秘结、舌淡红苔薄白、脉弦紧属气滞血瘀，治宜行气化瘀、消肿止痛，方用复元活血汤、膈下逐瘀汤等，外敷消瘀膏或消肿散。骨折中期肿痛虽消而未尽，仍然活动受限，舌暗红、苔薄白、脉弦缓属瘀血未尽、筋骨未复，治宜活血和营、接骨续筋，方用接骨紫金丹，外敷伸筋膏。骨折后期骨折愈合关节虽稳定，但颈筋强硬、腰腿酸软、活动时伴有疼痛、舌淡苔白、脉虚细属肝肾不足、筋络不舒，治宜补益肝肾、调养气血，方用舒筋活血汤、六味地黄汤、八珍汤加减等，外敷万应膏或狗皮膏。

（2）西医治疗　对于有脊髓压迫或刺激的患者，均应予以脱水消肿及营养脊髓神经等药物治疗。常用 20% 甘露醇、糖皮质激素等。大剂量糖皮质激素冲击疗法目前仍有存在争议，如甲基泼尼松龙 30mg/kg，15 分钟内静脉滴注，间隔 45 分钟后，再以每小时 5.4mg/kg 维持 23 小时，促进脊髓损伤患者的神经恢复，一般在损伤后 8 小时内应用效果最佳。

4. 功能锻炼　功能锻炼应遵循以下原则。

（1）根据康复功能需求，制定合理的康复目标和计划，有针对性地进行康复功能锻炼。

（2）功能锻炼越早，恢复越好，损伤早期，复位固定后即可开始做肢体肌肉、关节的主动或被动运动。

（3）循序渐进，从易到难，注重力量和耐力训练，逐步恢复日常生活能力，以期早日达到康复的要求。

【注意事项】

颈椎损伤后，应即刻采取颈托等外固定方法进行颈椎制动保护，防止损伤进一步加重或出现二次损伤。应尽快完善检查明确诊断并排除其他伴发伤，在病情允许的情况下，要鼓励患者进行主动或被动功能锻炼，或尽早由专业的康复医师及专科护理人员介入进行早期康复功能锻炼，预防卧床等并发症。

【思考题】

1. 颈椎骨折与脱位诊断要点有哪些？
2. 颈椎骨折与脱位治疗方法有哪些？

第四节   胸腰椎骨折与脱位

脊柱俗称脊梁骨，《医宗金鉴·正骨心法要旨》记载："背者，自后身大椎骨以下，腰以上之通称也。其骨一名脊骨，一名膂骨，俗呼脊梁骨。"

胸椎 12 块、腰椎 5 块；胸腰段是胸椎后凸与腰椎前凸的转折点，是脊柱应力的集中处，是脊柱骨折与脱位的好发部位，多见于胸 11 ~腰 2 椎体范围。

胸 1 ~胸 10 椎体与肋骨连接组成胸廓，在胸廓的保护下对抗侧屈和轴向旋转力，不易产生骨折。脊柱棘突连贯成纵嵴，位于背部正中线，胸椎小关节呈冠状面连接，棘突细长，斜后下方，呈叠瓦状排列，可对抗滑移活动，不易产生脱位。腰椎小关节呈矢状面连接，棘突呈板状水平向后，旋转活动大，骨折脱位的风险相对较大。

脊柱受直接或间接暴力后，椎体的完整性或连续性受到破坏，造成脊柱椎体的序列和功能丢失；若暴力较大，骨折两端产生相对位移而并发脱位。脊髓圆锥以上的椎体骨折及脱位容易造成椎管内脊髓受压，进而导致脊髓损伤。下腰椎的椎体大，后方的小关节粗而坚强，腰部韧带较坚强，肌肉粗大，因此腰椎损伤后椎体的完整性或连续性破坏会轻些。在年轻患者中，高能量损伤多，如车祸、高处坠落伤等，合并脊髓神经损伤；在老年患者中，伴骨质疏松症，轻微外力损伤可造成的病理性骨折。

【病因病机】

中医学对胸腰椎骨折认识最早可追溯至《素问·生气通天论》曰："因而强力，肾气乃伤，高骨乃坏。"此处高骨是指腰脊梁。而"折脊"这一病名，源自《灵枢·邪气脏腑病形》曰："督脉属肾贯脊，肾虚则督脉懈弛，腰脊疼痛如折。""缓甚为折脊，微缓为洞。"

胸腰椎骨折与脱位是最常见的脊柱损伤，多见于坠落伤和交通伤。人体由高处坠落，臀部或双足先着地，或骨质疏松症患者坐倒后，身体与地面的撞击力均传导于脊柱上，均匀吸收暴力后椎体将产生压缩性骨折或者爆裂骨折。但大多数情况下，坠落时患者保护性前倾，脊柱胸腰段处于屈曲状态，暴力将使压缩椎体继续前屈导致椎体楔形压缩性骨折。少数情况下，患者坠落时身体保持后倾，或外力撞击腰骶部，脊柱呈过伸位造成过伸位损伤，多是附件骨折，严重者可见前纵韧带断裂，脊柱极不稳定。另外，当重物落下打击致伤，常见于矿井的顶板塌方或房屋倒塌。重物落在肩背部使脊柱过度屈曲而造成压缩性骨折。

常见的另一种因素是交通伤。正常情况下人乘坐高速行驶的汽车，腰系安全带，在高速撞车瞬间，患者由于惯性躯干上部急剧向前移动并前屈，腰部则由安全带固定，此时脊柱屈曲轴前移至安全带与脊柱之前，椎体及其后方结构受到强大的分离张力而发生撕裂性骨折。

【诊断与鉴别诊断】

1. 诊断与分型

（1）诊断要点   患者多有明确外伤史。临床表现是受伤部位疼痛、活动受限。患者不能坐起或行走，改变体位或咳嗽时局部疼痛加剧。较轻者可以双手扶腰挺直行走，有保护性肌痉挛而感胸腰部位僵硬胀痛。局部压痛或棘突叩击痛；棘间距离增宽，部分患者有局部肿胀，皮下瘀斑；脊柱纵叩征阳性，在压缩骨折明显时棘突部位可有后凸畸形。如果椎体侧方压缩，可有轻度的侧弯畸形。

（2）影像学检查

1）X线检查：不同类型的损伤X线片各有特点。屈曲型骨折引起椎体前部压缩，椎体前柱高度丢失；多数患者中后柱完整，棘突分离不多，椎板亦保持完整。爆裂型骨折则椎体骨折后向四周爆开，骨折块向四周挤压，前中柱均塌陷，椎弓根间距增宽，有时可见椎体中部呈纵行骨折；安全带型损伤X线侧位片可见棘突间距增宽，正侧位片可见椎弓根骨折；骨折－脱位型则可见椎体间侧方或旋转移位，椎间小关节突骨折或跳跃。伴有老年性骨质疏松症、椎体骨折可见楔形压缩改变，如椎体中央松质骨区塌陷下沉后呈双凹征改变。

2）CT及三维成像检查：对损伤类型观察得更全面，尤其对明确爆裂型骨折椎体后壁骨碎片、椎体附件及椎间盘损伤、骨块对椎管环破坏程度有很大帮助。对于骨折较为复杂的患者采用CT数据进行3D打印，可以在体外还原椎体骨折情况。

3）MRI检查：有助于判断脊髓马尾神经受伤受压程度，可明确后柱韧带复合体及肌肉损伤情况。另外，对于轻度压缩性骨折、骨水肿等X线CT不容易明确的损伤，MRI有助于明确诊断。

2 临床分型

（3）分型　临床上根据胸腰椎骨折致伤机理、损伤部位、稳定性等有以下几种分类方法。

1）根据受伤时暴力作用的方向分类：①屈曲型：最常见。受伤时暴力使身体猛烈屈曲，椎体互相挤压使其前方压缩，常发生于胸腰段交界处的椎骨，可合并棘上韧带断裂。暴力水平分力较大时就产生脱位。②伸直型：少见。高空仰面落下时背部被物阻挡，使脊柱过伸，前纵韧带断裂，椎体横行裂开，棘突互相挤压而断裂，或上椎体向后移位。③屈曲旋转型：损伤暴力使脊柱不仅屈曲且伴有旋转，可发生椎骨骨折，常有关节突骨折及脱位。④垂直压缩型：暴力与脊柱纵轴方向一致，垂直挤压椎骨使椎骨裂开，骨折块常突向椎管压迫脊髓。

2）根据骨折后的稳定性分类：①稳定型：椎体压缩高度未超过50%；单纯横突骨折。②不稳定型：椎体高度压缩超过50%；椎体畸形角＞20°；伴脊髓神经功能损害；骨折伴脱位；压缩骨折伴棘突或棘间韧带断裂等。

3）Armstrong-Denis分类（图4-19）：是目前通用的分类方法。三柱理论将脊柱分为前柱、中柱和后柱。前柱包括前纵韧带、椎体及椎间盘的前半部，中柱包括椎体及椎间盘的后半部及后纵韧带，后柱包括椎体附件及其韧带。胸腰椎骨折与脱位分为：①压缩骨折：椎体前柱受压，椎体前缘高度减小而中柱完好。②爆裂骨折：脊柱的前中柱受压爆裂可合并椎弓根或椎板纵行骨折。椎体前缘及后缘的高度皆减小，椎体的前后径及椎弓根间距增宽。③后柱断裂：脊柱后柱受张力断裂，致棘间韧带或棘突水平横断；可延伸经椎板、椎弓根、椎体的水平骨折，即Chance骨折，故可累及中柱损伤。④骨折脱位：脊柱三柱受屈曲、旋转或剪力作用完全断裂，前纵韧带可能保持完好。⑤旋转损伤：旋转暴力经椎间盘的损伤，损伤椎间盘明显狭窄而椎体高度无明显改变。损伤间盘的上下椎体边缘有撕脱骨折。⑥压缩骨折合并后柱断裂：不同于后柱断裂，因中柱未受张力作用损伤。⑦爆裂骨折合并后柱断裂。

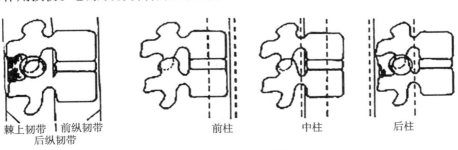

图4-19　Denis 三柱理论

2.鉴别诊断　胸腰椎骨折需要与胸痛、腰椎退行性改变相鉴别，椎间盘组织承受人体躯干及上肢的重量，随着年龄的增长，过度的活动和超负荷的承载使腰椎加快老化。在外力的作用下，继发病理性改变，以致椎间盘纤维环破裂，椎间盘内的髓核突出，引起腰腿痛和神经功能障碍；或在患者原有疾病导致骨骼异常的情况下，轻微的力量便可造成病理性骨折。

【治疗】

胸腰椎骨折治疗的目的包括：①复位骨折恢复椎体高度。②纠正脱位，恢复脊柱序列。③筋骨并重，恢复脊柱功能。

1.保守治疗　保守治疗的目的：①手法复位骨折，恢复患者脊柱高度及序列。②帮助修复损伤的韧带及肌肉，以免引起慢性劳损而导致长期腰背痛。单纯胸腰椎压缩骨折相对稳定，治疗方法较多。年轻患者，对功能要求高，恢复后要求从事体力劳动，应采取及时复位、良好的固定和积极的功能锻炼。年老体弱、骨质疏松症者，一般不主张手法复位，可采用卧床休息及适当的练功活动。

（1）复位方法

1）过伸复位法：胸腰椎骨折与脱位患者，属于不稳定骨折，一般不主张采用一次性过伸快速复位法，有可能造成更严重的脱位，甚至造成或加重脊髓损伤。胸腰椎骨折无脊髓损伤患者，尽早采用过伸复位法，即采用与暴力方向相反的自身重量的过伸复位。条件允许下，可采用石膏背心或腰背伸器具等外支具固定，或经过 4～6 周过伸仰卧及适当的功能锻炼，骨折获得一定程度的稳定后，可采用支具围腰下床行走。目前常见的复位方法有牵引过伸按压法、二桌过伸复位法、双踝悬吊复位法等（图 4-20～图 4-22）。

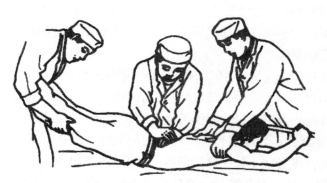

图 4-20　牵引过伸按压法

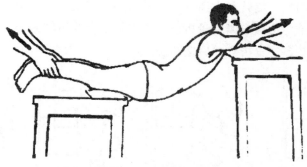

图 4-21　二桌过伸复位法

2）垫枕复位法：针对骨折患椎的垫枕复位，利用躯干重力和杠杆原理使脊柱保持稳定的背伸、循序渐进的复位。以背伸肌为动力，通过被拉紧的前纵韧带和椎间盘纤维环张力，使压缩的椎体逐渐张开，骨折的畸形得以矫正，坚持背伸肌锻炼利于患者的康复。该方法简便、安全可靠、功能恢复快、并发症少，还能发挥患者在复位和治疗中的主动作用。

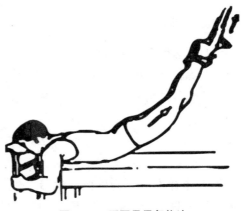

图 4-22　双踝悬吊复位法

2. 手术治疗　对于严重胸腰椎骨折与脱位患者建议手术治疗，治疗目的以解除神经脊髓的压迫、重建脊柱的稳定、恢复椎体的高度。通过后路或后外侧入路切开进行骨折节段的神经脊髓直接减压，重建或扩大椎管，使用椎弓根钉棒系统固定，多数能达到良好效果；对于部分患者并依据手术者的技术特点，也可以行前路或侧路减压重建椎体高度。对于骨质疏松症性椎体压缩性骨折、难以耐受卧床及骨折疼痛者，可以采用经皮穿刺椎体成型等手术治疗。

3. 药物治疗　骨折早期，患者主要是气滞血瘀，腑气不通，出现肠胃气滞、恶心呕吐、腹胀等，治宜行气活血导滞，方用顺气活血汤加减；如气滞血瘀，腑气不通，大便秘结，治宜行气导滞、通腑祛瘀，方用大成汤或桃核承气汤。骨折中期，全身症状消除，胃肠功能恢复，治宜续骨活络，内服接骨七厘片、接骨紫金丹。骨折后期，腰背筋脉不舒，局部板硬疼痛，治宜舒筋活络，内服伸筋片、筋骨痛消丸。证属肝肾亏损、气血不足者，治宜滋补肝肾、补气养血，方用补肾活血汤、十全大补汤，外敷伸筋膏、狗皮膏。

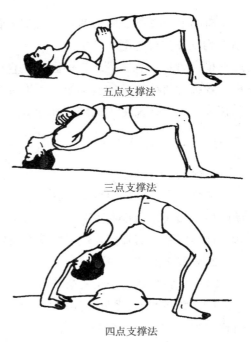

五点支撑法

三点支撑法

四点支撑法

图 4-23　腰背肌锻炼

4. 功能锻炼　骨折整复固定后，应鼓励患者早期进行四肢及腰背肌锻炼。行石膏及支架固定者，应早期进行背伸及伸髋活动。严重患者要帮助其定期翻身拍背，防止褥疮。病情稳定后，可开始练功活动，轻者可护腰下地活动锻炼，但应避免弯腰动作。常用的方法有仰卧位的五点支撑法、三点支撑法和四点支撑法（图 4-23）；俯卧位的有交替的头胸和下肢后伸及飞燕点水式。

【注意事项】

胸腰椎骨折急救时，搬运过程中应避免继发性损伤或医源性损伤。胸腰椎骨折后患者应卧床休息，医生要衡量其下地的活动时间，以免加重损伤；定期翻身，预防褥疮；翻身时要求轴向翻身，严禁身体过度扭曲；均衡膳食，加强营养；卧床期间鼓励患者做深呼吸动作，预防肺部、泌尿系统感染。

【思考题】

1.什么是三柱理论？

2.胸腰椎骨折与脱位诊断要点有哪些？

3.胸腰椎骨折与脱位治疗方法有哪些？

第五节　脊椎附件骨折

人体脊椎可分为椎体、椎弓、椎板、上下关节突、横突与棘突。脊柱附件骨折包括棘突骨折、椎板骨折、关节突骨折、椎弓峡部骨折、横突骨折等。

【病因病机】

椎弓峡部骨折、椎板骨折、关节突骨折，多因脊柱旋转、过伸、过屈暴力所致，好发部位包括下胸椎及腰椎范围。

横突骨折、棘突骨折，多因脊柱直接暴力打击，或肌肉强力收缩所致。横突骨折好发部位腰椎。棘突骨折好发部位包括第7颈椎及第1胸椎范围。脊椎附件骨折单发多见，一般无移位或轻微移位，可合并发生于颈胸腰椎骨折与脱位中。双侧椎弓峡部骨折可致椎体向前滑脱。

【诊断与分型】

1.诊断

诊断要点：脊柱附件骨折伤后临床表现为局部疼痛，可有肿胀，相应受伤部位压痛明显、活动障碍。横突、棘突骨折移位较大时，可摸到骨折块或骨摩擦音。颈胸腰椎正侧位片可明确诊断。腰椎椎弓峡部骨折要加拍摄左右前斜位 X 线片，了解椎弓峡部"狗颈"断裂情况。

2.分型与治疗

（1）按损伤结构分型及治疗

1）棘突骨折：多见于颈椎与上胸椎。直接暴力打击或间接暴力撕脱造成棘突骨折，由于周围软组织保护，棘突骨折后脱位少见。临床症状可见局部肿胀疼痛、功能受限、局部隆起及压痛，可触及骨擦音。X 线检查示棘突连续性中断，见骨折线。

2）椎板骨折：椎板骨折是指棘突两旁至关节突之间、椎弓后板部骨折。直接暴力作用于棘突和椎板上，可造成粉碎性、塌陷性骨折；间接暴力多由脊柱强力过伸导致椎板横断骨折，如同时伴旋转暴力时，椎板间有黄韧带相连，可造成纵形或斜形骨折。X 线检查或 CT 扫描可以清晰地显示骨折线。

3）关节突骨折：关节突骨折发生的机会比较多，骨折可单发和多发。但临床上常被忽略易误诊为扭伤。关节突关节既有负重功能，又有限制脊柱过度活动的作用，因此骨折发生的机会较多。骨折后临床表现为局部肌肉痉挛、疼痛、活动受限，尤其旋转活动严重受限。由于脊神经后支的感觉支分布丰富，还有神经刺激症状，表现为相应部位的放射性疼痛或感觉异常。确诊需腰椎斜位 X 线片，斜位片上"狗耳"断裂即是上关节突骨折。诊断不明者可做 CT 扫描。

4）椎弓峡部骨折：椎弓根起于椎体后上部，短而厚，与椎体方向垂直向后方突起，其外形呈弧形，与椎体、关节突和椎板融合在一起。椎弓上下关节突间较为狭小的部分称为椎弓根峡部。

单纯的椎弓根骨折少见。除火器直接损伤外，多见于屈曲分离牵拉、过伸及旋转暴力，故常并发脊柱骨折脱位。最常见的是横形骨折，其发生机理为当人体急速屈曲时，上身的前倾惯力与下身的惰力形成一种分离牵拉的暴力可使棘突和整个椎弓包括椎板横行劈裂，椎弓根也可横断骨折。治疗同椎弓根峡部骨折处理。

椎弓根峡部骨折多见，因腰椎椎体小关节对抗剪切应力较大，易致骨折。脊柱强力屈曲旋转或急骤过伸，可导致单侧或双侧峡部骨折。先天性峡部裂，又称"先天性峡部不连"，患者多有慢性腰痛史。腰椎斜位 X 线检查可以清晰地显示这种骨折。在斜位 X 线片上，如峡部骨折，表现为"狗颈"部断裂的狗项圈征。双侧峡部骨折椎体，腰椎失稳，有前滑脱倾向，应注意有无鞍区麻木和下肢疼痛等神经压迫症状。

（2）横突骨折　以腰椎横突骨折多见。因其解剖特点及腰部受到外力打击后容易骨折。间接暴力多因横突上附着的肌肉急速收缩引起的撕脱骨折，其特点是多为单侧，常伴腰部软组织撕裂。直接暴力造成的横突骨折，可单发或多发，严重者可伴有椎体骨折脱位。腰椎横突骨折可见腹后壁血肿，刺激腹膜，引起腹胀和泌尿系统症状。除局部的症状和体征外，应注意有无尿血、尿频、尿急、尿痛等症状。明确诊断主要依靠 X 线及 CT 扫描提示骨折部位及移位情况，应注意腰大肌外缘与横突交叉处出现密度减低阴影，易被误诊为骨折，更应注意其他并发骨折及并发症，一般常规做尿液分析以排除泌尿系统损伤。

【治疗】

1. 单纯棘突骨折、移位明显者可行手法复位，无移位者一般不需特殊治疗。颈部及腰部棘突骨折可用颈围、腰围外固定制动。血肿明显者，抽血干净后加压。休息 3～4 周，陈旧骨折不愈合、无症状者可不处理，有局部疼痛、骨折块分离或形成滑囊炎者应切除滑囊及骨折片。

2. 无神经症状的椎板骨折，可适当制动休息，若骨折碎片突入椎管可手术摘除，解除神经压迫。

3. 关节突骨折可佩戴围腰对症治疗，较为严重的青壮年患者可考虑早期植骨融合术。因局部剪力大，不易愈合，治疗不当可以引起慢性腰痛，甚至椎体滑脱，压迫马尾神经。

4. 若单纯峡部骨折，椎体无移位，早期可卧床休息并固定腰围，部分病例可以愈合。不愈合者，亦有部分无临床症状，能胜任日常工作。若骨折后期不愈合、残留慢性腰痛、影响日常工作者，可考虑做脊柱融合术。目前亦有主张一经诊断，即早期行融合术，以避免脊柱滑脱出现。可采用后路椎弓根螺钉和椎板钩固定断端植骨手术治疗；或采用前路植骨手术治疗，因常出现误伤骶前的自律神经丛而影响男性射精功能，进而引起不育，并且植骨块易脱落、手术创伤大、技术难度较大，比较少用。单纯的椎弓根骨折少见，治疗同椎弓根峡部骨折处理。

5. 横突骨折一般卧床休息 3～4 周即可痊愈，即使分离较大呈纤维愈合也不影响腰功能。

【注意事项】

脊椎附件骨折多属稳定骨折、无移位或移位不多的骨折。卧硬板床休息 3～4 周后佩戴腰围下地活动，逐渐开始腰背肌锻炼。移位较大伴有脱位者，治疗比较复杂，要特别谨慎。双侧椎弓峡部、关节突骨折导致伤椎不稳，早期可以整复固定，必要时手术固定融合；伴有脊柱骨折与脱位有关节交锁者，危险性比较大，须进行闭合复位或切开复位。长期卧床者，应注意嘱咐患者多做深呼吸动作以防坠积性肺炎；对躯干受压的部位保持清洁、干燥，定时翻身；在受压部位加软垫、气垫以减少褥疮的发生；注意适当的功能锻炼，以预防失用性萎缩。

【思考题】

1. 脊柱附件骨折诊断要点有哪些?

3. 脊柱附件骨折治疗方法有哪些?

第六节　脊髓损伤

　　脊髓是中枢神经的低级部分，起源于胚胎时期神经管的末端，原始神经管的管腔形成脊髓中央管，脊髓由围绕中央管的灰质和位于外围的白质组成。在脊髓的横切面上可见中央有一细小的中央管，围绕中央管周围是呈 H 形的灰质，灰质的外围是白质。

　　在脊髓的表面有六条彼此平行的纵沟，前面正中较深的沟，称为前（腹侧）正中裂，其前外侧有前（腹）外侧沟，前根从其间走出；后面正中有一浅沟，称为后（背侧）正中沟，其后外侧有后（背）外侧沟，后根纤维从其间进入脊髓。在后正中沟与后外侧沟之间，还有后中间沟。前、后根纤维在椎间孔处汇合，构成脊神经。在汇合之前，于后根处形成一个膨大，称为脊神经节，内含假单极的感觉神经元。

　　脊髓有两个膨大，上方一个称颈膨大，位于颈髓第 3 段到胸髓第 2 段，在颈髓第 6 段处最粗；下方一个称腰膨大，始自胸髓第九段到脊髓圆锥，对着第 1、2 胸椎处最粗。这两个膨大的形成，与四肢的出现有关，由于此处脊髓内部神经元的增多所致。成人脊髓的下端可达第 1 腰椎下缘，因此，腰、骶尾部的脊神经根，围绕终丝集聚成束丝呈垂直下降，形成马尾。由于第 1 腰椎平面以下无脊髓，所以临床上一般在第 3 ～ 4 腰椎间进行穿刺。

　　脊神经由脊髓发出的成对神经。人体共有 31 对，其中颈神经 8 对，胸神经 12 对，腰神经 5 对，骶神经 5 对，尾神经 1 对。每一对脊神经由前根和后根在椎间孔处合成。前根由脊髓前角运动神经元的轴突及侧角的交感神经元或副交感神经元的轴突组成。纤维髓脊神经分布到骨骼肌、心肌、平滑肌和腺体，控制肌肉收缩和腺体的分泌。后根上有脊神经节，是传入神经元细胞体聚集而成，后根由感觉神经元的轴突组成，其末梢分布全身各处，能感受各种刺激。脊神经是混合神经，典型的脊神经含有四种纤维成分：躯体运动、躯体感觉、内脏运动、内脏感觉纤维。脊神经出椎间孔后即刻分为前支、后支，每支内均含传入、传出纤维。后支一般细小，分布于脊柱附近较小区域内的皮肤和肌肉。前支粗大，分布到颈部以下其余各部位的皮肤和肌肉。其中除第 2 ～ 11 对胸神经前支沿肋间分布外，其余神经的前支都先交织成丛，再由此丛发出分支分布于所支配的区域。这些脊神经分别形成颈丛、臂丛、腰丛和骶丛，而且均左右成对。脊髓在构造上保留着节段性，与分布于躯干和四肢的 31 对脊神经相连。脊髓与脑的各部之间有着广泛的纤维联系，正常状态下，脊髓的活动是在脑的控制下进行的。

【病因病机】

　　脊髓损伤往往导致损伤节段以下的肢体瘫痪、大小便失禁及性功能障碍。

　　脊髓损伤多由直接或间接暴力损伤所致，破坏了脊柱的结构和稳定性，导致骨折脱位挤压脊髓或者直接损伤脊髓。脊髓间接暴力损伤是导致脊髓损伤的最主要原因，脊髓损伤可以是继发于脊柱骨折脱位，也可以是无骨折脱位型脊髓损伤。外来的暴力并不是直接作用于脊髓，而是通过严重的暴力作用于脊柱，导致脊柱损伤的骨折脱位，或是无骨折脱位的损伤，间接作用于脊髓而导致损伤。脊髓的直接暴力损伤极为少见。由于脊髓位于脊柱椎管内，受到脊柱的保护，一般情况下当受到来自刀刺伤及枪弹火器伤时，穿过椎板或通过椎板间隙直接损伤脊髓。

最常见的暴力形式是垂直压缩型损伤和屈曲型损伤，约占90%，其次是过伸型、旋转型及侧屈型损伤。脊髓损伤常常继发于脊柱损伤，是脊柱损伤最严重的并发症，往往导致损伤节段以下肢体严重的功能障碍。脊髓损伤不仅给患者带来了身体和心理的严重伤害，还会给家庭和社会带来巨大的负担。脊柱骨折脱位可在X线片上得到显示，而腰椎间盘突出症、黄韧带皱折挤压、椎体移位后自行复位等引起硬膜内、外或脊髓实质出血水肿，也可出现损伤。但X线片上却不能发现异常，必要时必须完善CT、MRI检查。肌电图检查避免误诊、漏诊。总之，致伤暴力越大，骨折脱位移位越大，损伤平面越高，脊髓损伤也越重。

由于损伤阶段的不同，脊髓损伤可分为原发性脊髓损伤和继发性脊髓损伤。原发性脊髓损伤由受伤即刻的暴力直接产生，暴力的大小与脊髓损伤的严重程度密切相关。从病理学上讲，损伤后脊髓可出现广泛的水肿，由于受到椎管的骨性限制、硬脊膜及软脊膜的束缚，神经压迫及髓内水肿可进一步加重，导致脊髓与椎管之间的硬膜外静脉、脊髓动静脉的循环障碍，引起脊髓缺血、水肿、出血及坏死。另外，脊髓水肿导致蛛网膜下腔粘连、狭窄甚至阻塞，影响脑脊液正常的生理循环及脊髓的生理代谢。从分子水平上看，损伤局部有大量儿茶酚胺类神经递质如多巴胺、去甲肾上腺素的释放和蓄积，自由基集聚，使脊髓内部的微血管痉挛、缺血，炎性因子释放增加，血管通透性增加，小静脉破裂，细胞出现自噬凋亡，导致脊髓继发性出血坏死。上述一系列在原发性损伤后脊髓出现的继发性改变，即为继发性脊髓损伤。与骨筋膜室综合征的病理损伤机制类似，脊髓水肿或髓内血肿出现后会导致髓内压力增高，由于受到软脊膜、蛛网膜、硬脊膜的束缚及骨性椎管的限制，会出现缺血－水肿－缺血的恶性循环。有学者将这一系列症状命名为脊髓脊膜腔综合征。部分患者甚至可能由于水肿范围的不断扩大，出现上升性脊髓炎，最终导致呼吸抑制、肺部感染、呼吸循环衰竭而死亡。

【诊断与鉴别诊断】

1. 诊断

（1）诊断要点 所有与脊柱损伤有关的患者，均需进行相应的神经和影像学检查，以便能及时做出脊髓损伤的诊断。尤其对多发性损伤、颅脑损伤及神志不清患者更需注意脊髓损伤的可能。询问过去是否有脊柱外伤或疾病史，对脊髓损伤性质和预后的判断有着重要意义。如原有颈椎病脊髓受压，在轻微外力作用下即可发生严重的脊髓损伤。随脊柱损伤后立即出现或转运过程后出现肢体感觉与运动功能障碍、腱反射消失、大小便潴留或失禁等。要求动态评估患者感觉、运动、神经系统等情况，警惕截瘫平面由低渐高、脊髓损伤范围加大。

（2）神经系统检查 由于脊神经支配的肢体运动与感觉具有节段性分布的特点，因此可根据外伤后运动及感觉丧失区域，来推断脊髓损伤的平面。检查内容包括四肢及躯干的深感觉、浅感觉、深反射、浅反射、肌力、肌张力、病理反射及自主神经检查等。

1）浅感觉：包括皮肤黏膜的触觉、痛觉及温度觉，注意其神经节段分布。检查的过程中要求避免对患者进行暗示而影响对结果的判断。检查应由感觉缺失区→减退区→正常区→过敏区的顺序进行，并注意两侧对比。

2）深感觉：包括关节位置觉及震动觉，深感觉障碍说明脊髓后索损伤。

3）肌张力：是指在静息状态下肌肉的紧张度。脊髓损伤时肌张力增高多呈痉挛性的"折刀征"。在脊髓损伤早期或马尾神经损伤时则表现为肌张力降低。

4）浅反射：是指刺激体表感受器（如皮肤、黏膜等）引起的反射。浅反射减弱或消失表示反射弧中断或抑制。常用的浅反射有上、中、下腹壁反射，提睾反射及肛门反射。

5）深反射：是刺激肌肉、肌腱、骨膜和关节的本体感受器而引起的反射。反射可表现为正常、消失、减弱、亢进。深反射减弱或消失表示反射弧中断或抑制，亢进则表示上运动神经元病变。双侧不对称性改变（如一侧增强、减弱或消失）是神经系统损害的重要体征。常用的深反射有肱二头肌腱反射、肱三头肌腱反射、桡骨膜反射、髌腱反射和跟腱反射等。髌、踝阵挛是腱反射极度亢进的表现。

6）病理反射：是中枢神经系统损害，主要是锥体束受损，对脊髓的抑制作用丧失而出现的异常反射。病理反射双侧明显不对称或过于强烈时，结合深反射亢进，浅反射减弱或消失，提示脊髓锥体束损害的上运动神经元病变。常用的病理反射有霍夫曼征（Hoffmann）和巴宾斯基征（Babinski）等。

（3）辅助检查

1）X线检查：通过X线检查可判断脊柱损伤的部位、类型、程度等情况，从而间接判断脊髓损伤平面，估计其损伤程度。当致伤暴力结束后，移位的骨折脱位可因肌肉收缩或搬运而自行复位，X线片不能显示其骨折脱位情况。然而临床表现脊髓损伤很重，此时必须将体格检查与X线片相结合来判断，必要时做进一步的辅助检查才能做出正确诊断，避免误诊、漏诊的发生。

2）CT检查：即电子计算机辅助X线断层扫描，可显示普通X线片不能显示的断面扫描情况，从三维层面了解椎管形态及骨块突入侵占情况，作为辅助检查手段对检查脊柱损伤特别重要。

3）MRI检：是断层成像的一种，通过对磁场中的人体施加某种特定频率的射频脉冲，使人体中的氢质子受到激励而发生磁共振现象，利用磁共振现象从人体中获得电磁信号，并依据强度的不通重建出人体信息。MRI能清楚地三维显示脊椎及脊髓改变和其相互关系，尤其对软组织如椎间盘突出移位后脊髓受压部位、原因、程度和病理变化的具有较高的判断价值，还可以直接显示出组织急性损伤情况。

4）电生理检查：最主要的目的是确定截瘫程度。完全性脊髓损伤时体感诱发电位（SEP）无诱发电位波形出现，不完全损伤时则可出现诱发电位，但波幅降低和（或）潜伏期延长，其中尤以波幅降低意义更大。

5）腰椎穿刺及奎肯试验：在脊柱脊髓损伤时进行腰椎穿刺及奎肯试验，可帮助确定脑脊液的性质和蛛网膜下腔是否通畅，以了解脊髓损伤程度和决定是否手术减压。在脊髓损伤早期，如为脊髓震荡或脊髓水肿，脑脊液多澄清，少数有蛛网膜下腔出血者，脑脊液可有不同程度的出血，陈旧者可呈黄褐色。蛛网膜下腔梗阻的轻重与脊髓受压程度虽有密切关系，但并非总能反映脊髓损伤的情况，如脊髓横断伤，在搬动患者时，移位的椎体已经复位，原来可能有完全性梗阻，检查时脑脊液通畅或仅有轻度梗阻。单纯脊髓水肿也可能引起完全梗阻，随着血肿吸收和水肿消退，原来是完全性梗阻可变为部分性梗阻，或虽为部分性梗阻，但趋于减轻。如无改善，或恢复到一定程度不再进展，则可能还有一定程度的实质性压迫，应考虑手术治疗。总之，不能单纯地依靠奎肯试验结果，而应结合损伤的程度、类型、临床表现、X线检查及病情发展等进行全面考虑，才能做出正确判断。

2. 分型

（1）按脊髓损伤的轻重程度及临床表现分类

1）脊髓震荡：是脊髓神经细胞遭受强烈刺激而发生的超限抑制，脊髓功能短暂处于生理停滞状态，随着致伤外力的消失，神经功能得以恢复。无器质性改变，镜下无神经细胞和神经纤维的破坏，或仅有少量渗出、出血。临床表现为损伤平面以下运动、感觉和反射的完全丧失，一般伤后数十分钟感觉、运动开始逐渐恢复，数小时后即可完全恢复，不留任何后遗症。

2）脊髓不完全损伤：脊髓遭受严重损伤，但未完全横断，表现为损伤平面以下运动、感觉、括约肌和反射的不同程度的保留，是临床最常见的实质性损伤。

3）脊髓完全性损伤：脊髓休克过后，在脊髓损伤平面以下的最低位骶部（S4～S5）感觉（肛门皮肤黏膜交界处的感觉及肛门深感觉）、运动（肛门指检时，肛门括约肌的自主收缩）功能完全丧失。

（2）按脊髓损伤横向定位分类

1）中央性脊髓损伤综合征：这是最常见的不全损伤，症状特点为：①上肢与下肢的瘫痪程度不一，上肢重下肢轻，或者单有上肢损伤。②在损伤节段平面以下，可有感觉过敏或感觉减退，也可能有触觉障碍及深感觉障碍。③有的出现膀胱功能障碍。其恢复过程是：下肢运动功能首先恢复，膀胱功能次之，最后是上肢运动功能，而以手指功能恢复最慢。感觉的恢复则没有一定顺序。

2）脊髓半切综合征：也称 Brown-Sequard 综合征，损伤水平以下，同侧肢体运动瘫痪和深感觉障碍，而对侧痛觉和温度觉障碍，但触觉功能无影响。由于一侧骶神经尚完整，故大小便功能仍正常。如第1～2胸脊髓节段受伤，同侧颜面、头颈部可有血管运动失调征象和 Horner 综合征，即瞳孔缩小、睑裂变窄和眼球内陷。此种单侧脊髓的横贯性损害综合征好发于胸段，而腰段及骶段则很少见。

3）前侧脊髓综合征：可由脊髓前侧被骨片或椎间盘压迫所致，也可由中央动脉分支的损伤或被压所致。脊髓灰质对缺血比白质敏感，在损伤、压迫或缺血条件下，前角运动神经细胞较易发生选择性损伤。前侧脊髓综合征好发于颈髓下段和胸髓上段，在颈髓主要表现为四肢瘫痪；在损伤节段平面以下的痛觉、温觉减退而位置觉、震动觉正常，会阴部和下肢仍保留深感觉和位置觉。在不全损伤中，其预后效果最坏。

4）脊髓后方损伤综合征：多见于颈椎于过伸位受伤者，系脊髓的后部结构受到轻度挫伤所致。脊髓的后角与脊神经的后根亦可受累，其临床症状以感觉丧失为主，亦可表现为神经刺激症状，即在损伤节段平面以下有对称性颈部、上肢与躯干的疼痛和烧灼感。

5）马尾-圆锥损伤综合征：由马尾神经或脊髓圆锥损伤所致，主要病因是胸腰结合段或其下方脊柱的严重损伤。临床特点：①支配区肌肉下运动神经元瘫痪，表现为弛缓性瘫痪。②因神经纤维排列紧密，故损伤后其支配区所有感觉丧失。③骶部反射部分或全部丧失，膀胱和直肠呈下运动神经元瘫痪，因括约肌张力降低，出现大小便失禁。马尾损伤程度轻时可和其他周围神经一样再生，甚至完全恢复．但损伤重或完全断裂则不易自愈。

（3）Frankel 脊髓损伤严重程度的评定标准　1969年由 Frankel 提出将损伤平面以下的感觉、运动存留情况分为五个等级（表4-1）。

表4-1　Frankel 脊髓损伤神经功能评定标准

分级	功能状况
A	损伤平面以下深浅感觉完全消失
B	损伤平面以下深浅感觉完全消失，仅存某些骶区感觉
C	损伤平面以下仅有某些肌肉运动功能，无有用功能存在
D	损伤平面以下肌肉功能不完全，可扶拐行走
E	深浅感觉、肌肉功能及大小便功能良好，可有病理反射

（4）脊髓损伤神经功能评定标准 美国脊髓损伤协会（ASIA）在 Franke 分级基础上修订而成的标准（表 4-2）。

表 4-2 ASIA 脊髓损伤神经功能评定标准

分级	功能状况
完全性损伤	骶段 S4、S5 无任何运动及感觉功能保留
不完全性损伤	在神经损伤平面以下，包括骶段（S4、S5）存在感觉功能，但无运动功能
不完全性损伤	在神经损伤平面以下有运动神经功能保留，1/2 以上的关键肌肌力小于 3 级
不完全性损伤	在神经损伤平面以下有运动神经功能保留，至少 1/2 的关键肌肌力大于或等于 3 级
正常	感觉和运动功能正常

3. 鉴别诊断

（1）脑外伤 常合并头部外伤史，一般均伴随头痛、头晕、喷射样呕吐症状及意识障碍等颅内压增高的表现。应注意询问受伤经过和伤后意识状况，并仔细进行颅神经检查及及时动态的行颅脑 CT、MRI 等辅助检查常有助于明确诊断。

（2）脊髓出血性疾病 可为脊髓内出血、蛛网膜下腔出血、硬膜下或硬膜外出血。患者多有血管畸形、动脉硬化、血液病病史。一般起病急，多有根性疼痛，运动及感觉障碍范围随解剖部位有所不同。蛛网膜下腔出血有脊膜及神经根刺激症状，脊髓内与硬膜外出血常有脊髓压迫表现。患者无或只有轻度脊柱损伤，而脊髓损伤累及节段多，进行性加重是其临床特点，应该加以鉴别。

（3）癔症性瘫痪 正常生理反射存在、浅反射活跃或亢进、病理反射阴性为此症的特征。诊断时，需严格排除其他器质性病损。

（4）上、下运动神经元性瘫痪 需鉴别属于上运动神经元损伤还是下运动神经元损伤（表 4-3）。

表 4-3 上、下运动神经元性瘫痪分类

瘫痪分类	肌张力	肌萎缩	腱反射	病理征	电生理
上运动神经元瘫痪（痉挛性瘫痪）	增高	轻度（失用性）	亢进	阳性	无诱发电位
下运动神经元瘫痪（迟缓性瘫痪）	降低	明显，早期即出现	减退或消失	阴性	不完全或完全变性表现

【治疗】

1. 脊髓损伤的急救、转运及处理原则

（1）大部分脊髓损伤是由脊柱损伤继发的，脊柱损伤后，其稳定性大多丧失。不正确的急救及转运方式将加重原始的脊髓损伤，还可使可逆的不完全损伤转变为不可逆的完全性损伤。正确的急救与转运必须采用防止脊柱、脊髓损伤加重的搬运方法和器具，最好直达有相应救治条件的医院。因为有可能条件所限或专业急救人员尚未到达时就需要急救及转运，故应加强宣传教育，提高全民急救防瘫痪的意识和能力。

（2）注意防止休克及其他部位的合并伤。

（3）开放性脊髓创伤者，应在保持其良好的体位下及早进行清创术及脊髓减压术。

（4）高位截瘫者要保持呼吸道通畅和防治并发症，行颅骨牵引，防治肺部感染及肺不张，必要时行紧急气管切开术。

（5）已发生截瘫者，要防止尿路及肺部感染、压疮及肢体畸形挛缩。

（6）闭合性脊柱伤合并有脊髓受压时，应在具备手术的条件下及早进行手术复位和减压。

2. 手术治疗　脊髓损伤有手术适应证时，应积极尽早地进行减压手术。没有手术条件时，也应及时将骨折复位，为脊髓功能的恢复和手术治疗创造有利条件。手术治疗是针对骨折脱位的整复、矫形、椎管减压或扩容、固定与植骨融合。目的是重建脊柱的稳定性，解除对脊髓的压迫。成人的无骨折脱位性脊髓损伤，必要时也应当及早手术，扩大椎管容积，解除脊髓压迫，从而减轻脊髓水肿，降低神经组织内部张力，改善血流灌注状况，有助于改善脊髓功能。

3. 药物治疗

（1）西药治疗

1）甲基泼尼松龙：是当前临床治疗急性脊髓损伤最常用的一种，脊髓损伤 8 小时内是治疗的黄金时期，可用甲基泼尼松龙大剂量冲击治疗，30mg/kg，15 分钟静脉注射完毕，间隔 45 分钟，以 5.4mg/（kg·h）剂量持续静脉滴注 23 小时。

2）脱水疗法：急性脊髓创伤会发生不同程度的脊髓水肿，从而加重脊髓的压迫。使用药物进行脱水治疗，可以减轻脊髓水肿，进而进一步减轻脊髓的继发性损伤。利尿剂与脱水药物并用可增强脱水治疗的效果。用药期间应记录 24 小时出入量、监测血压、脉搏及电解质等指标变化。

3）低分子右旋糖酐：能改善组织的微循环，减少缺血坏死，促进水肿消退，有助于脊髓功能恢复。

4）促神经功能恢复的药物：神经节苷脂、神经生长因子、三磷酸胞苷二钠、维生素 B_{12} 等。

5）其他药物：阿片受体拮抗剂、钙拮抗剂、东莨菪碱等。

6）支持疗法：包括维持水电解质酸碱平衡，热量、营养和维生素的补充等。

（2）中医药治疗　损伤早期多为瘀血阻滞，经络不通，治宜活血祛瘀、疏通督脉，兼以壮筋续骨，方用桃仁红花煎加减辅以地龙、穿山甲、王不留行等通络药物，依据病情加用葛根、桑枝、怀牛膝等引经药物。损伤中期治宜食补益之品，方用八珍汤、补中益气汤或归脾汤加减。损伤后期，久病及肾，骨痿肉脱，辨证多属脾肾阳虚，治宜补肾壮阳、温经通络，方用桂附理中丸加减等。

脊髓损伤后的康复治疗中，在辨证论治的基础上，合理选用针刺艾灸的治疗方法。处方选用以手足阳明经和夹脊穴为主，因阳明经多气多血，取"治痿者独取阳明"之意；夹脊穴位于督脉之旁，又与膀胱经第一侧线的脏腑背俞穴相通，可调脏腑阴阳，通行气血。在施行针刺手法的同时结合功能康复训练治疗，促进肌肉及关节的功能恢复。

（3）高压氧治疗　可提高脊髓损伤段组织内氧分压，改善脊髓缺氧状态。

（4）并发症的预防及治疗

1）为尽早建立自动排尿功能，防止或减轻尿路感染，目前常用的方法是采用留置导尿管及间断导尿。指导患者进行腹肌的锻炼，控制饮水和寻找诱发膀胱排尿反射的因素。在截瘫早期，留置导尿管应定期夹管，使膀胱习惯于节律性充盈与排空，有助于反射性收缩功能的恢复。膀胱括约肌的功能有所恢复以后，鼓励患者练习自行排尿，若有尿液沿留置导尿管的周围流出，说明已恢复排尿功能，应尽早拔出导尿管，同时合理选用抗生素，是预防感染的重要措施。

2）呼吸困难及肺部感染是颈髓损伤患者最常见的并发症，由于肋间肌瘫痪，使潮气量和肺活量明显降低，加之咳嗽力量较弱，难于清除气道内的分泌物，发生限制性或混合性呼吸障碍，导致缺氧，并可引起肺部感染、肺不张。患者应注意保暖，预防感冒，定期翻身，医护人员轻叩背部及胸廓，协助患者排痰，鼓励患者深呼吸、咳嗽。对于颈脊髓损伤伴通气功能障碍者，要及时行气管切开；已经发生或将要发生呼吸功能衰竭者，应使用机械通气；已发生或将要发生肺部感染者，应依据培养结果合理选用敏感抗生素的治疗；对肺不张者，可应用纤维支气管镜灌洗或吸痰。

3）压疮由脊髓损伤平面以下感觉障碍，缺少正常保护性反应，受压组织缺血坏死，以及潮湿、皮肤过度摩擦等所致。压疮的面积较大、坏死较深的可使患者丢失大量组织液，造成营养不良、贫血、低蛋白血症，还可继发全身感染。预防压疮发生的主要措施包括定时翻身、清洁皮肤、适当按摩、改善营养状况。

4）脊髓损伤后，肠蠕动减慢，直肠平滑肌松弛，肠内容物水分过多吸收等而引起便秘，可有腹胀、食欲不振、消化功能减退等症状。可口服缓泻剂或甘油灌肠剂灌肠，有利于粪便排出；手法按摩，刺激排便习惯；对于腹胀明显者，可采用胃肠减压、肛管排气或服用木香顺气汤等方法处理。

5）脊髓损伤后的电解质紊乱，表现为低钠血症和多尿时应及时补充电解质。

6）自主神经功能紊乱主要表现为体温异常、血压心率异常等，注意合理防范与治疗。

7）一旦确诊深静脉血栓及肺栓塞，应高度重视，依据病情选用抗凝治疗、溶栓治疗、取栓治疗及下肢静脉滤器植入治疗等。

8）疼痛是脊髓损伤的常见并发症，起源于脊髓本身的中枢性疼痛，多与情绪变化有关。应当依据疼痛评分及患者精神状况，合理使用相应的药物进行预防与治疗。

9）截瘫患者长期卧床，全身代谢功能受到抑制，生理功能衰退，肌肉萎缩，关节僵直。对不完全瘫痪的肌肉关节进行功能锻炼，可改善代谢功能，促进血液循环，增进食欲，防止肺炎、压疮和泌尿系感染等并发症，能加速功能代偿和重建。

4. 功能锻炼　损伤患者的康复应从伤后之日开始。早期练功可促进全身经络及气血运行，加强新陈代谢，提高机体抵抗力，防止肺炎、压疮、尿路感染、深静脉血栓形成等并发症，是调动患者主观能动性去战胜截瘫的一项重要措施。未瘫痪肌肉的主动锻炼对防止肌肉萎缩是十分必要的。

【注意事项】

脊髓损伤的治疗是十分重要的，但是在治疗脊髓损伤的同时也有很多注意事项需要患者配合，如鼓励患者进行锻炼但不能过激，应循序渐进，劳逸结合；合理饮食，多吃些高纤维素、高蛋白质、少胆固醇等食物；注意保暖。以上的调护重点能给脊髓损伤的治疗与康复带来一定的帮助。

【思考题】

1. 脊髓损伤分型、诊断要点有哪些？
2. 脊髓损伤治疗方法有哪些？

第七节　骨盆骨折

骨盆是躯干和下肢之间的骨性连接，是支持躯干和保护盆腔脏器的重要结构。躯干的重量通过骨盆传达到下肢，下肢的运动必须通过骨盆才能传达到躯干。盆腔内重要结构有泌尿、生殖及消化系统的器官，如膀胱、直肠、输尿管、性器官等。

　　骨盆是一个盆状骨架，形如漏斗，由骶骨、尾骨和左右两块髋骨及其韧带连接而成的完整骨环（图 4-24）。整个骨盆借界线分为上部的大骨盆和下部的小骨盆。界线是由骶岬、两侧骶翼前缘、两侧弓状线和两侧的耻骨梳、耻骨结节、耻骨嵴及耻骨联合上缘围成的环形线，即小骨盆上口，大、小骨盆借此口相通。小骨盆下口高低不齐，由尾骨尖和两侧的骶结节韧带、坐骨结节、耻骨弓及耻骨联合下缘构成，呈菱形。上口与下口之间的部分是骨盆腔。每块髋骨又是由髂骨、坐骨及耻骨组成的不规则骨骼。骶骨形似三角，前面凹陷称为骶窝，三角形底的中部前缘突出，形成骶岬。骶岬是妇科手术的重要标志之一。女性骨盆较男性骨盆宽而浅，又是胎儿娩出时必经的骨性产道，其大小、形态与分娩密切相关。

　　骨盆包括耻骨联合、骶髂关节、骶尾关节。耻骨联合：两耻骨间的纤维软骨联接。骶髂关节：位于骶骨与髂骨间，有宽厚的骶髂骨韧带连接。骶尾关节：活动性较大，可使骨盆出口前后径增大。

　　骨有两对重要的韧带，包括骶骨、尾骨与坐骨结节间的骶结节韧带和骶骨、尾骨与坐骨棘之间的骶棘韧带。骶棘韧带宽度，即坐骨切迹宽度，是判断中骨盆后矢状径是否狭窄的重要指标。

　　骨盆的稳定不仅取决于骨性结构，更主要的是取决于周围的软组织。骨盆环的稳定结构包括耻骨联合、骶髂后复合体和骨盆底。骨盆环前部是由耻骨支及坐骨支与耻骨联合连接组成，纤维软骨盘位于两耻骨体之间。骨盆环后部包括骶骨、髂骨颈和坐骨结节，是坐弓和立弓的负重部分。在站立位，重力是通过骶髂关节、髂骨后部至两侧髋关节，为骶股弓（图 4-25）。坐位时的重力是经骶髂关节、髂骨后部传递至坐骨结节，为骶坐弓（图 4-26），骨质坚硬不易骨折。骨盆后部是承重的重要部分，骶髂后复合体是维系骨盆稳定性的最重要的结构。连接结构为骨间骶髂韧带、前后骶髂韧带、骶结节韧带、骶棘韧带和相关的髂腰韧带。

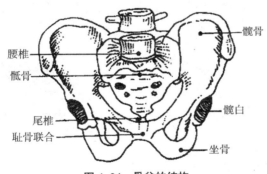

图 4-24　骨盆的结构

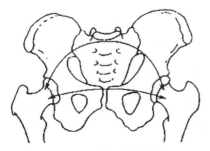

图 4-25　骶股弓及连接弓

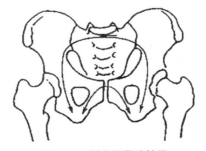

图 4-26　骶坐弓及连接弓

【病因病机】

骨盆骨折通常是高能量外伤，大多由交通事故、房屋倒塌、工业事故、高处坠落等因素导致，占骨折比例 1% ～ 3%。交通事故死亡的伤员中，骨盆骨折位居第三位。骨盆骨折常并发失血性休克、腹膜后血肿、多发性骨折、泌尿系统及腹腔脏器等合并伤。骨盆骨折伴有多系统损伤时伤势复杂而严重，如果出现失血性休克、脏器破裂后严重感染、脂肪栓塞和弥散性血管内凝血等，病情变化迅速，死亡率较高。少数情况由摔倒或肌肉强力牵拉骨折导致。暴力的方向决定骨盆骨折的类型。

1. 前后方挤压暴力　前后方挤压暴力多由交通事故、机械挤压等所致，又称"外旋暴力"，是指暴力直接作用于骨盆前后方或髂后上棘或髂前上棘，使骨盆以骶髂关节为轴向两侧分离，或作用于股骨的外旋暴力，会使一侧或两侧的髂骨外旋，导致耻骨联合处断裂，严重时可使一侧或两侧骶棘韧带、骶髂前韧带断裂而骶髂后韧带仍然完整，出现骶髂关节向外旋转性半脱位，造成骨盆"开书样"损伤（图 4-27）。

2. 侧方压缩暴力　侧方压缩暴力多由房屋倒塌，房屋倒塌等所致，是指暴力作用于骨盆侧方髂嵴或大转子，将骨盆挤向人体中线，造成单侧或双侧耻骨上下支，或双侧耻骨联合交错重叠。前方骨盆损伤时，骨盆内旋；后方骨盆损伤时，骶髂部位松质骨受损，可发生轻度移位。侧方压缩暴力通常只引起骶骨侧方的嵌插骨折而后方韧带复合体保持完整，但当侧方挤压力足够大时，都能挣脱韧带的约束，从而彻底破坏掉骨盆的稳定性（图 4-28）。

3. 垂直剪切暴力　垂直剪切暴力多由高处坠落、双下肢着地后所致，是指垂直剪切复合暴力作用于骨盆上下方所致伤，造成耻骨联合分离，耻骨上下支骨折、骶髂关节脱位、骶骨骨折和髂骨骨折等，其特征是半侧骨盆向头侧的纵向移位、广泛的软组织断裂、骨盆完全不稳定（图 4-29）。

4. 肌肉强烈收缩　肌肉强烈收缩多由肌肉的强烈牵拉所致，常出现撕脱性骨折。如跌倒时，骶尾部肌肉强烈牵拉或撞击于硬物，可发生骶骨、尾骨骨折；如急骤跑跳时，可引起肌肉附着处的骨块撕脱性骨折，常见髂前上、下棘或坐骨结节处骨折。

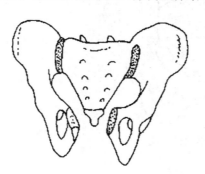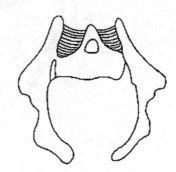

图 4-27　前后方挤压暴力

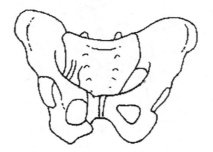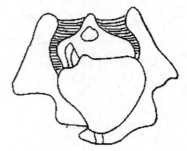

图 4-28　侧方挤压暴力

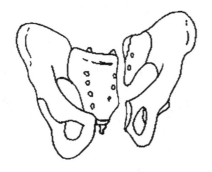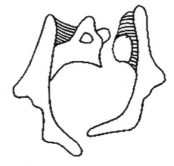

图 4-29　垂直剪切暴力

【诊断与鉴别诊断】

1. 诊断与分型

（1）诊断要点　根据受伤史、临床表现和影像检查可做出诊断。对强大暴力引起骨盆骨折应先检查全身情况，注意有无头、胸、腹、四肢等处的复合损伤。

患者有明确外伤史，大多为交通事故、房屋倒塌、工业事故、高处坠落等高能量损伤。年龄较大的骨质疏松症患者，较小的外力即可导致骨盆骨折，软组织损伤很轻。而年轻患者即使轻微骨折也需要较大的暴力，多伴有较严重的软组织损伤。要了解受伤时间、受伤方式、受伤原因及作用部位等。注意了解伤后大小便情况，女性患者要询问月经史和是否妊娠等。

骨盆骨折后可能同时有颅脑、胸部和腹部脏器损伤，临床表现全身情况可出现意识障碍、呼吸困难、发绀、腹部疼痛、腹膜刺激症状等。骨盆骨折造成大出血，出现面色苍白、头晕恶心、心慌脉速、血压下降等失血性休克的表现。并发的头部、脊髓神经或马尾神经损伤出现昏迷、截瘫、大小便失禁。局部肿胀、疼痛，皮下青紫、有瘀斑；患侧肢体活动困难；骨盆分离或挤压试验阳性；下肢短缩、内旋、髂前上棘至肚脐距离缩短，提示侧方挤压损伤。下肢外旋、髂前上棘至肚脐距离增大，触摸耻骨联合有较大缝隙，提示为前后方向挤压的"开书样"损伤。撕脱性骨折是在剧烈运动时，突然感到骨折相应部位疼痛、活动困难。其中髂前上棘、下棘撕脱性骨折可见向前迈步时，举腿无力，检查髂前上下棘压痛阳性，相应骨折处肌肉抗阻力试验阳性。坐骨结节撕脱性骨折可见大腿后伸无力。检查坐骨结节压痛阳性，相应骨折处肌肉抗阻力试验阳性。

严重骨盆骨折伤及会阴可出现瘀血斑及血肿，骨盆畸形明显，两侧有时不对称，伤侧髂骨嵴升高，下肢短缩，髂前上棘至肚脐的距离不等长，分离型大于健侧，压缩型小于健侧；检查伤侧下肢被动活动时疼痛加剧，局部压痛明显，骨盆分离及挤压试验呈阳性，有时可触及骨折异常活动及骨擦音，如合并腹膜后血肿者还常出现腹痛、腹膜刺激征，合并尿道或膀胱损伤者有排尿困难及尿潴留。如骨盆超过两处以上骨折且骨盆环断裂，则骨折块会有较大的上下移位，引起骨盆腔内出血，均属重伤。

（2）分型　根据骨折后盆环是否稳定可分为稳定性骨折和不稳定性骨折。

1）稳定性骨盆骨折：即骨折与脱位后不影响骨盆环的稳定者，包括未伤及骨盆环的骨折及轻微移位的稳定骨折，如髂嵴、髂骨或坐骨结节撕脱性骨折、髂骨翼骨折、耻骨单支骨折、髂前上下棘骨折、髋臼底骨折、骶骨骨折、尾骨骨折、耻骨联合分离等（图 4-30）。

2）不稳定性骨盆骨折：即骨折与脱位后骨盆变形，影响骨盆环的稳定者，包括严重损伤骨盆环的骨折错位和脱位的不稳定性骨折，可并发脏器损伤、血管损伤等。根据骨盆受力的变形情况，将骨盆骨折分为前后方挤压暴力损伤、侧方压缩暴力损伤和垂直剪切暴力损伤。

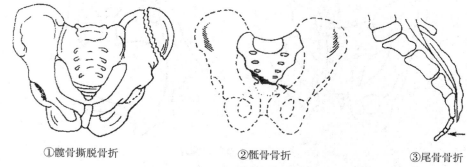

①髋骨撕脱骨折 ②骶骨骨折 ③尾骨骨折

图4-30　稳定性骨盆骨折

骨盆骨折根据损伤机制和骨折后骨盆的稳定性及严重性分为：①骨盆边缘骨折：这类骨折不影响骨盆的完整性，病情较轻，如髂前上棘、髂前下棘、坐骨结节、尾骨等骨折。②骨盆环单弓断裂无移位骨折：这类骨折影响到骨盆环，但未完全失去连接，基本保持环状结构的完整。如髂骨骨折、一侧耻骨上支或下支，或坐骨上支，或耻骨水平支单独骨折、耻骨联合轻度分离、骶髂关节轻度脱位等（图4-31）。骨折仅表现为裂纹骨折，或有轻度移位，但较稳定，愈合良好。③骨盆环双弓断裂移位骨折：这类骨折均由强大暴力引起，多为挤压伤，由于骨折移位和伴有关节错位，而致骨盆环的完整性遭到破坏，不但导致功能的严重障碍，而且常损伤盆腔内脏器或血管、神经，可产生严重后果。常见有以下几种：一侧耻骨上支和水平支骨折合并耻骨联合分离；双侧耻骨上下支骨折；髂骨骨折伴耻骨联合分离；耻骨水平支下支骨折伴骶髂关节错位；耻骨联合分离合并骶髂关节错位等（图4-32）。上述骨折共同特点是折断的骨块为骨盆环的一段，处于游离状态，移位较大而且不稳定。

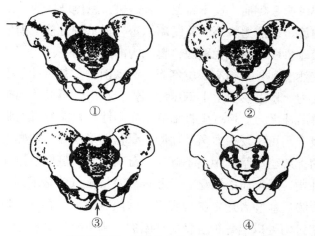

①髂骨骨折 ②耻骨上支或下支骨折
③耻骨联合轻度分离 ④骶髂关节轻度脱位

图4-31　骨盆环单弓无移位骨折

（3）特殊检查　对于骨盆部位肿胀疼痛及畸形明显的患者，谨慎进行以下检查。

1）骨盆分离挤压试验阳性，说明骨盆骨折、骨盆环完整性被破坏。

2）直腿抬高试验：患者缓慢将下肢平抬，引发骨盆部疼痛为阳性，对诊断骨盆骨折有很高的灵敏度。

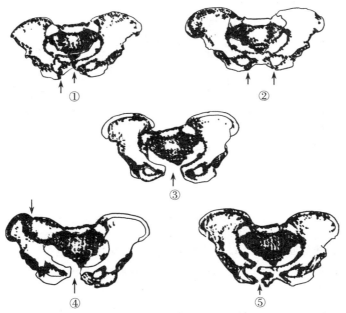

①一侧耻骨上支和水平支骨折合并耻骨联合分离

②双侧耻骨上下支骨折 ③耻骨联合分离合并骶髂关节错位

④髂骨骨折伴耻骨联合分离 ⑤耻骨水平支下支骨折伴骶髂关节错位

图 4-32 骨盆环双弓移位骨折

3）脐与两侧髂前上棘的距离不等长，较短的一侧为骶髂关节错位上移。

4）肛门指诊：指套上有血迹，直肠前方饱满、张力大，或可触及骨折端，说明有直肠损伤。肛门指诊应作为骨盆骨折患者的常规检查。

5）导尿检查：对耻骨支、耻骨联合处损伤者，应常规做导尿检查。如导尿管无法插入及肛门指诊发现前列腺移位者，为尿道完全断裂。

6）阴道检查：可发现阴道撕裂的部位和程度。

（4）影像学检查

1）X线检查：X线检查是诊断骨盆骨折的主要方法。一般除拍摄骨盆平片外，必要时拍摄骨盆入口位片（图 4-33）及骨盆出口位片（图 4-34），了解骨盆旋转移位程度、骶髂关节分离和骶骨骨折情况。上述三张 X 线片，可以清楚地了解骨盆环的变形情况。

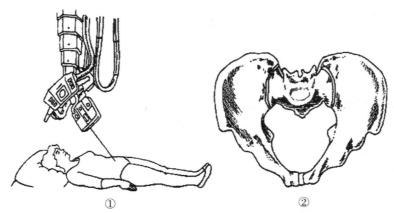

①②仰卧位，X 线管球向尾侧倾斜呈 60 角，对准骨位及骶髂关节间隙

图 4-33 骨盆入口位片

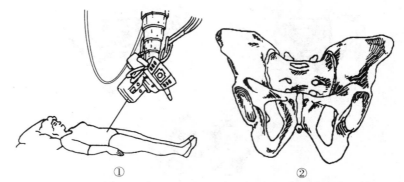

①②仰卧位，X线管球向颅侧倾斜对准骨盆正中；半侧骨盆向后移45角，对准骨盆正中

图 4-34　骨盆出口位片

2）CT扫描及三维成像重建：可以有效判断骶髂关节损伤的部位、类型和程度，明确骨盆骨折部位及三维空间内的骨折移位情况。利用CT扫描数据进行3D打印，可以准确在体外呈现骨折状态模型。

（5）并发症　高能量暴力通常造成骨盆骨折，尤其是骨盆环前后联合损伤，同时存在血管、脏器损伤、神经血管损伤等并发症，有时并发症往往比骨折本身危害更为严重。常见的并发症有以下几种。

1）失血性休克：主要是由严重的骨盆骨折出血与腹膜后血肿引起的，因骨盆内分布很多重要血管，骨折后常因骨折端渗血，贴近盆壁的软组织与盆壁血管损伤而引起大量出血。盆腔内出血可沿腹膜后间隙向上蔓延而形成腹膜后巨大血肿。患者出现面色苍白、头晕恶心、心慌脉数、血压下降等失血性休克的表现，同时有腹胀、腹痛、腹肌紧张、腹部压痛、肠鸣音减弱或消失等腹膜刺激症状，不易与腹腔内出血相鉴别时，必要时需进行剖腹探查。严重者可伴有伤侧腹壁强直与压痛，甚至出现麻痹性肠梗阻。

2）尿道损伤：多发生于后尿道，主要表现为排尿困难、尿道口有血迹或滴血、会阴部有血肿及尿外渗现象。检查会阴部有血肿、瘀斑，小腹部有压痛、反跳痛，腹肌紧张。导尿管不能插入膀胱有助于诊断尿道损伤。

3）膀胱损伤：膀胱位于骨盆耻骨联合的后方，骨盆骨折容易导致膀胱损伤。可分为腹膜外破裂与腹膜内破裂两种，腹膜外膀胱破裂多为骨折端刺破或附着膀胱颈韧带牵拽撕裂所致。腹膜内膀胱破裂多发生于膀胱充盈过度而破裂，伤后不能排尿，尿液流入腹腔而引起腹膜刺激征，如腹痛、恶心、呕吐、腹肌紧张、下腹压痛、反跳痛及膀胱空虚等。

4）直肠损伤：直肠刺破或撕裂者有里急后重感及下腹痛。直肠指诊有压痛或可触及破裂口，指套染有血迹。腹膜内破裂有早期腹膜刺激症状。腹膜外破裂则肛门周围发生严重感染。诊治延误可导致严重感染或弥漫性腹膜炎，死亡率高。

5）女性生殖道损伤：女性骨盆内器官拥挤而固定，当直接暴力作用于骨盆，骨盆被碾压而成粉碎或严重变形时，易发生子宫、阴道及周围脏器联合伤。下腹部、会阴部疼痛，非月经期阴道流血，体检发现下腹部、会阴部的皮下瘀血、局部血肿，阴道指诊触痛明显、触及骨折端及阴道破裂伤口。B超检查可发现有子宫破裂、下腹部血肿等。

6）神经损伤：多因骨折移位牵拉或骨折块压迫所致，可引起马尾、腰丛、骶丛、坐骨神经、闭孔神经或股神经损伤。伤后可出现鞍区感觉麻木、大小便失禁或排便无力、臀部或下肢麻木、感觉减退或消失、肌肉萎缩无力，也可引起阳痿，多为可逆性，一般经治疗后能逐渐恢复。

7）腹盆腔脏器损伤：骨盆遭受暴力发生骨折时，亦可损伤腹盆腔脏器，除上述骨盆骨折的并发损伤外，可有实质脏器或空腔脏器损伤。实质性脏器损伤表现为腹内出血，出现移动性浊音。空腔脏器破裂主要表现为腹膜刺激征、肠鸣音消失或肝浊音界消失。腹腔穿刺检查有助于诊断。

2. 鉴别诊断 对骨盆骨折具体位置的鉴别诊断是本病的重点。最重要的还是要依据临床症状、体征、X线检查等有效地鉴别出骨盆骨折的部位及程度，对骨盆环骨折、骨盆边缘骨折、骨盆撕脱骨折的诊断与治疗有所侧重，区别对待。

骨盆骨折需要与肌肉组织挫伤、韧带损伤相鉴别。肌肉组织挫伤时，可出现骨盆疼痛，鉴别时首先是疼痛的症状，软组织挫伤疼痛多表现为可以忍受的钝痛，挤压骨盆时疼痛加重不明显，有时需要做CT扫描来排除骨折；韧带损伤时，可出现剧痛，挤压骨盆也可以出现明显疼痛，此类损伤有时比骨折还要严重，所以要给予格外重视。

【治疗】

骨盆骨折急救处理：首先迅速控制出血。外出血用敷料压迫止血，内出血主张使用先压迫止血，保证在紧急情况下心、肺、脑等最重要器官的血液供应。其次快速补充血容量，迅速建立2～3个静脉通道，迅速补充新鲜血液及输液，纠正严重休克。当经输血输液后仍不能维持血压或血压上升但补充液体后又下降，说明仍有明显的活动性出血，此时应紧急手术止血，或行介入血管栓塞止血。最后临时固定。对于不稳定骨盆骨折，选择骨盆兜或骨盆外固定架，尤其是前方外固定架，可减少骨盆容积，从而减少静脉性和骨折端出血，更重要的是能够稳定骨盆、缓解疼痛，有利于休克的预防和纠正，是骨盆骨折急救的重要措施之一。

1. 保守治疗

（1）复位方法

1）手法复位：前后压缩骨折，术者用双手从两侧向中心对挤髂骨翼，使之复位。也可使患者侧卧于硬板床上，患侧在上，用推按手法对骨盆略施压力，使分离的骨折复位。侧方压缩骨折，患者仰卧，术者用两手分别置于两侧髂前上棘向外推按，分离骨盆使之复位。髂前上、下棘撕脱骨折，患者仰卧，患侧膝下垫高，保持髋关节、膝关节呈半屈曲位，术者捏挤按压骨折块使之复位，可同时在局麻下，用钢针经皮交叉固定骨块。坐骨结节骨折有移位者，嘱患者侧卧，保持髋伸直膝屈曲，使腘绳肌放松，术者双手拇指以推按手法使骨折块复位。尾骨骨折脱位者，嘱患者侧卧屈髋屈膝或膝胸位，术者戴手套，将食指或中指涂抹液体石蜡后伸入肛门内，扣住向前移位的尾骨下端前侧，拇指压住骶骨下端后侧，两指同时相对提按，将尾骨骨折远端向后复位。

2）骨牵引：对于垂直方向移位明显的骨盆骨折，需行股骨髁上骨牵引，同时应用骨盆外固定器固定。牵引重量为体重的1/5～1/7，牵引时间必须维持8～12周，否则可能因软组织或骨折端愈合不良而再移位或下地后再次移位。牵引重量不足和牵引时间过短是治疗中易发生的错误。

（2）固定方法

1）骨盆多头带包扎固定：前后压缩骨折复位后，用多头带加压包扎。即用两层普通白布一块，长120cm、宽24～27cm，两端分别撕成3cm宽的布条，在中间钉上两条宽3cm、长33cm的布带，两带间距10cm宽。放在患者骨盆后方，将骨盆由后向前兜起，两端布条相对在骨盆前方结扎固定，兜布中间两条布带，由大腿内侧绕至大腿前方与兜布下方的带条结扎一起以防兜布上窜（图4-35），松紧适度。

2）骨盆悬吊固定：前后压缩骨折复位后，也用骨盆帆布兜悬吊固定（图4-36）。

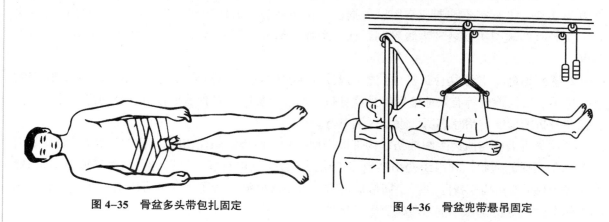

图4-35 骨盆多头带包扎固定   图4-36 骨盆兜带悬吊固定

3）骨盆外固定器固定：严重并发症得到控制后，外固定器使用可以使骨折脱位的骨盆得到稳定。此法能有效降低骨盆容量，有利于控制出血、减轻疼痛及促进全身情况的稳定，对早期康复有很大的帮助。外固定器品种多样，但均由针、针夹和连接棒三部分组成。在距髂前上棘3～5cm和6～10cm处的髂嵴上做皮肤小切口，经髂嵴内外板之间钻入直径5mm的螺纹针，用针夹把持住螺纹针尾，再用连接棒将两侧针夹连成一体。通过调整连接棒并结合手法纠正骨盆向外或向内旋转移位，摄X线片证明复位满意后，拧紧外固定器旋钮，保持外固定器的固定作用（图4-37）。由于外固定不能有效地纠正骨盆向头侧移位，对此类损伤应加用患侧股骨髁上骨牵引。外固定器固定简便易行，创伤极小，故在急诊期尤为适用，以稳定骨盆、减小骨盆腔，有利于控制出血和纠正休克。外固定器的主要并发症是针道感染，应注意消毒和保持敷料清洁。

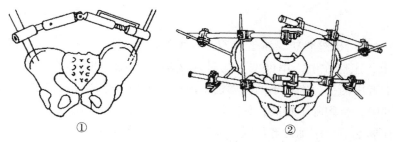

①   ②

图4-37 骨盆外固定器固定

2. 手术治疗　手术适应证包括：①对不稳定骨盆骨折、骶髂关节脱位＞1cm。②髂骨和骶骨骨折明显、耻骨联合分离＞3cm者。③骨折端挤压或刺破神经、血管、膀胱、阴道、直肠等器官者。④合并开放性骨折、骨折端外露，在行清创修补术的同时，可采用切开复位内固定术，使不稳定骨折迅速获得稳定。骶髂关节脱位或骨折脱位可从前方入路进行复位钢板内固定，也可经后方入路跨骶髂关节的钢板或螺钉固定。骶髂关节螺钉穿钉位置要准确，在穿钉过程中要透视检查，避免螺钉进入椎管损伤马尾神经，或穿入骶孔损伤神经根。复位后闭合穿钉或小切口钢板/螺钉固定，提高了骨盆骨折患者的救治效果，方便患者的护理。

3. 药物治疗　初期因出血过多引起休克时，方用独参汤加附子、炮姜，同时冲服三七粉或云南白药。若局部肿胀、疼痛严重者，治宜活血祛瘀、消肿止痛，方用顺气活血汤或活血止痛汤；若局部瘀紫肿胀较重者，外用消瘀膏、消肿散或双柏散。若伤后肠胃气滞、腹胀纳呆、便秘者，治宜活血顺气、通经止痛，方用顺气活血汤或大成汤；若伤后小便黄赤刺痛、小腹胀满、口渴发热等，治宜滋阴清热解毒、通利小便，方用导赤散合八正散加减。若瘀血作痛、局部肿胀、青紫发黑，甚则发热口渴汗出者，乃经络壅滞、阴血受伤之故，方用桃红四物汤。中期治宜续筋接骨，方用接骨丹。后期治宜强筋壮骨、舒筋通络，方用补肾壮筋汤、舒筋汤或健步虎潜丸，外用海桐皮汤或活血止痛散煎水熏洗。若症见疼痛较甚、发热烦渴、日晡益甚，乃阴虚内热之证，宜用八珍汤加牡丹皮、麦冬、五味子、骨碎补等治之。伤后长期卧床而出现便秘，若因大肠血虚火炽者，宜用四物汤送服润肠丸。肾虚火燥者，用六味地黄丸；肠胃气虚者，用补中益气汤。

4. 功能锻炼　骨盆周围软组织有坚强的肌肉与韧带，骨折整复后不易发生移位，且骨盆为松质骨，血运丰富，容易愈合。未损伤骨盆后部负重弓者，伤后第1周练习下肢肌肉舒缩及踝关节屈伸活动，伤后第2周练习髋关节与膝关节的屈伸活动，伤后第4周可扶拐下地站立活动。骨盆后弓损伤者，牵引期间应加强下肢肌肉舒缩和关节屈伸活动，早期禁坐，以防骨折再错位。解除固定后即可下床开始扶拐站立与步行锻炼，促进下肢功能恢复。

【注意事项】

失血性休克是骨盆骨折后主要的并发症和死亡主要原因，因此抢救重点为控制出血、纠正休克、恢复血流动力学。患者出现休克时应当就地抢救、注意骨折后的骨盆制动处理、禁止搬动患者进行X线检查等，以免加重休克。如同时合并全身其他系统危及生命的损伤时，需请相关专业人员协助处理。对卧床患者要注意保暖及预防压疮的发生，多鼓励患者做深呼吸和咳嗽动作，减少肺部感染。对于骨牵引及外固定器治疗，应注意消毒和保持敷料清洁，防止针道感染。

【思考题】

1. 骨盆骨折分型、诊断要点有哪些？
2. 骨盆骨折并发症有哪些？

扫一扫，查阅
本章数字资源，
含PPT、音视
频、图片等

凡关节遭受外力作用，使构成关节的骨端关节面脱离正常位置，引起功能障碍者，称为外伤性脱位（简称脱位）。

关节脱位，多发生在运动范围较大、活动较频繁的关节。在大关节脱位中，以肩关节最多，其次为肘关节、髋关节及颞颌关节。上肢脱位多于下肢关节脱位。患者以青壮年男性为多，儿童与老年人较少。儿童脱位多合并骨骺分离。

古人很早就对脱位有所认识，历代有脱臼、出臼、脱骱、骨错等多种称谓。汉墓马王堆出土的医籍《阴阳十一脉灸经》记载："肩以脱。"即肩关节脱位。晋代葛洪著《肘后救卒方》中记载："失欠颌车。"书中记载的口腔内复位法是世界首创，至今仍采用。唐代以后典籍对脱位的记载渐多，唐代王焘在《外台秘要》中列举了创伤14种证候类型。至此，骨折、脱位、伤筋、内伤等分类诊断的概念初步确立。唐代蔺道人在《仙授理伤续断秘方》中首次描述了髋关节脱位，将其分为"从裆内出"（前脱位）和"从臀上出"（后脱位）两种类型，利用手牵足蹬法进行复位，并介绍了"肩甲骨出"（肩关节脱位）的"椅背复位法"。元代危亦林在《世医得效方·正骨金镞科》中对肩、肘、髋等关节的解剖结构已有相当认识，提出："凡脚手各有六出臼、四折骨。"他指出髋关节是杵臼关节，书中记载的悬吊复位法治疗脊柱骨折是世界首创的。清代吴谦等在《医宗金鉴·正骨心法要旨》中把手法归纳为"八法"，即"摸、接、端、提、推、拿、按、摩"，并指出了手法的适应证，对后世学者有指导作用。

第一节　脱位的病因病机

造成关节脱位的原因是多方面的，但不外乎是内因和外因综合作用的结果。

一、外因

损伤性脱位多由直接或间接暴力作用所致，以间接暴力（传达、杠杆、扭转暴力等）引起者较多见。如患者在肩关节外展、外旋和后伸位跌倒时，不论是手掌或肘部着地，地面的反作用力都可向上传导，引起肩关节前脱位。当髋关节屈曲90°时，如果过度的内收内旋股骨干并遭受前方暴力作用时，则可造成后脱位。当髋关节因外力作用强度外展并稍外旋时，遭受外力（由后向前）则可发生前脱位。不论跌仆、挤压、扭转、冲撞、坠堕等损伤，只要外力传到一定的程度，超过关节所能承受的应力就能破坏关节的正常结构，使组成关节的骨端运动超过正常范围而引起脱位。

二、内因

关节脱位与性别、年龄、职业、生理异常和近关节的病变有密切关系。由于男性野外工作较多，工作量大，关节活动范围较大，所以关节脱位男性多于女性、成年人多于儿童。年老多病体弱者，肝肾虚损，肌肉萎缩，经筋松弛，易发生关节脱位，尤以颞颌关节脱位较多见。

（一）生理特点

关节脱位主要与年龄、性别、体质、局部解剖结构特点等有关。

外伤性脱位多见于青壮年，儿童和老年人较少见。因儿童体重轻，关节软骨富于弹性，缓冲作用大，关节周围韧带和关节囊柔软而不易撕裂，虽遭受暴力机会多但不易脱位（小儿桡骨头半脱位例外），常常造成骨骺滑脱。老年人相对活动较少，遭受暴力机会也少，因其骨质萎缩松脆，遭受外力后易发生骨折，故发生脱位者亦较少。但年老体衰、肝肾亏损、筋肉松弛者易发生颞颌关节脱位。由于工作、活动环境的差异，发病率男性高于女性、体力劳动者高于脑力劳动者。

关节的局部解剖特点及生理功能与发病密切相关，如肩关节的关节盂小而浅，肱骨头较大，关节囊的前下方较松弛且肌肉少，加上关节活动范围大，活动较频繁，受伤机会较多，故肩关节较易发生脱位。

（二）病理因素

先天性关节发育不良，体质虚弱，关节囊和关节周围韧带松弛，较易发生脱位，如先天性髋关节脱位。若关节脱位虽经手法复位成功，但未能做充足时间固定，或根本无固定，关节囊和关节周围韧带的损伤未能很好修复或修复不全，常可导致关节再脱位，或习惯性脱位。

关节内病变，或近关节的病变，可引起骨端或关节面损坏，引起病理性关节脱位。如化脓性关节炎、骨髓炎、骨关节结核等疾病的中、后期可并发关节脱位。某些关节脱位，只是全身性疾病的局部表现，如脊髓前角灰质炎后遗症、小儿脑性瘫痪、中老年人中风引起的半身不遂等，由于广泛的肌肉萎缩，患肢关节周围韧带松弛，无力承受肢体下垂的重量，形成关节半脱位或全脱位，临床上多见于肩关节。

关节脱位，不仅骨关节面的正常关节遭到破坏，而且关节囊亦有不同程度的破裂（半脱位和颞颌关节脱位例外），关节周围的韧带、肌腱、肌肉亦常有撕裂。由于暴力大、骨端移位多，常合并血管、神经损伤。受伤时，暴力强大，骨端可突破软组织和皮肤造成开放性脱位。脱位伴有大块骨折（如肩关节脱位合并肱骨外科颈骨折）、关节面的挤压骨折、关节面软骨脱落等，亦属常见病理性改变。关节脱位后，关节腔隙和新形成的软组织裂隙往往被损伤时的出血填充，形成局限性血肿，如不及时治疗，由于关节囊内外血肿机化，结缔组织增生，周围软组织的瘢痕形成，可导致复位困难。若勉强采用手法复位，或手法复位操作粗暴，可导致关节面损伤，使关节周围的血液循环遭到破坏，增加创伤性关节炎的发生率，甚至形成骨端缺血性坏死及骨折发生。

人是有机的整体，脱位不单是局部的病变，它对整个机体都可产生广泛性的影响，临床上常出现不同程度的伤气、伤血、气血两伤、伤经络等病理改变。

【思考题】

1. 脱位定义是什么？
2. 脱位病因有哪些？

第二节　脱位的分类

关节脱位的分类方法有多种，具有一定的临床意义。

一、按产生脱位的病因分类

1. 外伤性脱位　正常关节因遭受暴力而引起脱位者，临床上最为常见。

2. 病理性脱位　关节结构被病变破坏而产生脱位者，临床上常见的有髋关节结核、化脓性关节炎、骨髓炎等使关节破坏，导致病理性完全脱位或半脱位。

3. 习惯性脱位　两次或两次以上反复发生脱位者称为习惯性脱位。该类脱位多由外伤性脱位未得到有效治疗，尤其脱位复位后未给予充分固定或根本无固定，导致关节囊和关节周围其他装置的损伤未得到修复而变得薄弱，或先天性骨关节发育不全，在日常工作和生活中受轻微外力，即可发生关节脱位。如张口大笑或打哈欠产生的颞颌关节脱位；或打扫卫生、举手擦玻璃、举斧劈柴、穿衣等都可造成肩关节脱位。这类脱位采用手法复位较容易，但常有复发。

4. 先天性脱位　因胚胎发育异常，导致先天性骨关节发育不良而发生脱位者。如患者出生时因髋关节囊松弛、伸长，甚至呈哑铃状；股骨头骨骺发育迟缓产生的先天性关节脱位较为常见，女性发病率较高。因股四头肌发育异常，或股内侧肌缺如，或伸膝装置外移，造成的髌骨先天性脱位较为常见，常为双侧脱位。先天性膝关节脱位，又称先天性膝反屈，本病较为少见，好发于女性。

二、按脱位的方向分类

按脱位的方向分为前脱位、后脱位、上脱位、下脱位及中心性脱位。如肩关节脱位时按脱位后肱骨头所在的位置可分为前脱位、后脱位。

髋关节脱位时，按股骨头所在位置可分为前脱位、后脱位及中心脱位。

四肢及颞颌关节脱位以远端骨端移位方向为准，脊柱脱位则以上椎体移位方向而定。

三、按脱位的时间分类

按脱位的时间分为新鲜脱位和陈旧性脱位。一般来说，脱位在 2 ~ 3 周以内者为新鲜脱位，发生在 2 ~ 3 周以上者，称为陈旧性脱位。但因个体、关节而异，如肩关节脱位 3 周以上仍多能复位，而肘关节脱位后 10 天以上就很难整复。所以单纯以时间为界是不全面的。对不同关节脱位、不同年龄的患者，应区别对待。

四、按脱位程度分类

1. 完全脱位组成关节的各骨端关节面完全脱出，互不接触。

2. 不完全脱位又称半脱位，即组成关节的各骨端关节部分脱出，部分仍互相接触。

五、按是否伴有并发症分类

1. 单纯性脱位是指无并发症的脱位。

2. 复杂性脱位合并骨折，或血管、神经、内脏损伤者。

六、按关节脱位是否有创口与外界相通分类

按关节脱位是否有创口与外界相通可分为开放性脱位和闭合性脱位。

1. 闭合性脱位是指关节脱位无创口与外界相通。

2. 开放性脱位是指关节脱位有创口与外界相通。

脱位分类的目的是为了给辨证论治提供参考、指导治疗，以便选用相应的手法，提高手法复位成功率。各种分类在一种病中可同时出现。

【思考题】

简述脱位分类都有哪些?

第三节　脱位的诊断

关节脱位的诊断，主要根据临床症状、体征及 X 线照片。脱位的症状一般分为任何损伤均可引起的一般症状及关节脱位后所具有的特殊体征。

一、一般症状

1. 疼痛和压痛　关节脱位时，关节囊和关节周围的软组织往往有撕裂性损伤，从而脉络受损，气血凝滞，瘀血留内，阻塞经络，因此局部出现不同程度的疼痛，活动时疼痛加剧。单纯关节脱位的压痛一般较广泛，不像骨折的压痛点明显。例如，肩关节前脱位不但肩峰下有压痛，而且肩关节前方亦有压痛。

2. 肿胀　关节脱位时，关节周围软组织损伤，血管破裂，筋肉出血，组织液渗出充满关节囊内外，继发组织水肿，因而在短时间内出现肿胀。单纯性关节脱位肿胀多不严重，较局限。合并骨折时多有严重肿胀，伴有皮下瘀斑，甚至出现张力性水疱。

3. 功能障碍　损伤致关节脱位发生结构失常，关节周围肌肉损伤，出现反射性肌肉痉挛，加之疼痛、患者精神紧张或怕痛不敢活动，造成脱位后关节功能部分障碍或完全丧失。少年关节脱位的功能丧失与干骺端骨折引起者相似。

二、特有体征

1. 关节畸形　关节脱位使该关节的骨端脱离了正常位置，关节周围的骨性标志相互发生改变，破坏了肢体原有轴线，与健侧对比不对称，因而发生畸形。若关节周围软组织较少，畸形较明显而易识别。如肩关节脱位后呈"方肩"畸形，是由肱骨头的位置改变、肩峰相对高突所致。肘关节后脱位可呈现靴样畸形，肱骨内外上髁与尺骨鹰嘴三者间的关系失常。关节脱位后，患肢可出现畸形，如髋关节后脱位，患肢明显内旋、内收，髋关节、膝关节微屈，患侧足贴附于健侧足背上。

2. 关节盂空虚　关节脱位后，触摸该关节时可发现其内部结构异常，构成关节的一侧骨端部分完全脱离了关节盂，造成原关节凹陷、空虚，表浅关节比较容易触摸辨别。如肩关节脱位后，肱骨头完全离开关节盂，肩峰下出现凹陷，触摸时有空虚感。

3. 弹性固定　脱位后，骨端位置的改变，关节周围未撕裂的肌肉痉挛、收缩，可将脱位后的骨端保持在特殊位置上，在对脱位关节做任何被动运动时虽有一定活动度，但存在弹性阻力，去

除外力后，脱位的关节又恢复到原来的特殊位置，这种体征变化称为弹性固定。

在临床检查时，触摸关节周围的变化可发现移位的骨端位于畸形位置。如肩关节前脱位，在喙突下或锁骨下可扪及光滑的肱骨头；髋关节后脱位，在臀部可触到股骨头。

三、X线检查

X线检查可明确诊断和鉴别诊断，以指导治疗。根据X线可明确脱位方向、程度及是否合并骨折，并选用相应的治疗方法，用于鉴别疗效、估计预后。因此，关节脱位应做X线检查。

四、诊断

根据病史，熟悉一般症状和特有体征，关节脱位不难做出初步诊断。一般来说，临床上具有一般症状，加上特有体征的1～3项，就可做出关节脱位的临床初步诊断。最后确诊，尚需X线检查。

【思考题】

1. 脱位一般症状和特有体征有哪些？
2. 什么是弹性固定？

第四节　脱位的并发症

关节脱位的并发症是指组成关节的骨端移位引起的其他组织损伤。并发症有早期并发症和晚期并发症两种。早期并发症是指与脱位同时发生的损伤，这种并发症若能及时发现，采取有效的措施处理则预后较佳。故对早期并发症应以及时治疗为主。晚期并发症多发生在脱位的中后期，损伤当时尚未发现并发症的症状和体征，而在脱位整复以后渐发生的病症，这种并发症的疗效很难达到满意程度，故应以积极预防为主。

一、早期并发症

1. 骨折　由于受伤时，肢体承受的暴力较大，邻近关节的骨端或关节盂边缘发生骨折。脱位并发骨折可由以下因素引起：①骨端的相互撞击，如髋关节后脱位并发髋后上缘骨折，或前脱位时股骨头前下方骨折等。②肌肉强力收缩产生的撕裂性骨折，如肩关节脱位并发肱骨大结节撕脱性骨折。以上这两种类型，大多数骨折块不大，脱位整复后骨折亦可随之复位成功。此外，由于脱位过程中剪切暴力和肌体的内应力相互作用，脱位还可以并发其他类型的骨折，如肩关节脱位并发肱骨外科颈骨折，亦有少数脱位并发同一肢体的骨干骨折，如髋关节脱位并发股骨干骨折。

2. 神经损伤　多因暴力引起脱位的骨端牵拉或压迫神经干而引起。如肩关节脱位时，腋神经被肱骨头牵拉或压迫；髋关节后脱位时，坐骨神经被股骨头压迫或牵拉。脱位并发大神经干损伤多为挫伤，极少数为神经断裂。神经挫伤，一般在脱位整复后随着压迫和牵拉因素的解除，可在3个月左右时神经症状逐渐消失，肢体功能逐渐恢复，故不需做神经探查术。若受伤时暴力大，有神经干断裂的可能，经过1个月左右观察，损伤的神经无恢复迹象，应及早施行神经探查术，若发现神经断裂者，应及时行神经吻合术。

3. 血管损伤　多为脱位的骨端压迫、牵拉关节周围的重要血管引起。牵拉的暴力较大可导致血管撕裂，引起广泛性出血，骨端移位多可压迫动静脉，造成血管挫伤。大静脉损伤时，脱位以下肢体肿胀较甚。大动脉损伤则引起患肢远端的血运障碍，动脉搏动消失，若不及时有效处理，患肢可发生坏死，如肩关节前脱位的腋动脉挫伤；肘关节后脱位，肱动脉受压的损伤；膝关节脱位，腘动脉遭到挤压而致的血运受阻。这类动静脉损伤，多能随着关节的复位而逐渐恢复。复位成功后，肢体血运仍无改善，或发生大血管破裂者，应做急症处理，如手术探查，或手术修补，或结扎血管。若为老年患者伴有动脉硬化症，可因动脉损伤而致血栓形成，影响患肢血液循环。辨证内服活血化瘀中药，可促进血液循环，预防血栓形成。

4. 感染　多因开放性脱位未及时清创，或清创不彻底而致。轻者创口感染，重者可并发关节化脓性感染。另外，开放性脱位的创口往往带有泥土、碎屑或粪便等污染物，可发生特异性感染，如破伤风、气性坏疽等。素体虚弱者，有菌毒潜伏时，更易发生感染，可危及生命，故应特别注意预防。

二、晚期并发症

1. 关节僵硬　脱位中后期，关节活动范围发生较严重障碍，称为关节僵硬。关节内外的血肿机化，关节内滑膜反折等处的粘连，以及关节囊及其周围的韧带、肌腱、肌肉等组织的挛缩、粘连而发生关节僵硬。关节僵硬多见于老年患者，多因长期固定，或不注意患肢功能锻炼、静脉和淋巴液回流不畅、瘀血流注关节所致。治疗应以主动功能锻炼为主，辅以推按摩。

2. 骨化性肌炎　骨化性肌炎又称创伤性骨化。关节被动屈伸时，骨膜被剥离，骨膜下血肿与周围软组织血肿相贯通，随着血肿机化、钙化及骨样组织形成，可发生骨化性肌炎。暴力强大，损伤严重，骨膜下血肿易向被破坏的组织间隙扩散，亦可形成广泛的骨化性肌炎。骨化性肌炎好发于肘、膝、肩、髋等关节周围。

3. 创伤性关节炎　由于脱位时关节软骨面被损伤，造成关节面不平整，或整复操作不当，关节之间关系未完全复原，日久导致部分关节面磨损，活动时引起疼痛，称为创伤性关节炎。后期可发生关节退行性变和骨端边缘骨质增生。下肢因负重较上肢多而发生率高，尤以膝关节多见。

4. 骨的缺血性坏死　脱位时，因暴力致关节囊撕裂，关节内外的韧带亦可断裂，这些组织内的血管部分或全部遭受损伤，发生撕裂，或因损伤而痉挛，从而局部血流阻塞或不畅，骨的血液循环受到破坏，血液供应严重不足，发生骨缺血性坏死。如髋关节脱位时，股骨头圆韧带断裂、关节囊破坏等，可出现股骨头缺血性坏死。骨的缺血性坏死好发部位有股骨头、月骨、距骨等；肱骨头、胫骨上端有时亦可发生。

5. 腱鞘炎　腱鞘炎多因脱位时肌腱和腱鞘受牵拉摩擦引起。损伤后腱鞘充血、水肿，日久增厚粘连，形成腱鞘炎。如肩关节脱位后期，可形成肱二头肌长头腱鞘炎；腕关节脱位可并发桡骨茎突狭窄性腱鞘炎。

【思考题】

1. 简述脱位早期并发症有哪些？
2. 简述脱位晚期并发症有哪些？

第五节　脱位的治疗

《圣济总录·诸骨蹉跌》曰："凡坠堕颠扑，骨节闪脱，不得入臼，遂致蹉跌者，急需以手揣搦，复还枢纽。次用药调养，使骨正筋柔，营卫气血，不失常度，加以封裹膏摩，乃其法也。"

脱位治疗目的是恢复受损关节正常的解剖关系与功能。根据脱位的不同原因、类型决定治疗方案，以下按新鲜脱位和陈旧脱位详细分述。

一、新鲜创伤性关节脱位的治疗

（一）治疗原则

对新鲜脱位的治疗，常遵循以下原则。

1. 明确诊断后治疗　针对性强，手法选择得当，易于一次复位成功；否则，诊断不明时贸然进行手法复位，不但成功率低，而且易产生并发症。

2. 及早治疗　关节脱位的治疗，在全身情况的允许下采用手法整复，越早越好。尽早手法闭合复位，不仅可减少患者的痛苦，而且复位亦容易成功。当患者有休克的情况时，不应置患者的生命不顾而急于施行手法复位。

3. 巧妙复位　施行手法复位，宜在"巧"字上下功夫，充分利用解剖特点和生物力学原理，轻巧灵活地施行手法，切忌采用粗暴手法整复，以免增加新的创伤。

4. 先整复脱位再处理骨折　一般来说，脱位合并近关节的骨折需先整复脱位，骨折可随之复位成功，无须施行特殊手法，如肩关节脱位合并肱骨大结节撕脱性骨折。脱位合并骨干骨折时，如髋关节脱位并发股骨上 1/3 骨折时，应先处理脱位再整复骨折。

5. 充分固定脱位　复位成功后，应将患肢固定在合适位置，固定时间需足够，使撕裂的关节囊等软组织坚固愈合，否则易产生再脱位，一般固定时间为 2～3 周。

6. 练功固定　脱位在固定期间及去除固定后的功能锻炼，是恢复肢体功能的重要环节，不可忽视。但导致重新脱位的活动应禁止。

（二）复位

1. 麻醉选择　一般新鲜脱位若手法选择、操作适当，不需任何麻醉即可复位成功，或仅选用止痛剂、镇痛剂。有些患者肌肉发达，或属复杂性脱位，为减轻患者痛苦，使痉挛的肌肉松弛，便于整复成功，可选用针剂麻醉、臂丛神经阻滞、硬膜外麻醉等，必要时亦可行全身麻醉，如中药麻醉配合肌肉松弛剂，可增强麻醉效果。

2. 手法复位　《肘后救卒方》记载："令人两手牵其颐已，暂推之，急出大指，或咋伤也。"其是世界上最早的颞颌关节脱位口内整复方法，沿用至今。我国古代医学家如孙思邈、王焘、蔺道人、危亦林等都为关节脱位创制了许多手法，作出重大贡献，不少手法至今仍使用。《伤科汇纂》曰："上骱不与接骨同，全凭手法及身功。""法使骤然人不觉，患者知也骨已拢。"这就明确指出，脱位的治疗与骨折不同，手法复位是至关重要的，并对脱位整复手法提出了很高的要求，既要准确复位，又不能增加患者痛苦。所以术者在施行手法时，应准确无误、轻巧无损伤地进行复位，尤其对儿童的关节脱位，手法操作要特别轻柔，否则易造成骨骺损伤。正如《医宗金鉴·正骨心法要旨》所说："但伤有轻重，而手法各有所宜，其痊可之迟速，及遗留残疾与否，皆关乎手法之所施得宜，或失其宜或未尽其法也。"手法复位时应根据脱位的方向和骨端的所处位置，选用适当手法，制定整复方案。

脱位整复手法有以下几种。

（1）牵引复位　通过术者与助手对抗牵引达到使脱位复位成功之目的。如肩关节前脱位的直接牵引复位法，患者取仰卧位，充分麻醉，助手用一长 3m、宽 15cm 的布带，从患者腋下躯干绕过，并绕过自己腰部打结，同时助手扶患者健侧肩部和两髂前上棘部，术者立于患侧，将患肢外展约 80°，两手握其腕部与助手对抗牵引，并轻度外旋患肢，即可达到复位。

（2）原路返回　根据造成关节脱位的病理改变，使脱出的骨端沿原路返回。如单纯性肘关节后脱位，是肘关节在过伸位时尺骨鹰嘴受外力作用向下冲击，冠状突进入鹰嘴窝，形成肘关节后脱位。复位时先使关节伸直牵引，再过伸牵引，冠状突离开鹰嘴窝，屈曲肘关节可复位。

（3）杠杆复位　利用杠杆原理，以脱位肢体的远端为力点、脱位关节囊为支点，通过旋转、内收、外展或伸屈等活动，利用杠杆作用，拉松阻碍骨端复位的肌群，使脱位的骨端回纳并恢复关节面的正常关系。应用此法时，切忌用力粗暴，以免引起骨折和加重关节囊损伤。

（4）松弛复位　在应用阻滞麻醉和肌肉松弛剂后，让患肢下垂，利用肢体的自身重量向下持续悬吊牵引 15～20 分钟，患肢会感到疲劳，肌肉松弛而复位。

手法复位不成功时，应认真分析病情，努力找出阻碍复位的原因并积极治疗。临床上脱位整复常见的失败原因有：①手法选择失当，或未掌握手法复位要点，操作不符合要求。②助手的不协调配合，或患者的肌肉发达而助手的牵引力不够，重叠移位未能矫正。③麻醉效果欠佳，肌肉松弛不够，或撕脱、游离骨片阻碍复位。④关节囊、肌腱等软组织被夹在关节之间，影响脱位的骨端恢复原位。

多数新鲜脱位通过手法可获得复位，若脱位不能闭合复位者，可视实际情况考虑切开复位。切开复位的适应证有：①多次手法复位失败者。②复杂性脱位，需行血管、神经探查者。③脱位并发骨折，骨折片潜入关节腔内。④脱位并发较大骨折，肌腱、韧带断裂复位成功后可能产生关节不稳定者。⑤开放性脱位需要手术清创者，可在清创同时切开复位。

（二）固定

固定是脱位整复后巩固疗效的重要措施之一。脱出的骨端复位后，破裂的关节囊、韧带等软组织并未恢复，这些组织的修复是以后功能恢复的关键，所以应将肢体固定在功能位，或关节稳定的位置上，以减少出血，使损伤组织迅速修复，并可预防脱位复发和骨化性肌炎。脱位固定的器材很多，常用的有海绵牵引带、胶布、托板、三角巾等。脱位的固定方法，可因脱位的关节不同，选用不同的固定方法。如髋关节脱位多采用仰卧患肢伸直位，皮肤牵引或骨骼牵引。脱位的固定时间，应按脱位的发生部位、有无并发症及并发症的程度而确定。一般上肢脱位应固定 2～3 周，下肢固定 3～4 周，否则易发生组织粘连，影响关节活动，甚至发生关节僵硬，影响疗效。

（三）功能锻炼

功能锻炼，即练功，是恢复患肢功能的重要环节，贯穿于脱位治疗的始末。我国历代伤科医家对脱位整复后的练功都十分重视。练功可促进血液循环，加快损伤组织的修复，预防肌肉萎缩、骨质疏松、脱钙及关节僵硬等并发症的发生；可减少组织粘连，尽快恢复关节的正常功能。练功要遵循由健康关节到损伤关节、由单一关节到多个关节、活动范围由小到大的原则。早期以健康关节及肌肉舒缩活动为主。解除固定后，可逐步训练受伤关节，必要时可配合按摩推拿，促进关节功能的恢复。功能锻炼要抓紧进行，需防止用力过猛，尤其避免粗暴的被动活动。

（四）药物治疗

关节脱位的药物治疗，分为内服药和外用药两种。内服药物的应用，是以损伤的病理变化为依据，按早、中、后三期进行辨证论治。外用中药的选择，清代吴师机在《理瀹骈文》中云："外治之理即内治之理；外治之药即内治之药，所异者法耳。"单纯性脱位，按伤筋治疗；并发骨折，复位后以伤骨为主辨证用药。用药应以脱位复位成功为前提，否则虽减轻症状，但无法使错位的骨端回归原位。

1. 初期　伤后 1～2 周内，患肢因肌肉、筋脉损伤，瘀血留内，阻塞经络，气血流通不畅，则肿胀疼痛，故应以活血祛瘀为主，佐以行气止痛，内服可选用活血止痛汤、肢伤一方、云南白药等，外用可选用活血散、散肿止痛膏等。

2. 中期　伤后 2～3 周，患肢肿胀疼痛消失，或接近消失，瘀血走散、吸收而未尽，筋骨尚未修复，应以和营生新、接骨续筋为主，内服可选用壮筋养血汤、续骨活血汤、肢伤二方等，外用可选用接骨续筋药膏、舒筋活络药膏等。

3. 后期　受伤 3 周以后，固定已解除，肿胀消失，但筋骨愈合尚不牢固，因筋骨损伤，可内动肝肾，尤其素体气血虚损、肝肾不足者，应补气养血，补益肝肾，强筋壮骨，内服可选用补骨壮筋汤、壮筋养血汤、肢伤三方等，外用可选用舒筋活血、通经活络的中药煎水熏洗，常用五加皮汤、海桐皮汤等。

二、陈旧性外伤性脱位的治疗

脱位 3 周以上、未能整复者，属于陈旧性脱位。由于血肿机化、疤痕形成、关节粘连、关节囊及肌肉挛缩，造成手法复位困难。近年来，学者对陈旧性脱位的认识不断加深、整复技术水平的提高，使陈旧性脱位的整复成功率上升，减少了肢体因伤致残和切开复位的机会。

临证时，应根据患者的年龄、脱位时间、临床症状、临床体征及解剖特点，严格掌握闭合整复的适应证和禁忌证。

（一）闭合整复的适应证

1. 3 个月以内的青壮年患者。
2. 属于单纯性陈旧性脱位。
3. 对工作影响较大。
4. 关节尚有一定的活动范围。
5. 关节软骨面正常或接近正常。
6. 尚未并发创伤性关节炎者。

（二）闭合整复的禁忌证

具有以下情况时，即不宜采用闭合复位。

1. 60 岁以上老年患者，往往骨质疏松，不宜采用闭合整复的方法；同时老年人体质衰弱，或多伴有心血管疾病，如高血压、心脏病等，采用闭合复位的危险性较大。

2. 关节脱位超过 3～6 个月者，一般肘关节后脱位超过 3 个月，肩关节、髋关节超过 6 个月者，疤痕组织较多，关节粘连较重，闭合整复难以成功。

3. 关节周围软组织内有明显的钙化，或已有骨化性肌炎者。

4. 关节脱位合并骨折，骨块已在畸形位置愈合者。如肘关节脱位合并尺骨鹰嘴骨折等，或陈旧性肘关节脱位伴有明显侧方移位者。

5. 临床检查时，脱位的关节活动较小，甚至僵硬者。

6.脱位的关节周围诸骨过于疏松、明显脱钙者。

（三）闭合整复前的准备

1.详细了解患者的全身情况，充分估计患者能否耐受麻醉和手法整复的刺激。

2.详细检查患肢的局部情况，判断手法整复成功的可能性。

3.认真分析和研究 X 线片，明确病理变化，为选择手法和手法操作提供依据。

4.加强练功，应以主动和被动功能锻炼相结合，不断加大关节活动范围，为手法整复创造条件。若脱位时间较长，关节活动范围小，肌肉发达丰厚或软组织挛缩较明显，需要采用持续性牵引，如陈旧性肩关节脱位可行尺骨鹰嘴骨牵引，牵引重量为 2 ~ 3kg，牵引时间为 1 ~ 2 周，待关节周围组织松弛后，再行手法复位。一般成人可采用骨骼牵引，儿童可用皮肤牵引。

5.中药煎汤熏洗并辅以按摩推拿患部，使局部软组织的挛缩逐渐松弛，粘连逐渐松解，以增加手法整复成功的可能性。推拿时手法宜轻柔。

6.充分估计术中可能出现的并发症，并拟定相应的预防措施。

（四）闭合整复操作步骤

1.充分麻醉　陈旧性关节脱位者在施行手法整复时若麻醉效果差，不但加重患者的疼痛感，而且给整复带来较大的困难。

2.松解粘连　松解粘连是脱位整复成功与否的关键因素。在术前功能锻炼的基础上，继续给予患者被动活动，根据关节原有的活动范围，充分进行旋转、拔伸，使受伤关节屈、伸、收、展、旋转等功能恢复正常范围，或接近正常范围。施行手法松解粘连时，用力由轻到重，活动范围由小到大，动作要稳健有力、缓慢而轻柔，反复摇晃直至患部在各个方向的活动已灵活、关节周围软组织的粘连得以充分松解为止，有时需长达 1 小时左右。

3.整复脱位　经前述手法操作后，根据不同的关节、脱位类型选用适当的复位方法。在整复脱位时，可按选定的手法操作步骤，试行复位，反复操作直至脱出的骨端回到关节囊破裂口的相对位置时，再进行复位。若手法复位不能成功，应认真分析 X 线片，详细检查关节周围的软组织情况，尽量找到阻碍复位的原因并给予解除。

（五）固定与练功

脱位整复后的固定与练功与新鲜脱位的方法基本相同。

【思考题】

1.简述新鲜性脱位治疗方法有哪些？

2.简述陈旧性脱位治疗方法有哪些？

扫一扫，查阅本章数字资源，含 PPT、音视频、图片等

第一节　颞颌关节脱位

　　颞颌关节由颞骨的一对颞颌关节窝和下颌骨的一对髁状突构成。关节囊内有一椭圆形的纤维软骨关节盘，上面呈鞍状，前凹后凸，与关节结节和下颌窝的形状相适应。关节囊松弛，囊外有外侧韧带加强，但前壁较薄弱，颞颌关节易发生前脱位。颞颌关节脱位好发于年老体弱者，并易成为习惯性脱位。

【病因病机】

　　颞颌关节脱位常见因素有张口过大、外力打击、杠杆作用及肝肾亏虚等。

　　1.张口过大　当打哈欠、大笑、拔牙等过度张口时，下颌骨的髁状突可滑到关节结节的前方而不能退回关节窝，造成颞颌关节前脱位。

　　张口是下颌骨下降并伴有向前的运动。闭口时，下颌骨上提，髁状突和关节盘一起滑回下颌窝。大张口时，下颌体降向下后方，而下颌头随同关节盘滑至关节结节下方。如果张口过大且关节囊过分松弛时，髁状突可滑至关节结节前方而不能退回下颌窝，造成颞颌关节脱位。

　　2.外力打击　当下颌骨的侧方遭到外力打击时，关节囊的侧壁韧带不能抵御外来暴力，可发生一侧或双侧颞颌关节前脱位。

　　3.杠杆作用　当单侧上下磨牙咬大而硬的食物时，硬物作为支点，咬肌等咀嚼肌为动力，拉动下颌骨向前下方滑动，髁状突越过关节结节则造成单侧前脱位，也可发生双侧前脱位。

　　4.肝肾亏虚　年老体弱者，肝肾亏虚，气血不足，筋肉失养，韧带、关节囊松弛，关节不稳，颞颌关节容易发生脱位，并形成习惯性脱位。

【诊断与鉴别诊断】

　　1.诊断与分型

　　（1）诊断要点　颞颌关节脱位多有过度张口或暴力打击外伤史。患者常以手托住下颌，因颞颌部疼痛，口半开且不能自动开合、言语不畅、咀嚼障碍、口角流涎。下颌骨弹性固定于半张开状态，牙齿对合关系异常。根据病史、临床表现可做出诊断。如有特殊需要或作为受伤证据时，应进行 X 线片检查。

　　（2）分型　颞颌关节脱位根据脱位的时间和复发次数，可分为新鲜性、陈旧性和习惯性颞颌关节脱位三种；根据脱位的部位，可分为单侧、双侧颞颌关节脱位；根据脱位后髁状突在颞颌关

节窝的前方或后方，分为颞颌关节前脱位、后脱位两种。临床上以颞颌关节前脱位最多见。

1）双侧颞颌关节脱位：口半开且不能主动闭合或张开，下齿列突于上齿列之前，言语不畅，流涎不止，在颧弓下可触及髁状突，双侧耳屏前方可触及凹陷。

2）单侧前脱位：口角歪斜，下颌歪向健侧，口半开较双侧脱位者为小，患侧颧弓下可触及髁状突，耳屏前方可触及凹陷。

2. 鉴别诊断　如为外力打击者，需与髁状突骨折相鉴别，髁状突骨折局部症状更重，行影像学检查可鉴别。

【治疗】

颞颌关节脱位手法整复较容易，常用四头带固定，疗效确切。

1. 保守治疗

（1）手法复位　颞颌关节脱位复位比较简单，不需麻醉，复位方法有口腔内复位法和口腔外复位法。

1）口腔内复位法：患者背靠墙坐凳上，头部靠墙由助手固定。术者站在患者前面，先按摩、松解咀嚼肌。为防止被咬伤，双手拇指用数层纱布包裹，将拇指伸入到患者口腔，分别按在左右两侧下臼齿的嚼面上，其余四指放下颌骨下缘。复位时，拇指用力将臼齿向下按，待下颌骨移动，髁状突低于关节结节后，顺势将下颌骨向后推，余指同时协调地将下颌骨向上端送，闻及入臼声后复位成功。与此同时，双手拇指迅速离开臼齿滑向两旁颊侧，防止复位后因咀嚼肌反射性收缩，拇指被咬伤，并从口腔内退出（图6-1）。

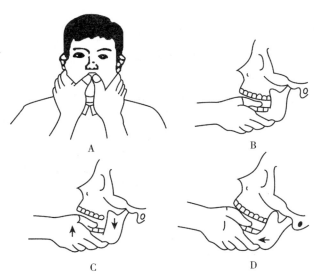

图6-1　口腔内整复法

2）口腔外复位法：患者背靠墙坐凳上，术者双手拇指分别置于两侧下颌体与下颌支前缘交界处，余四指托住下颌体。双拇指用力由轻到重向下按压下颌骨，当下颌骨有滑动时，余四指协调地将其向后方推送，听到入臼响声，复位成功。此法适用于年老体弱的习惯性脱位患者。

3）单侧脱位口腔内复位法：患者坐位，术者站在患者旁侧，将患者脸部靠在胸前，左手按在另一侧耳屏前方，抱住头部，右手拇指用数层纱布包裹伸入口内，按在患者侧下臼齿上，其余四指放下颌骨下缘。操作时，右手拇指将臼齿向后下按，余四指斜行上提，有滑动入臼声，复位成功。

4）软木垫整复法：适用于陈旧性下颌关节脱位者。将 1 ～ 1.5cm 高的软木垫置于双侧下臼齿的上面，术者一手扶头枕部，另一手托下颌部，缓慢用力向上端抬。此时以软木垫为支点，通过杠杆作用将下颌骨髁状突向下后移动而滑入颞颌关节窝内。复位后，患者上下牙齿可对齐，可自由张嘴。

（2）固定方法　复位成功后，维持闭口位，用四头带兜住下颌部，四个头带在头顶上打结，捆扎不宜过紧，应允许张口 1cm 以利进食（图 6-2）。固定时间为 1 ～ 2 周，习惯性脱位可延长时间到 4 ～ 8 周。

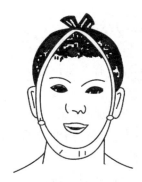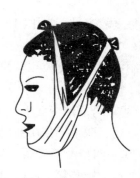

图 6-2　四头带固定法

2. 手术治疗　新鲜性脱位手法复位容易成功，不需手术治疗。陈旧性脱位手法复位失败者，可手术治疗。习惯性脱位可采用 5% 鱼肝油酸钠关节腔内注射。

3. 药物治疗　初期宜活血化瘀、行气止痛，常用活血止痛汤、复元活血汤等。中、后期补肝肾、壮筋骨、养气血，可用壮筋养血汤、补肾壮筋汤、八珍汤等。习惯性脱位应重用补气血、壮筋骨药物。局部可用中药热敷。

4. 功能锻炼　固定后多做咬合动作，以增强咀嚼肌的力量。

【注意事项】

1. 固定期间患者不应用力张口，大声说话，宜进软食，避免咀嚼硬物。
2. 习惯性脱位者勿大张口，打哈欠时要注意保护下颌关节。

【思考题】

简述颞颌关节脱位治疗方法有哪些？

第二节　胸锁关节脱位

胸锁关节是上肢与躯干之间连结的鞍状关节，由锁骨的胸骨端关节面和胸骨柄的锁骨切迹组成，胸锁关节脱位是指锁骨相对于胸骨的正常位置发生位移。当锁骨内侧被推向前外侧，离开胸壁，可发生前脱位，反之可发生后脱位。锁骨内侧受到直接外伤，锁骨可向后脱位，损伤气管、食管、胸导管、肺或大血管。

【病因病机】

胸锁关节脱位的常见原因有直接暴力和间接暴力，以间接暴力为主。

1. 间接暴力　当外力使肩部向后过度伸展，锁骨近端以第一肋为支点，通过杠杆作用，发生向前下方脱位，为胸锁关节前脱位，较多见。当暴力作用于肩部后外侧，而锁骨移位到胸骨的后方，为胸锁关节后脱位，较少见。

3. 直接暴力　车祸和重物直接打击锁骨内端，锁骨向后方移位，严重者可压迫大血管、气管和食管，引起呼吸急促、吞咽困难等并发症。

如外力仅造成胸锁韧带断裂者，则为半脱位；若胸锁韧带与肋锁韧带同时断裂，则为全脱位。

【诊断与鉴别诊断】

1. 诊断与分型

（1）诊断要点　锁骨内端前方或肩部外伤史。胸锁关节疼痛、肿胀，或有瘀斑，胸锁关节部位高凸或凹陷。伤侧肩活动受限，头倾向患侧时，抬头和肩部活动可诱发疼痛，食管和气管受压时对呼吸和吞咽会有不同程度的影响。

X 线斜位或侧位片，可确定诊断；CT 能明确是否脱位、脱位程度、邻近结构有无压迫，以及是否伴锁骨、胸骨骨折及移位情况；MRI 可用于评估软组织损伤的程度。

（2）分型　按脱位方向可分为胸锁关节前脱位、后脱位两种。

1）胸锁关节前脱位：锁骨内侧被推向前外侧，离开胸壁，向前移位。

全脱位者，锁骨内侧端隆起、畸形、向前移位，或有异常活动，肩关节运动障碍，患者常以健侧手托患肩，以减轻因上肢重力引起的疼痛；半脱位时，锁骨内侧端轻度隆起，局部压痛，肩后伸时引起胸锁关节部疼痛。

2）胸锁关节后脱位：锁骨内侧被推向后方，向后移位。

后脱位者局部疼痛较前脱位严重，锁骨内侧端移位到胸骨后方，畸形不明显，触摸胸锁关节前空虚；如锁骨内侧端向胸骨后移位过大，会压迫气管引起呼吸困难，或压迫食管、纵隔血管出现吞咽困难及血液循环受阻的症状（图 6-3）。

2. 鉴别诊断　陈旧性胸锁关节后脱位更易漏诊，压迫胸骨后器官引起咳嗽和浅静脉怒张，应注意与其他疾病相鉴别，如纵隔甲状腺肿瘤。

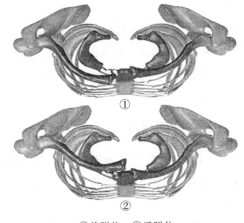

① 前脱位　② 后脱位

图 6-3　胸锁关节脱位

【治疗】

胸锁关节脱位复位容易，但由于关节稳定性被破坏，如锁骨上附着的胸大肌、胸锁乳突肌收缩，容易导致关节再脱位和骨折再移位，维持复位困难。

1. 保守治疗　轻度损伤或已自动复位者，上肢做三角巾悬吊，早期局部用冰敷，后期热敷，4～5 天后逐渐进行功能锻炼。

（1）整复方法

1）前脱位复位法：与锁骨骨折复位相似，局部麻醉下，患者坐位双手叉腰挺胸，术者一手拉住患肢上臂，使肩关节高度后伸外旋及轻度外展，一手按压脱出的锁骨胸骨端，即可复位。患者身体条件差可取仰卧位，患肩垫大沙袋，助手牵引前臂并外展、过伸，术者在锁骨内端脱位处挤压，便可复位。

2）后脱位复位法：患者坐位双手叉腰。术者一手推顶伤侧胸壁侧部，一手握住上臂上端向外后，两手做持续对抗牵引，待锁骨胸骨端突然跃起，即复位；或局部麻醉后患者仰卧，将沙袋垫于两肩胛骨之间，患者上臂悬于床外，由助手向下牵拉，术者双手捏住锁骨，将锁骨的内侧端向上、前、外牵拉，关节复位时可听到响声，而且立即能触及锁骨内侧。

（2）固定方法

1）前脱位：在胸锁关节前侧放置压垫，用前"8"字绷带或石膏绷带局部加压固定，4周后去除固定进行患肢功能锻炼。

2）后脱位：再用后"8"字绷带或石膏绷带固定，使患侧肩胛骨及上臂向后伸，以维持关节整复状态。4周左右去除固定进行患肢功能锻炼。

陈旧性胸锁关节脱位无功能障碍及疼痛不重者可不治疗，若疼痛较重则可以用泼尼松龙加利多卡因局部封闭治疗。

2. 手术治疗　胸锁关节脱位不易复位、复位后不能维持关节对合关系、有疼痛者应手术治疗。后脱位比前脱位更易引起严重损伤，主张早期手术治疗。常用的手术治疗方法有胸锁关节重建术、锁骨内侧端切除术或锁骨内端稳定术、胸锁关节内固定术、克氏针张力带固定术。

3. 药物治疗　初期局部肿胀疼痛，宜活血化瘀、消肿止痛，内服可选用活血止痛汤、舒筋活血汤等，外用可选用消肿止痛膏等。中期肿痛渐轻，宜接骨续筋、和营生新，内服可选用壮筋养血汤等，外用可选用接骨续筋药膏、舒筋活络药膏等。后期症状接近消失，宜补益肝肾、舒筋活络，内服可选用补肾壮筋汤加减。

4. 功能锻炼　锻炼时重点要控制疼痛和恢复功能。固定期间，主动练习患手、腕及肘关节，去除固定后逐步进行肩关节活动。要防止出现意外情况，特别是胸锁关节后脱位要严密观察患者的生命体征。

【注意事项】

胸锁关节后脱位患者，若出现压迫气管、食管、血管及其他重要脏器，应切开复位。手术时需有胸科医生在场，以处理可能发生的血管和气道损伤。

【思考题】

简述胸锁关节脱位诊断要点有哪些？

第三节　肩锁关节脱位

肩锁关节主要由锁骨远端及肩峰内侧缘所构成，两关节面之间有一关节盘，属于微动关节，周围包裹关节囊，关节囊较薄弱。肩锁关节前后方向上的稳定性是通过关节囊增厚部分形成的肩锁韧带来维持的，垂直上下方向的稳定性则是由喙锁韧带来提供的。肩锁关节脱位较多见，好发于青壮年。

【病因病机】

肩锁关节脱位多由直接暴力所致。例如，当肩关节内收时，暴力从外上方打击，或跌倒时肩部着地，肩峰及肩胛骨猛然向下，依次损伤肩锁韧带、关节囊、喙锁韧带、三角肌腱纤维束而发生脱位。间接暴力少见，如强大暴力牵拉上肢，向下的间接暴力也可造成脱位。

根据暴力的大小、韧带损伤的程度可能出现以下情况：①当只有肩锁韧带部分撕裂，锁骨轻度移位，属于肩锁韧带损伤。②肩锁关节囊和肩锁韧带断裂，锁骨外端部分向上移位，肩锁关节呈部分脱位时为半脱位时。③肩锁韧带、肩锁关节囊和喙锁韧带完全断裂，通常还合并三角肌和斜方肌部分肌纤维的断裂，锁骨外端与肩峰完全分离，向上明显移位时为全脱位（图6-4）。

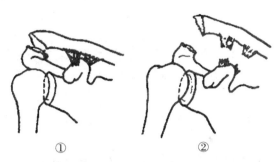

①　　　　②

①半脱位：肩锁韧带断裂，喙锁韧带完整
②全脱位：肩锁韧带和喙锁韧带全部断裂

图6-4　肩锁关节脱位

【诊断与鉴别诊断】

肩锁关节损伤的真正发病率有可能被低估，因为很多肩锁关节损伤容易被漏诊和误治。肩锁关节的损伤包括从轻微的扭伤、半脱位、完全脱位。肩锁关节脱位的分型，根据患者的查体结果、影像学检查，将肩锁关节脱位分为3型或6型，其中3型分类法较实用。

1. 诊断与分型　伤后肩部疼痛、肿胀，患肢外展或上举时疼痛加重，被动运动疼痛。肩锁关节处压痛，锁骨远端上移翘起，检查时肩锁关节处可摸到一个凹陷，琴键征阳性，触按痛，肩关节活动功能障碍。肩锁关节正位X线片可显示脱位的程度，双侧对比X线片有助于发现异常。CT、MRI检查较X线检查更易评估脱位程度和有无并发骨折，能够更精准地检查肩锁间隙与喙锁间缝。

（1）诊断要点　根据患者的受伤史、肩部疼痛、肿胀及压痛、锁骨远端上移翘起、患肩关节活动功能障碍及X线检查可做出诊断。半脱位患者诊断有困难时，可进行应力下摄片，患者肩部放松，双手分别握4～6kg重物，照双侧肩锁关节X线正位片对比，此时锁骨远端移位情况更为明显，有利于明确诊断（图6-5）。但有加重损伤的风险及造成患者痛苦的可能。

（2）分型　肩锁关节脱位可分三型：①Ⅰ型：锁骨只有轻度移位，肩锁韧带部分撕裂，喙锁韧带是完整的。②Ⅱ型：锁骨外端直径的50%上翘突出超过肩峰，呈半脱位状态，按压有浮动感，肩锁

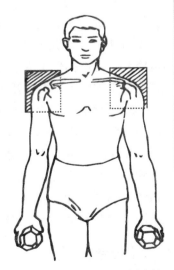

图6-5　双手提重物双侧肩锁关节正位X线照片体位

韧带完全断裂，喙锁韧带牵拉伤。③Ⅲ型：锁骨远端完全移位，肩锁韧带及喙锁韧带完全断裂。

2. 鉴别诊断

（1）**肩关节前脱位**　受伤机制与本病相似，也表现为肩部肿痛、活动受限。但有方肩畸形，可触及异位肱骨头，肩关节有弹性固定。

（2）**肱骨外科颈骨折**　症状、体征与本病相似，但本病肿胀及瘀斑较明显，肱骨上端环形压痛，X线平片见肱骨外科颈有骨折线。

（3）**肩峰骨折**　与本病均有肩部肿痛，但压痛点位于肩峰部，触诊时发现肩峰有异常活动，肩外展时则疼痛加剧，肩峰部皮肤有挫伤和瘀斑，X线片可见肩峰骨折。

（4）**锁骨外端骨折**　骨折处疼痛、肿胀、畸形明显，有骨擦感，X线可明确诊断。

【治疗】

临床上应根据肩锁关节不同脱位程度选择相应的治疗方案，手法整复比较容易成功，但固定并维持其对位状态较难，尤其是Ⅲ型患者。对于Ⅱ型脱位优先采用手法整复、外固定治疗，而全脱位多采用手术治疗。

1. 保守治疗　Ⅰ型肩锁关节脱位者，休息并用三角巾悬吊1～2周即可。Ⅱ型脱位者优先采用手法复位、固定治疗。

（1）**整复方法**　患者坐靠背椅上，患肩下垂，屈肘关节90°，术者一手将患侧肘部向上托，另一手拇指将锁骨远端向下压，即可复位。

（2）**固定方法**　脱位整复后，在锁骨远端的前上方放置一个高低纸压垫，在肩锁关节、肘关节背侧及腋窝处分别置棉垫。然后用宽3～6cm的胶布自患侧胸锁关节下，经锁骨上窝斜向患侧肩锁关节处，沿上臂背侧向下绕过肘部反折，顺上臂前侧向上，再绕过肩锁关节处，斜拉向同侧肩胛下角内侧固定；也可取另一条宽胶布重复固定1次（图6-6），肩锁关节固定后用绷带将上臂同躯干捆一起。固定时，要保持复位后的状态，术者双手始终保持纵向挤压力，助手将胶布拉紧固定。固定时间为5～6周。

2. 手术治疗　外固定不能维持良好对位的患者；肩锁关节全脱位（Ⅲ型）的患者，因其关节囊及肩锁韧带、喙锁韧带均已断裂，肩锁关节完全失去稳定，外固定效果不满意，应手术修复。常用的手术方法有肩锁关节切开复位（钢针、螺丝钉）内固定术、喙锁韧带修复（急性损伤）或重建术（陈旧性损伤）、锁骨远端切除术、锁骨钩钢板固定术、关节镜下微创喙锁韧带重建修复或固定术。

3. 药物治疗　肩锁关节脱位的药物治疗参照胸锁关节脱位，按损伤三期辨证用药。

4. 功能锻炼　固定期间做患肢的腕、指关节活动。解除固定后开始活动肘、肩关节，活动范围由小到大，力量逐渐增强，肩关节先做主动前屈和后伸动作，再逐渐增加内旋、外旋、外展及上举等动作。如有疼痛、活动受限时，可用轻手法按摩。

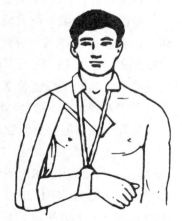

图6-6　肩锁关节脱位胶布固定

【注意事项】

肩锁关节脱位的大多数患者通过非手术治疗可以取得良好的疗效，但是应根据个体对功能的要求进行个体化评估并选择最佳的治疗方法。一般对于Ⅰ、Ⅱ型肩锁关节脱位者，优先采用保守治疗方法，效果不好再做手术；Ⅲ型患者多进行手术治疗。肩锁关节脱位手法整复容易，但固定并维持良好对位较难，因此固定期间要经常检查外固定是否牢靠，如有松动需重新固定；肩关节的活动会影响肩锁韧带的愈合，外固定期间要禁止做肩关节外展及上举等动作。解除外固定后功能锻炼，循序渐进活动肩关节对肢体的功能恢复非常重要。

【思考题】

1. 简述肩锁关节脱位诊断要点、分型有哪些？
2. 简述肩锁关节脱位治疗方法有哪些？

第四节　肩关节脱位

　　肩关节是全身大关节脱位中最常见的部位之一，好发于 20～50 岁的男性。从功能解剖和临床的角度看，肩关节包括四个部分，即肩肱关节、胸锁关节、肩锁关节、肩胛胸壁结构。临床上的肩关节脱位，是指肩肱关节脱位。

　　肩关节容易发生脱位是由其解剖结构、生理活动功能所决定的。肩关节的骨性结构包括肱骨头和肩胛骨的关节盂，是典型的球窝关节。肱骨头大，近似球形，关节盂小而浅，仅能容纳肱骨头的 1/4～1/3，肩关节囊薄而松弛，因此肩关节具有较大的活动范围，是全身最灵活的关节之一，可做前屈、后伸、内收、外展、内旋、外旋及环转运动。关节囊的上壁有喙肱韧带加强，前壁和后壁也有许多肌腱加入，以增加关节的稳固性。关节囊的下壁最为薄弱，故肩关节脱位时，肱骨头常自前下壁脱出，造成前下方脱位。当肩关节处于失稳的位置，外力作用突破其关节囊、肌肉等稳定结构，就会发生脱位。

【病因病机】

　　1. 肩关节前脱位　肩关节前脱位多因间接暴力和直接暴力所致，以间接暴力多见。患者肩关节外展、外旋位侧向跌倒，肱骨头位于关节囊的前下部，手掌或肘部着地，地面的反作用力由下向上，沿肱骨纵轴传递到肱骨头，肱骨头自肩胛下肌和大圆肌之间薄弱部分冲击，当暴力强大时，将关节囊的前下部顶破而脱出，向前脱位到喙突下，形成喙突下脱位，较多见；若外力继续作用，肱骨头可被推至锁骨下部，形成锁骨下脱位。若脱位时伴有一个沿肱骨纵轴向胸壁的强大暴力，则肱骨头可冲破肋间隙进入胸腔形成胸腔内脱位。当肩关节处于过度外展、外旋后伸展跌倒，肱骨颈或肱骨大结节抵触于肩峰，肩峰构成杠杆的支点，迫使肱骨头向关节盂下滑脱，形成肩胛盂下脱位；偶因直接暴力打击或冲撞肩关节后部，外力迫使肱骨头向前脱出，发生前脱位。

　　2. 肩关节后脱位　肩关节后脱位主要由直接暴力所致。当肩关节处于内收、内旋位时，肱骨头部受到由前向后的暴力作用，可冲破关节囊后壁，移位至肩胛冈下，形成后脱位。

　　3. 陈旧性肩关节脱位　肩关节脱位因处理及时或处理不当，超过 3 周以上者为陈旧性脱位。其主要病理改变是在新鲜脱位病理的损伤基础上，随着时间的延长，关节囊周围和关节腔内血肿机化。形成大量纤维瘢痕组织充满在关节腔内，并与关节囊、关节盂、肩袖、三角肌等组织粘连，将肱骨头固定在脱位后的位置上，关节囊的破裂口部分修复并被瘢痕组织封闭，与肌肉等组织粘连在一起。

　　4. 习惯性肩关节脱位　首次外伤性脱位复位治疗后，在特定体位或轻微的外力作用下，肩关节又多次发生脱位称为习惯性肩关节脱位。首次脱位整复后未得到适当的有效固定，撕裂的关节囊或盂唇未得到适当的良好修复，或伴肩胛盂前缘撕脱或肱骨头后外侧有骨折缺损等病理改变，肩关节的稳定装置遭到破坏，当肩关节置于不当体位遭到轻微的暴力或日常生活中某些动作，如乘车时拉扶手、穿衣时伸手入袖、举臂挂衣或打哈欠、做上臂外展或上举动作时，可发生肩关节再次脱位。

肩关节脱位的病理变化，主要为关节囊破裂和肱骨头脱出。早期可并发肩袖损伤、肱骨大结节撕脱性骨折、肱骨外科颈骨折、关节盂骨折；偶见腋动脉或腋神经损伤；肩胛下肌损伤及肱二头肌腱滑脱。晚期可并发肩关节僵直。

【诊断与鉴别诊断】

1. 诊断与分型

（1）诊断要点　患者的外伤史、临床表现，如肩部疼痛、肿胀、功能障碍及肩关节脱位的典型体征，如方肩畸形、弹性固定、搭肩试验阳性等可明确诊断肩关节脱位；X线检查，可明确脱位的类型及是否并发骨折。

（2）分型　肩关节脱位根据脱位的时间长短、脱位次数的多少，可分为新鲜性、陈旧性和习惯性脱位。根据肱骨头脱位的方向分为前脱位、后脱位、下脱位和上脱位，以前脱位最常见。

1）肩关节前脱位：肱骨头向关节盂的前方脱位，根据其弹性固定的位置可分为（图6-7）：①喙突下脱位：肱骨头位于喙突下方，本型脱位最多见。②盂下脱位：肱骨头位于关节盂下方。③锁骨下脱位：肱骨头位于锁骨下方。④胸腔内脱位：肱骨头戳断肋骨进入胸腔。

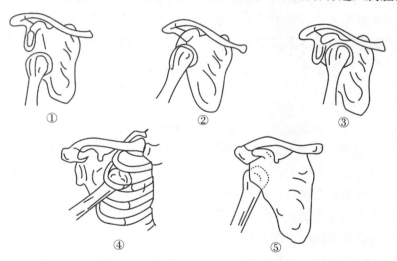

①盂下脱位　②喙突下脱位　③锁骨下脱位　④胸腔内脱位　⑤后脱位

图6-7　肩关节脱位的类型

患者伤后肩部疼痛、肿胀，肩关节活动功能障碍。常以健侧手托患侧前臂以缓解疼痛，患肩因为肱骨头的移位往往失去圆形膨隆的外形，肩峰显著突出，形成典型的"方肩"畸形。上臂轻度外旋、前屈并弹性固定于外展20°～30°位，内旋、内收受限。肩峰下空虚，常在喙突下、腋窝处或锁骨下扪及肱骨头。测量肩峰到肱骨外上髁长度时，患肢短于健肢（盂下脱位，患肢长于健肢）。搭肩试验（Dugas征）、直尺试验阳性。

2）肩关节后脱位：少见。肩关节后脱位绝大多数是肩峰下脱位，体征不如前脱位明显、典型，缺少明显的"方肩"畸形和弹性固定等典型体征，容易误诊。肩关节后脱位主要表现为肩前部有自前向后方向的暴力外伤史、喙突凸起容易触及、肩前部扁平、肩后部较丰满、可扪及突起的肱骨头。常规肩关节前后位 X 线摄片报告常为阴性，肱骨头与肩盂的对位关系尚好，关节间隙存在，极易漏诊。加摄腋位 X 线片或穿胸侧位片才能显示肱骨头向后脱出，位于肩关节盂后方，必要时做肩关节 CT 扫描。

3）陈旧性肩关节脱位：患者既往有外伤史。伤肩疼痛、肿胀较轻，肩关节可进行小范围的活动，但因为三角肌和冈上肌等肩部肌肉的萎缩，"方肩"畸形更加明显。其余临床表现、体征与新鲜肩关节前脱位相似。

4）习惯性脱位肩关节脱位：有首次外伤性脱位及多次脱位史，好发于 20 ～ 40 岁年龄的青壮年。在轻微外力或某些动作的影响下，如上肢外展外旋和后伸动作时可反复发生脱位。脱位时疼痛多不剧烈，仍有肩关节功能障碍，关节盂前方存在局限性压痛。

影像学检查对明确肩关节脱位诊断有重要作用。X 线检查可确定脱位的方向、脱位的程度及是否合并骨折等。CT 断层扫描、三维 CT 重建更能清晰地显示脱位情况及是否合并小块骨折等。MRI 对分辨脱位时合并的软组织损伤具有优势。

合并骨折、肩袖损伤、血管神经损伤者，根据其相应的临床表现或 X 线检查可同时做出诊断。

2. 鉴别诊断

（1）**肱骨外科颈骨折**　患部均有疼痛、肿胀及功能障碍等表现，特别是脱位合并骨折时，两者有许多相同的临床表现，主要鉴别要点是脱位所特有的弹性固定、方肩畸形及关节盂空虚等体征。肱骨外科颈骨折肩部外形基本正常、搭肩试验为阴性。两者一般通过 X 线检查即可鉴别。

（2）**肩周炎**　肩部有疼痛和肩关节功能明显受限，早期以剧烈疼痛为主，中、后期以功能障碍为主，但没有脱位特有的体征且搭肩试验为阴性。

【治疗】

新鲜肩关节脱位的治疗原则是尽早行手法整复、固定，随着脱位时间的延长，创伤反应、肌肉紧张、疼痛加重等都会影响整复的顺利完成。

1. 保守治疗

（1）**整复方法**

1）新鲜性肩关节脱位：新鲜性肩关节脱位整复方法如下。

手牵足蹬法：患者仰卧位，用毛巾或棉垫置于患侧腋下保护，术者站在患侧操作，双手握住患肢腕部，用一足（右侧脱位用术者右足，左侧脱位用术者左足）抵于腋窝内，术者双肘伸直，与蹬住腋窝的足对抗用力。先将患肩外旋、稍外展位牵引，然后将患肢内收、内旋，利用足部为支点的杠杆作用，将肱骨头撬入关节囊内。当有还纳感时，复位成功（图 6-8）。

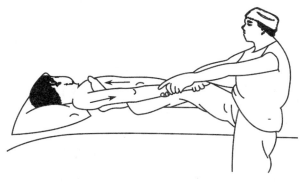

图 6-8　手牵足蹬法

　　拔伸托入法：患者取坐位，第一助手站在患者健侧肩后方，两手斜形环抱固定患者，做向上向健侧的反牵引。第二助手双手分别握患肢肘部、腕部，向外下方牵引，由轻而重持续用力。术者站在患肩外侧，两手拇指压在肩峰上，其余四指插入腋窝内，将肱骨头向外上方钩托，第二助手牵引下逐渐将患肢内收、内旋，直至肱骨头有还纳感觉，复位成功（图6-9）。

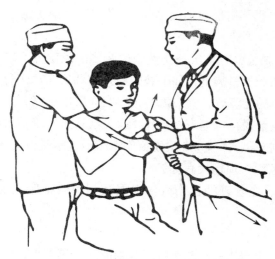

图6-9　拔伸托入法

　　椅背整复法：患者侧身坐在靠背椅上，用棉垫置于腋部，保护腋下血管、神经。将患肢放在椅背外侧，腋部紧压在椅背棉垫上。一助手固定住患者和椅背。术者双手握住患肢，先外展、外旋牵引，再逐渐内收，并将患肢下垂，内旋屈肘，有还纳感即复位成功（图6-10）。此法利用椅背作为杠杆支点整复肩关节脱位，适用于上肢肌力较弱的患者。

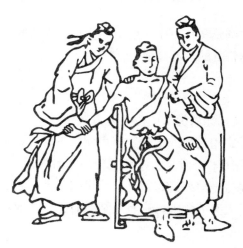

图6-10　椅背整复法

　　牵引推拿法：患者仰卧位，一助手用一布单绕过胸部，抓紧布单两头向健侧做反牵引，另一助手握住患肢肘、腕部，沿上臂纵轴方向，先向外旋转，向外下牵引，再内收、旋转患肢。术者可用手自腋下将肱骨头向后、外推，使肱骨头回入关节囊内。

　　牵引回旋法：患者取仰卧位或坐位，术者站在患侧。以右肩为例，助手固定患者双肩，术者以左手握患肢肘部，右手握腕部，将肘关节屈曲90°。按以下三步操作：①术者左手沿上臂纵轴方向向下徐徐牵引，并轻度外展、外旋。②持续牵引下逐渐内收其肘部，使其与前下胸壁相接触，再将上臂高度内收、外旋，当听到"咯噔"声，即已复位。③将上臂内旋，患肢手掌搭在健侧肩部，肘部紧贴胸壁，保持复位进行固定（图 6-11）。此法适用于肌力较弱或习惯性脱位者。

悬吊复位法：患者俯卧于床上，患肢悬垂于床旁，在腕部系一宽布带，悬吊一个 2 ～ 5kg 的重物（不要用手提重物）。自然下垂位牵引 15 分钟左右，肩部肌肉松弛后肱骨头多能自行复位（图 6-12）。如未能复位，术者可旋转上臂帮助复位，或双手自腋窝向外上方推肱骨头即可复位。悬吊重量可根据患者体重及上肢肌肉发达情况增减。

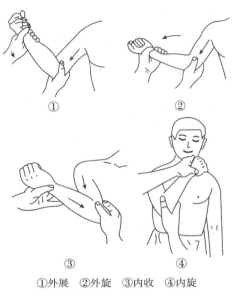

①外展　②外旋　③内收　④内旋
图 6-11　牵引回旋法

图 6-12　悬吊复位法

肩关节前脱位整复成功后查体可见"方肩"畸形消失，肩部丰满、与对侧外观相似，腋窝下、锁骨下或喙突下等处扪不到肱骨头，搭肩试验、直尺试验阴性，肩关节被动活动恢复正常。X 线检查见肱骨头与关节盂的关系正常。

若手法整复没有成功，要反思操作过程中有无不当之处，常见影响复位的原因有：①麻醉效果不理想，肌肉的紧张未松弛。②牵引力量、时间不够，未能有效对抗痉挛的肌肉收缩力。③肱二头肌长头腱套住肱骨头，阻碍复位。④撕破的关节囊成扣眼状阻碍股骨头回纳。⑤骨折块阻挡脱位整复。⑥脱位时间较长，关节附近粘连未能充分松解。⑦手法操作不当、助手配合不够默契等。当遇到以上情况时，再次试行整复时要消除影响因素，或调整、更换手法，反复内、外旋并改变方向，切不可粗暴操作，用力过猛，造成新的损伤。必要时采用手术切开复位。

2）陈旧性肩关节脱位：陈旧性肩关节脱位整复方法如下。

陈旧性肩关节脱位的治疗因患者的年龄、全身情况、脱位时间，以及存在的症状体征、功能障碍程度不同而有所不同，手法整复需根据患者的具体情况采用功能治疗、手法复位等。手法整复时如果处置不当，可能会发生肱骨外科颈骨折、臂丛神经损伤等严重并发症。手法整复病例的选择必须严格，谨慎从事。

功能治疗：脱位时间较长、症状轻、功能障碍不明显者，不需过多治疗；有功能障碍但身体虚弱或骨质疏松者，可采用练功活动治疗。练功方法包括肩关节各方向的被动活动、主动活动、抗阻力活动等。遵循主动与被动活动配合、循序渐进、活动范围逐渐加大的原则，禁止强力被动活动肩关节。

手法复位：手法复位适用于脱位时间在 1 个月以内，无合并骨折、血管、神经损伤的青壮年患者，脱位时间在 1～2 个月者也有成功的机会。手法整复必须在麻醉下进行，以使肌肉完全松弛。

复位前先做尺骨鹰嘴牵引 1～2 周，将脱位的肱骨头拉到关节盂附近便于整复。再行手法松解肱骨头周围的粘连，助手固定肩部，术者手握患肢上臂，做肩关节的屈、伸、收、展、旋转等各方向被动活动，动作持续有力，范围逐渐增大，使粘连松解，肌肉松弛。X 线检查证实肱骨头到达关节盂边缘后可试行手法复位。操作可采用足蹬或杠杆复位法，协调一致，密切配合，手法柔和、持续用力，禁用暴力，以免导致骨折、腋部血管、神经损伤。

3）习惯性肩关节脱位：一般患者可自行复位，需要医生复位时可选择新鲜脱位的复位方法，大多轻手法操作即可复位。

4）肩关节后脱位：常用闭合手法复位，沿上臂轴线纵向牵引，内旋上臂使肱骨头和肩关节盂后缘解脱，术者用一手自后方推挤肱骨头向前，同时轻度前屈、外旋上臂，肱骨头即可复位。

（2）固定方法　整复后采用胸壁绷带的固定法，固定前先在腋下和肘部内侧放置纱布或棉垫，将患侧上臂保持在内收、内旋位，肘关节屈曲 60°～90°，前臂紧贴胸前，用绷带将上臂固定在胸壁上。前臂用颈腕吊带或三角巾悬吊于胸前（图 6-13）。固定时间为 2～3 周，预防后续发展成为习惯性脱位。年龄较大的患者容易发生关节粘连，影响关节功能，可适当减少固定时间。合并肱骨外科颈骨折者，采用肱骨外科颈骨折的治疗方法进行固定。

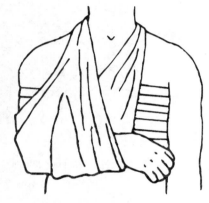

图 6-13　肩关节前脱位固定

新鲜性肩关节后脱位，复位后用肩"人"字石膏固定上臂于外展 40°、后伸 40°和适度外旋位，固定时间为 2～3 周。

2. 手术治疗

（1）新鲜肩关节脱位　新鲜肩关节脱位遇下列情况者，可考虑手术治疗：①脱位合并神经、血管损伤，临床症状明显，手法整复后症状未得到缓解者。②合并肱二头肌长头腱滑脱，多次手法整复未能取得成功者。③合并肱骨外科颈骨折，经手法整复未能取得成功者。④合并关节盂大块骨折，日后将影响关节稳定者。⑤合并大结节骨折，骨折块嵌夹于肱骨头与关节盂之间，阻碍复位者。

（2）陈旧性肩关节脱位　陈旧性脱位 2～4 个月以上或合并神经、血管损伤及肱骨外科颈、大结节骨折手法整复失败者，建议采用手术切开复位。

（3）习惯性肩关节脱位　习惯性脱位非手术治疗一般难以取得长期疗效。应选择手术修复和重建肩关节的稳定结构。手术方式可用肩胛下肌重叠缝合术等。

近年来关节镜下微创手术得到了长足发展，为肩关节脱位提供了一种微创治疗新方法。

3. 药物治疗　新鲜脱位初期宜活血祛瘀、消肿止痛，内服肢伤一方、活血止痛汤等，外敷活血散、消肿止痛膏。中期肿痛减轻，宜舒筋活血、强壮筋骨，可内服壮筋养血汤、补肾壮筋汤等，外敷舒筋活络膏。后期体质虚弱者，可内服八珍汤、补中益气汤等，外洗方可选用苏木煎、上肢损伤洗方等，煎水熏洗患处，促进肩关节功能的恢复。

习惯性脱位，应内服补肝肾、壮筋骨的药物，如补肾壮筋汤、健步虎潜丸等。对于各种并发症，有骨折者按骨折三期辨证用药。有合并神经损伤者，应加强祛风通络的功效，用地龙、僵蚕、全蝎等。有合并血管损伤者，应加强活血祛瘀通络，可合用当归四逆汤加减。

4. 功能锻炼　固定后患者即可做手腕及手指关节的功能锻炼，新鲜脱位 1 周后去胸壁绷带，开始练习肩关节前屈、后伸活动，保留三角巾悬吊前臂；2 周后去除三角巾，开始逐渐做肩关节各个方向主动练功锻炼，如左右开弓、双手托天、手拉滑车、手指爬墙等。

【注意事项】

肩关节脱位有以下并发症，要正确诊断、治疗、预防。

1. 肩袖损伤　肩袖损伤常见于肩关节前脱位，以冈上肌肌腱损伤最多见。肩袖损伤时肩外展、外旋活动受限并伴有疼痛。若冈上肌肌腱断裂者，可手术探查修补。

2. 肱骨大结节骨折　肱骨大结节骨折常因大结节与关节盂前下缘撞击及肩袖撕脱造成。患肩疼痛和肿胀更加明显，可在肱骨头处触及骨擦感或骨折块。绝大多数病例当脱位整复后，骨折块也随之复位。若肱骨头复位后，大结节移位大于 1cm 者，应行手术治疗。

3. 肱骨外科颈骨折　肱骨外科颈骨折伤后疼痛、肿胀更为严重，有脱位和骨折的体征，X 线、CT 检查有助于明确诊断。本病治疗困难可尝试手法复位，先整复脱位，再整复骨折。手法复位失败者，行切开复位固定。

4. 血管损伤　肩关节脱位合并血管损伤少见，腋动脉、腋静脉及其分支都可受伤，动脉损伤后手部发冷，桡动脉搏动减弱或消失。

5. 神经损伤　神经损伤多见于肩关节前脱位，最常见的为腋神经损伤，肩胛上神经、桡神经也有累及。腋神经损伤后，三角肌瘫痪，肩部前外侧、后侧皮肤感觉功能减退或丧失。肌电图检查有利于明确诊断。神经损伤多为牵拉伤，多数患者在 3 个月内可以恢复。

【思考题】

1. 简述肩关节容易脱位原因有哪些。
2. 肩关节脱位诊断要点、分型有哪些？
3. 肩关节脱位治疗方法有哪些？
4. 肩关节脱位并发症有哪些？

第五节　肘关节脱位

肘关节由肱骨远端、桡骨头和尺骨近端构成复合关节，有肱尺关节、肱桡关节和上桡尺关节三个关节面，包在一个关节囊内。肘关节囊前、后壁薄而松弛，两侧壁厚而紧张，并有桡、尺侧副韧带加强。关节囊的后壁最薄弱，故常见肘关节后脱位。肘关节的运动以肱尺关节为主，是屈戌关节，允许做屈、伸运动。肱骨内、外上髁和尺骨鹰嘴都易在体表扪及，构成"肘后三角"，是鉴别肱骨髁上骨折和肘关节脱位的重要体征。肘关节脱位常见，多发于青壮年，儿童也时有发生。

【病因病机】

1. 肘关节后脱位　肘关节后脱位最常见，多由间接暴力所致。跌倒时肘关节伸直，上臂外展、后伸，前臂旋后位，手掌着地。传达暴力迫使肘关节过伸，尺骨鹰嘴猛烈撞击肱骨远端的鹰嘴窝，在肱尺关节处形成力的支点，杠杆作用使半月切迹自肱骨下端滑车部脱出，使止于尺骨粗隆上的肱肌及肘关节囊的前壁被撕裂，肱骨远端向前移位，尺骨、桡骨同时滑向后方，形成肘关节后脱位（图 6-14）。

2.肘关节侧后方脱位 肘关节侧后方脱位多与后脱位并见。在造成肘关节后脱位的同时，若肘关节处于内翻或外翻位，致肘关节的侧副韧带和关节囊撕裂，肱骨的远端可向桡侧或尺侧移位。向外侧移位严重者，可引起尺神经损伤（图 6-14）。

3.肘关节分裂型脱位 肘关节分裂型脱位罕见，多为纵向、侧偏或扭转等复合暴力所致，环状韧带和尺桡骨近侧骨间膜被劈裂，肱骨远端位于桡、尺骨近端之间。肘关节分裂型脱位分为前后型和内外型。前后型是尺骨向后脱位而桡骨头向前脱位；内外型是桡骨头向外侧脱位而尺骨近端向内侧脱位。

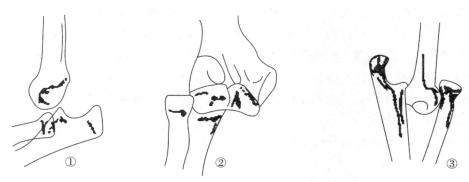

①肘关节后脱位　②肘关节侧后方脱位　③肘关节分裂型脱位

图 6-14　肘关节后脱位

4.肘关节前脱位 肘关节前脱位少见。患者屈肘位跌倒时，肘尖着地，先发生尺骨鹰嘴骨折，暴力再将尺、桡骨近端推向肱骨远端的前方，造成肘关节前脱位（图 6-15）。这种损伤肘部软组织损伤较严重，特别是血管、神经损伤常见。

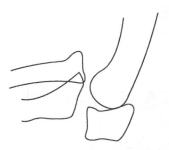

图 6-15　肘关节前脱位合并尺骨鹰嘴骨折

【诊断与鉴别诊断】

1.诊断与分型

（1）诊断要点　伤后肘部肿胀、疼痛和功能障碍，畸形，弹性固定在半伸直位，肘后可摸到凹陷处，肘部三点关系完全破坏。肘关节正侧位 X 线摄片可明确脱位的类型及是否合并骨折。

（2）分型　肘关节脱位按发病时间分为新鲜脱位及陈旧性脱位。按桡、尺骨近端移位方向可分为肘关节后脱位、前脱位、侧方脱位、分裂型脱位等。

1）肘关节后脱位：伤后肘部肿胀、疼痛、功能障碍，呈靴状畸形（图 6-16）、弹性固定在45°左右的半屈曲位。肘窝前饱满，可触及肱骨远端，肘后空虚，尺骨鹰嘴后凸，关节前后径增宽。与健侧对比，前臂掌侧明显缩短。

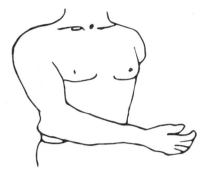

图 6-16　靴状畸形

2）肘关节侧后方脱位：除具有后脱位的临床表现外，肘部左右径增宽，可呈现肘内翻或外翻畸形，肘关节出现内收或外展等异常活动。

3）肘关节前脱位：伤后肘部肿胀、疼痛，肘关节过伸位，屈曲明显受限，肘窝部隆起，可触及隆起的尺桡骨近端；在肘后方触及游离的尺骨鹰嘴骨折片及肱骨远端。与健侧对比，前臂掌侧较健侧变长。

4）肘关节分裂型脱位：除具有脱位的临床表现外，内外型见肘关节左右径明显增宽，前后型见肘关节前后径明显增宽。

肘关节脱位的常见并发症有：①关节外骨折：肱骨内上髁、外上髁、桡骨颈骨折等。②关节内骨折：尺骨鹰嘴、冠状突、肱骨滑车、肱骨小头及桡骨头骨折等。③神经、血管损伤：桡神经或尺神经牵拉伤、肱动静脉压迫性损伤。④骨化性肌炎、肘关节僵硬等。⑤创伤性关节炎。

2. 鉴别诊断　肘关节后脱位常需与肱骨髁上骨折相鉴别，脱位常见于青壮年，肘部压痛广泛，有弹性固定，肘后空虚，"肘后三角"关系破坏。而肱骨髁上骨折好发于儿童，伴有皮下瘀斑，压痛点在肱骨髁上处，有骨擦音及异常活动，"肘后三角"关系正常。

【治疗】

肘关节新鲜脱位治疗原则是早期诊断，及时整复。合并骨折者，先整复脱位，再整复骨折。陈旧性肘关节脱位可试行手法整复。

1. 保守治疗

（1）整复方法

1）新鲜肘关节后脱位：新鲜肘关节后脱位整复方法如下所示。

拔伸屈肘法：患者取坐位，助手在患者身后双手握患肢上臂牵引，术者站在患者前面，双手握住其腕部，置前臂于旋后位，对抗牵引 3～5 分钟后，术者以一手握腕部保持牵引，另一手拇指抵住肱骨远端向后推，其余四指置于尺骨鹰嘴处，向前端提，同时缓慢屈曲肘关节，若闻及入臼声则已整复成功。另一种单人复位法是患者取卧位（或坐位），患肢上臂紧贴床边（或诊台上），术者一手掌根部按住肱骨远端窝内处，另一手握住腕部，顺势拔伸，缓慢屈曲肘关节，有入臼声即整复成功（图 6-17）。

膝顶复位法：患者坐靠背椅上，术者站在患侧前面，一足踏在凳面上（右侧脱位用术者右足），以膝顶在患侧肘窝内，一手握其前臂，一手握住腕部，同时先顺畸形拔伸，膝顶肱骨远端，然后逐渐屈肘，有入臼声即复位成功（图 6-18）。

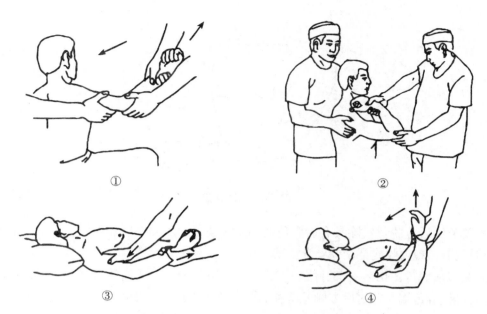

①②坐位拔伸屈肘法　③④卧位拔伸屈肘法

图 6-17　拔伸屈肘法

推肘尖复位法：患者取坐位，一助手双手握患肢上臂，第二助手双手握腕部牵引，术者站在患侧，双拇指置于鹰嘴尖部并推其向前，余四指环抱肱骨远端拉其向后，第二助手在对抗牵引下，逐渐屈曲肘关节，术者由后上向前下用力推尺骨鹰嘴，即可复位。

2）肘关节侧后方脱位：患者取坐位，两助手对抗牵引，术者先整复侧方脱位，再按后脱位整复手法整复前后脱位。

3）肘关节前脱位：患者取坐位，患侧肘关节高度屈曲位，助手固定牵引上臂，术者一手握腕部，另一手压住前臂近端掌侧，顺势牵引的同时，将前臂近端向后下方推压，逐渐伸肘，有入臼声即复位成功。脱位整复后，再处理尺骨鹰嘴骨折。

4）肘关节分裂性脱位：患者取坐位，两助手对抗牵引，前后型脱位者，术者先整复尺骨脱位，再整复桡骨脱位。内外侧脱位者，术者用两手掌对挤尺桡骨近端，校正内外侧移位，逐渐屈曲肘关节即可复位成功。

5）合并骨折的肘关节脱位：治疗原则是先整复脱位，再整复骨折。整复脱位时，应避免骨折块夹在关节腔内。

6）陈旧性肘关节脱位：脱位时间在 3 个月以内，不合并有骨折或血管、神经损伤及骨化性肌炎的单纯性后脱位，可试行手法复位。

复位前先作尺骨鹰嘴牵引 1 周，配合推拿按摩松解关节周围挛缩；在臂丛神经阻滞麻醉下，做肘关节前后屈伸、内外旋转及左右摇摆活动，力量由轻而重，范围由小渐大，全面松解粘连。在助手对抗牵引下进行 X 线摄片，如桡骨头已达到肱骨小头平面，冠状突已达肱骨滑车平面，说明复位前准备已完成。整复时可采用推肘尖复位法。不宜强行多次手法复位，以免发生骨折等并发症。

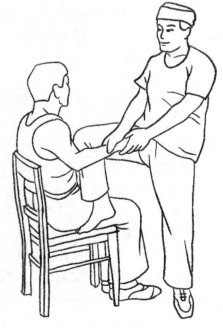

图 6-18　膝顶复位法

（2）固定方法　脱位整复后，一般用绷带做肘关节"8"字固定。肘关节后脱位固定在屈肘90°位，1周后采用三角巾悬吊或直角夹板固定，将前臂横放胸前，2周后去固定。肘关节前脱位用石膏后托将肘关节固定在屈肘140°位，2～3周后解除固定，进行功能锻炼。若合并骨折者，用石膏或夹板固定。

2. 手术治疗　肘关节脱位很少需要手术治疗。其手术适应证包括：①闭合手法整复失败者，②陈旧性脱位不宜闭合复位者。③习惯性肘关节脱位者。④合并肘部严重损伤，如神经、血管损伤，尺骨鹰嘴、肱骨内上髁、外上髁骨折需要手术治疗者等。

3. 药物治疗　肘关节脱位药物治疗参照肩关节脱位，按损伤三期辨证用药。

4. 功能锻炼　早期开展功能锻炼，固定期间可做肩、腕及掌指关节活动，解除固定后逐渐开始做肘关节主动活动，活动时应以屈肘为主。禁止肘关节的粗暴被动活动，以免增加新的损伤，加大血肿，发生骨化性肌炎。

【注意事项】

1.肘关节脱位时合并的骨折最常见的是肱骨内上髁、外上髁、桡骨颈等关节外骨折，预后较好。而尺骨鹰嘴、冠状突、肱骨滑车、肱骨小头及桡骨头等关节内骨折，如处理不当，预后较差。固定时间不宜过长，在不严重影响骨折愈合的情况下，应尽早解除固定开始肘部活动。

2.肘关节脱位整复后，肱骨内上髁、外上髁骨折块，亦可随之复位。若复位后关节伸屈不利，被动活动肘关节时，有机械性阻力及发涩感，应考虑有骨折块移位于关节间隙内。若为内上髁骨折块，将前臂旋后，肘外翻，扩大内侧关节间隙，当触到骨折块时，可极度背伸腕及手指，使屈肌群紧张，利用前臂屈肌将骨折块拉出关节；或在内收位，伸屈肘关节，可将骨折块从关节间隙中挤出。

3.复位后若关节积血较多，可在无菌操作下穿刺，抽出积血后，加压包扎，预防关节粘连与损伤性骨化。

【思考题】

1.肘关节诊断要点有哪些?
2.肘关节脱位治疗方法有哪些?

第六节　桡骨头半脱位

桡骨头半脱位又称"牵拉肘"，多发生于5岁以下幼儿，1～3岁发病率最高，是临床中常见的肘部损伤，左侧比右侧多见。

【病因病机】

桡骨头半脱位多因患儿肘关节在伸直位时，腕部受到纵向牵拉所致。当穿衣或行走时跌倒，幼儿的前臂在旋前位被成人用力向上提拉，即可造成桡骨头半脱位。

发病机制有以下几种。

1.因5岁以下的儿童桡骨头及其颈部的直径几乎相等，环状韧带较松弛，在肘部被牵拉时，有部分环状韧带被夹在肱桡关节的间隙中所致。

2.儿童肘关节囊前部及环状韧带松弛，突然牵拉前臂时，肱桡关节间隙加大，关节内负压骤增，肘前关节囊及环状韧带被吸入关节内而发生嵌顿所致。

3. 当肘关节于伸直位受牵拉时，桡骨头从围绕其周围的环状韧带中向下滑脱，由于肱二头肌的收缩，将桡骨头拉向前方，形成典型的桡骨头向前内方半脱位。

总之，桡骨头的解剖特点、关节囊松弛、受伤时前臂的体位、关节腔内负压增大、外力作用等都是引起桡骨头半脱位的主要因素。

【诊断与鉴别诊断】

儿童的患肢有纵向被牵拉损伤史。患儿因疼痛而啼哭，并拒绝使用患肢，亦怕别人触动。肘关节呈半屈曲位，不肯屈肘、举臂；前臂旋前贴胸，不敢旋后。触及伤肢肘部和前臂时，患儿哭叫疼痛，桡骨头处有压痛，局部无明显肿胀，X 线检查不能发现异常改变。临床检查时，应注意与肱骨髁上无移位骨折相鉴别，后者多有跌仆外伤史，局部有不同程度的肿胀。根据牵拉病史和临床表现可做出诊断。

【治疗】

一般手法复位均能成功。嘱家长抱患儿坐位，不需麻醉，术者面对患儿而坐，一手握伤肘，以拇指于肘中部向外、向后捏压脱出之桡骨头，同时用另一手握持伤肢腕部，并向下适当用力牵拉，使前臂旋后，然后屈肘，常可听到轻微的入臼声，使其手触及伤侧肩部，复位即告成功，疼痛立即消失，患儿即能屈伸伤肢。若复位未成，也可屈肘 90°，旋后方向来回旋转前臂，亦可复位。复位后，一般不需要制动，可用颈腕吊带或三角巾悬吊前臂 2～3 天。对于反复脱位者，复位后可于屈肘功能位石膏托固定 2 周。

【注意事项】

嘱其家长近期避免用力牵拉患肢，为儿童穿脱衣服时多加注意，以免发生再脱位，甚至形成习惯性脱位。

【思考题】

1. 桡骨头半脱位诊断要点有哪些？
2. 桡骨头半脱位治疗方法有哪些？

第七节　桡骨头脱位

孤立性桡骨头脱位在临床上非常少见。若桡骨头向前脱位，应首先怀疑是否是 Monteggia 骨折脱位损伤的一部分；若向后脱位，则更像是肘关节后外侧旋转不稳定。

【病因病机】

跌倒时，在前臂高度旋前位、肘关节轻度屈曲位，骨间膜松弛，对桡骨头的固定作用减弱，在受到轴向冲击或单纯扭转暴力而极度旋转的情况下，桡骨头和尺骨桡切迹之间产生的侧向应力最容易导致桡骨头脱位。因此，旋转和侧向内翻应力是导致脱位的最主要因素，它决定了脱位的方向和程度。环状韧带破裂是桡骨头脱位的解剖基础。

【诊断与鉴别诊断】

患者有明确的外伤史；伤肘关节呈半伸直位，肿胀明显，肘前方触及隆起的桡骨小头，有压痛；伤后前臂旋前和旋后受限；肘关节侧位 X 线摄片上，通过桡骨头、桡骨颈的纵轴线不经过肱骨小头中心。若伴有尺骨弓形征改变，则属于 Monteggia 骨折。注意与先天性桡骨头脱位相鉴别，后者较前者多见；成人先天性桡骨头脱位在外伤后可感到肘部疼痛，但前臂旋转仍勉强与伤前一样；腕关节 X 线检查可发现下尺桡关节不平衡，并且桡骨头呈穹窿状，肱骨小头发育平坦，无腕部不稳定，也没有前臂肿胀和疼痛。

【治疗】

对于新鲜桡骨头脱位的治疗，一般均可通过手法复位完成，手法复位后屈肘前臂旋后位固定 3 ～ 4 周。手法复位具体操作方法：患者取坐位，助手固定躯干，术者一手握患者腕部行持续牵引，使肘关节逐渐伸直并外旋前臂，另一手拇指按压桡骨头向后（如为前外方脱位，则应按压桡骨小头向后向内），此时将患肘过度屈曲即可复位。根据受伤机制，用石膏托固定患肢于高度屈肘、前臂旋后位，可防止复位后的桡骨头再向前脱出。1月左右拆除外固定。

对陈旧性桡骨头脱位（成人病程超过 2 周、儿童病程超过 10 天）、桡骨头复位失败或复位后不稳定者应选择手术复位、环状韧带修补或桡骨小头切除治疗。

【注意事项】

单纯桡骨头脱位极少见，孟氏骨折桡骨头向前方脱位多见，诊断时应仔细询问有无陈旧性脱位（小时候有无肘部外伤史）或先天性脱位。桡骨头脱位应尽可能早期诊断、早期复位，避免切除桡骨头，以利于后期功能康复。

【思考题】

1. 桡骨头脱位诊断要点有哪些？
2. 桡骨头脱位治疗方法有哪些？

第八节　下尺桡关节脱位

下尺桡关节位于前臂远端，由桡骨远端尺骨切迹和尺骨头构成，尺骨头远端还包裹着三角纤维软骨，参与前臂的旋转功能。由于特殊的结构和功能，此关节的稳定性较差。

【病因病机】

下尺桡关节脱位可以继发于克雷氏（Colles）骨折、史密斯（Smith）骨折及盖氏（Galeazzi）骨折、类风湿关节炎等，同时也有部分患者单独发生。单独发生者多见于跌倒时手掌着地，腕关节背伸、前臂旋前时或是腕关节扭伤时，同时伴有腕关节三角纤维软骨的损伤。

【诊断与鉴别诊断】

患者大多明确外伤史，可以出现前臂旋前时尺骨头向背侧突出，旋转活动时可出现局部的疼痛及下尺桡关节处的弹响。初期可因症状轻微而延迟就诊，继而造成病情迁延不愈。体格检查可以感受到尺骨头隆起，压之复位、松后又恢复原位，下尺桡关节松弛，局部压痛，旋前时脱位、旋后时可自行复位。如果并发三角纤维软骨损伤，可出现腕三角软骨挤压试验阳性。对此脱位的诊断首先要重视临床表现，对于普通影像学表现无异常的可以拍摄对侧 X 线片进行对比。X 线正位片可见下尺桡关节间隙增宽，侧位片可见尺骨头向背侧脱位。

【治疗】

1. 保守治疗　对于背侧脱位的患者，可以将前臂处于极度旋后位复位尺骨头，之后将肘关节屈曲 90°、腕关节背伸 30°再行石膏固定，新鲜损伤固定 2～3 周，陈旧损伤固定 4～6 周。

2. 手术治疗　对于保守治疗无效的患者或症状重的患者，可以考虑手术治疗，手术方式包括尺骨头切除、尺骨颈短缩术等。对于三角纤维软骨损伤的患者，可以考虑行软骨修复。

3. 药物治疗　部分轻症患者可以行中药封包、手法治疗。内服药物参考三期辨证用药。

4. 功能锻炼　早期可以进行肩部和手指功能的锻炼。外固定去除后，可进行前臂旋转功能、腕关节屈伸功能的锻炼。

【注意事项】

固定以后要注意患肢的血液循环和感觉功能，并注意有无神经压迫的症状出现。

【思考题】

下尺桡关节脱位诊断要点有哪些？

第九节　桡腕关节脱位

桡腕关节脱位是一种极罕见的严重的腕部损伤，常伴桡骨茎突骨折，发生率在全部关节脱位中仅占 0.2%。桡腕关节构造比较复杂，远端由 8 块腕骨，近端有桡骨所组成，为浅扁形凹凸关节，伸屈活动范围较大，可桡偏或尺偏，易致损伤。大多数腕部损伤以桡骨远端骨折、舟状骨折、月骨脱位等多见，很少引起桡腕关节脱位，在临床上对于桡腕关节脱位往往缺乏清晰的认知，常因误诊、漏诊影响治疗，导致腕关节畸形、功能障碍、顽固性疼痛、创伤性关节炎等。

【病因病机】

桡腕关节脱位发生的机理，主要是上肢向前，前臂旋前，腕关节背伸，手掌撑地，身体重力将桡骨远端向掌侧推压所致。因桡腕关节掌侧的韧带较为宽阔和坚韧，背侧的韧带较薄且数量较少。其中以附着于月状骨掌侧缘的桡月韧带和尺月韧带强度为最高，这两条韧带排列呈"Λ"形，控制月状骨的横向活动，从而限制整个桡腕关节的侧向活动。其他韧带的强度相对较低，这样就在月状骨周围出现一圈薄弱的连结区。当腕部受到背伸暴力时，腕部关节的脱位大多为月状骨向掌侧脱位或月状骨周围背向脱位。只有在更强大暴力下才使月状骨掌侧缘和三角骨所附韧带发生断裂，造成罕见的桡腕关节背侧脱位。

【诊断与鉴别诊断】

1. 诊断与分型

（1）诊断要点　桡腕关节脱位极为少见，多由跌倒后患肢过伸旋前位着地造成。伤后出现腕部疼痛、肿胀、活动受限。本病发生后，腕部出现畸形，可触及压痛，伴有正中神经损伤者可出现相应神经支配区麻木感。X 线检查可明确脱位方向，必要时予以 CT 扫描及三维重建排除并发的骨折。

（2）分型

1）单纯桡腕关节脱位：腕部疼痛肿胀，可呈银叉状畸形，但较 Colles 骨折腕部畸形的位置稍远。

2）复杂桡腕关节脱位：复杂的桡腕关节脱位常合并尺骨、桡骨茎突骨折，桡骨远端关节面掌、背侧骨折或下尺桡关节脱位。因外力的作用方向不同，可出现掌、背、桡及尺侧四个方向脱位。

2. 鉴别诊断 本病需与腕部骨折相鉴别，两者可见腕部畸形，严重的损伤可同时存在脱位伴骨折。如单独发生可通过 X 线检查及 CT 扫描三维重建予以鉴别。

【治疗】

本病一经确诊，应尽早复位以恢复腕关节的大致解剖关系，尽快解除关节脱位造成的腕管内正中神经的压迫及局部血运障碍。

1. 保守治疗 单纯的桡腕关节脱位首选手法复位，先由助手对患肢纵向施加牵引，使腕关节间隙加大，松弛紧张的肌肉，然后术者用拇指顶住腕骨的掌侧或背侧向脱位的反方向用力按压，一般即可复位，如复位困难可在轴向牵引下稍加旋转患手，达到复位。复杂的桡腕关节脱位，常合并桡骨骨折、尺骨茎突骨折、桡骨远端骨折、下尺桡关节脱位等。需先按上述方法复位脱位，再复位骨折。

整复后，先将平垫分别放置于桡腕关节的远近两端，再用宽度适合患者前臂周径掌、背、桡、尺的四块夹板超腕关节进行固定，背侧脱位者腕关节应取稍掌屈位固定，掌侧脱位者腕关节应略为背伸位固定。夹板上端须至前臂中、上 1/3，下端应超过腕关节至掌指关节处。再用三条绷带分别环扎，松紧适宜，固定时间为 4 周。

2. 手术治疗 如早期手法复位不满意者、复位后腕关节稳定性差、再次脱位、陈旧性桡腕关节脱位难以复位者可选择切开复位内固定或外固定支架固定。对于复杂的桡腕关节脱位，损伤涉及桡腕关节、中腕关节及舟、月骨间韧带等，闭合复位困难，可早期行切开复位固定术。优点为可使并发的骨折块复位、关节面恢复平整，撕裂的韧带尤其是月状骨、三角骨上所附着的韧带得以修复，较好地维持关节的稳定性。可通过腕掌、背侧双切口开放复位，首先整复桡骨茎突，以达到桡腕关节相对稳定，再用克氏针固定舟、月骨，达到中腕关节稳定，之后修复撕裂的主要韧带，复位固定其他合并的骨折。但预后仍不佳，后期则可选择行近排腕骨切除术及腕关节固定术。

3. 药物治疗 遵循骨伤科疾病的三期辨证用药。

4. 功能锻炼 早期练功可做手的指间关节及掌指关节的屈伸活动，逐步加强握拳动作。同时应重视肩关节、肘关节的活动。后期外固定拆除后，做腕部的主动屈伸、旋转运动。

【注意事项】

脱位关节复位后存在再脱位的可能，如再脱位说明桡腕关节稳定性极差，再整复固定往往非常困难，可予手术治疗。单纯桡腕关节脱位而无合并骨折或骨折块较小不影响关节面完整者，可选择手法整复加夹板、石膏固定治疗。对于复杂的桡腕关节脱位则应尽早行手术治疗。

【思考题】

桡腕关节脱位诊断要点有哪些？

第十节　月骨脱位

月骨位于近排腕骨的正中，侧面观呈半月形，故称月骨。其凸面与桡骨远端构成关节，其凹面与头状骨构成关节，内侧与三角骨、外侧与舟骨互相构成关节，所以月骨四周均为关节面。月骨的前面相当于腕管，有屈指肌腱和正中神经通过。在月骨与桡骨远端前、后两面，有桡月背侧、掌侧韧带相连，营养血管经过韧带进入月骨，以维持其正常的血液供应。在腕骨脱位中，以月骨脱位最为常见，占腕部损伤的10%。

【病因病机】

月骨脱位多由传达暴力所致。在腕背伸、尺偏暴力作用下，月骨周围韧带相继断裂，周围腕骨在背侧脱位之后与桡骨远端一起挤压月骨，使其脱离桡腕背侧韧带束缚，出现掌侧脱位。

【诊断与鉴别诊断】

1.诊断与分型

（1）诊断要点　患者一般有明确外伤史，临床表现主要为腕关节肿痛，有压痛，运动明显受限，握力下降。脱位的月骨压迫腕管内指屈肌腱及正中神经，使手指伸直困难，桡侧三指感觉障碍。正常位置的月骨，在正位X线片上应为四方形，脱位后呈三角形，且与头状骨下端重叠。侧位片可见月骨脱向掌侧，半月形的凹面也转向掌面。

（2）分型　月骨掌侧脱位临床常见以下类型：①月骨脱位向掌侧旋转90°，桡月背侧韧带断裂，掌侧韧带未断，月骨的血供尚存，月骨一般不发生坏死。②月骨脱位向掌侧旋转大于90°，甚至可达270°，桡月背侧韧带断裂，桡月掌侧韧带扭曲，月骨血供受阻，部分患者可发生月骨缺血性坏死。③月骨脱位向掌侧旋转90°，并向掌侧移位（图6-19）。

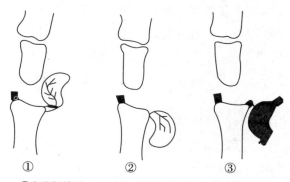

①　　　　　②　　　　　③

①向掌侧旋转90°，桡月背侧韧带断裂，掌侧韧带未断
②向掌侧旋转大于90°，桡月背侧韧带断裂，掌侧韧带扭曲
③并向掌侧移位，桡月掌侧韧带和背侧韧带均发生断裂

图6-19　月骨掌侧脱位类型

2. 鉴别诊断

本病注意与月骨周围背侧脱位伴舟骨骨折相鉴别。月骨脱位是指月骨本身脱离与桡骨和其他腕骨的正常毗邻关系而移位。月骨周围脱位伴舟骨骨折则是指月骨和桡骨的关系正常，周围其他腕骨离位，同时合并舟骨骨折。临床通过 X 线及 CT 三维重建检查可予鉴别诊断。

【治疗】

新鲜脱位用手法复位，一般均可成功。少数手法复位不成功者，可用钢针撬拔复位。手法复位失败，可切开复位。如果桡月前后韧带均已断裂，发生缺血坏死合并创伤性关节炎者，可考虑月骨切除。

1. 保守治疗 保守治疗的原则是先完成复位，恢复月骨与桡骨及周围腕骨的对应关系，然后再矫正腕骨分离。

手法复位具体操作方法：患者在臂丛麻醉下，取坐位，肘关节屈曲 90°，腕部极度背伸，第一助手握肘部，第二助手握食指与中指，持续对抗牵引，在拔伸牵引下前臂逐渐旋后，术者两手四指握住腕部，向掌侧端提，使桡骨与头状骨之间的关节间隙加宽，然后用两拇指尖推压月骨凹面的远端，迫使月骨进入桡骨与头状骨间隙，同时嘱第二助手逐渐使腕关节掌屈，术者指下有滑动感，且患手中指可以伸直时，说明复位成功（图 6-20）。

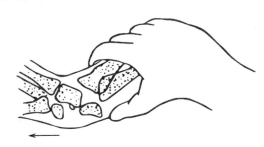

图 6-20 月骨脱位手法复位

2. 手术治疗 移位严重，手法复位失败，可考虑用针拨复位：臂丛麻醉后，常规消毒，在 C 型臂 X 线机引导下，掌侧进针，进针后助手牵引、背伸腕关节，针尖顶住月骨翘起点，由背侧向下推拨，复位后停止牵引，腕关节稍屈曲，桡偏。如果闭合复位失败、陈旧性脱位、有正中神经卡压、肌腱断裂者，需手术切开复位。正中神经充血严重者，需做外膜松解。复位后需用克氏针固定，并修复关节囊及韧带。复位后，用塑型夹板或石膏托将腕关节固定于掌屈 30°～40°。1 周后改为中立位，2 周后解除固定。术中若发现桡月掌背侧韧带均已断裂，考虑后期会产生缺血性坏死，或陈旧性脱位合并创伤性关节炎者可行月骨切除术。

3. 药物治疗 按脱位三期辨证论治。

4. 功能锻炼 复位固定后，应适当进行患手的掌指关节、指间关节，以及肩、肘关节的功能活动。解除固定后，开始循序渐地进行腕关节的主动屈伸功能锻炼。

【注意事项】

早期功能锻炼应避免做过度腕背伸动作。外固定期间须注意患者手指的活动、感觉及血运情况的变化。若患指伸直时，前臂疼痛加重，手指皮肤苍白或发绀、指端冰凉和麻木，需调整外固定。

第十一节　腕掌关节脱位

单纯闭合性腕掌关节脱位较少见，容易漏诊，但可见开放性腕掌关节脱位，或脱位并发骨折。

腕掌关节由远排腕骨与掌骨基底的关节面组成，其中第1掌骨与大多角骨构成关节，为鞍状关节，可做屈伸、内收和外展运动，是活动范围较大而灵活的关节；第2掌骨与大多角骨、小多角骨及头状骨构成关节；第3掌骨与头状骨构成关节；第4、5掌骨与钩骨相连，构成关节。各关节由腕关节囊和坚强韧带相连结，所以腕掌关节较稳定而灵活。

【病因病机】

腕掌关节脱位多由间接暴力所致，如手掌着地，暴力传致掌骨向背侧撕裂腕关节囊。第1腕掌关节脱位多是由于外伤时第1掌骨轻度屈曲，外力沿着掌骨纵向传导，第1掌骨基底部多向大多角骨背侧移位（图6-21），但单纯的脱位少见。由于前斜韧带及第1掌骨间韧带的强力牵拉，常导致第1掌骨基底的掌侧结节撕脱骨折；第2、3腕掌关节脱位多由较强的直接暴力所致，故多为开放性脱位；因第2、3掌骨基底部背侧有强有力的桡侧腕长、短伸肌附着，第5掌骨背侧有尺侧腕伸肌附着，5个掌骨底之间又有坚强的韧带相连，故一旦发生脱位常见成排掌骨向背侧脱位（图6-22）；有时偶见第5掌骨单独发生脱位。

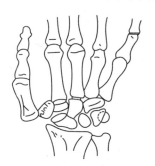

图6-21　拇指腕掌关节脱位

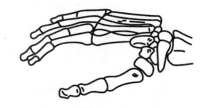

图6-22　腕掌关节背侧脱位

【诊断与鉴别诊断】

1. 诊断要点　患者有外伤史，常因腕背伸时，手掌撑地后致伤。腕掌部肿胀、压痛、功能障碍。腕背侧压痛明显，沿纵轴叩击掌骨头时，有松脱感。第1腕掌关节脱位，拇指活动受限，可在腕背侧触及骨端隆起畸形；第2～5腕掌关节脱位，掌骨基底部在腕背明显隆起，腕骨相对塌陷。

腕部X线检查可明确掌骨移位的方向及是否并发骨折，CT扫描可明确有无撕脱骨折。

2. 鉴别诊断　本病应与掌骨骨折及月骨周围脱位相鉴别。

【治疗】

新鲜脱位以手法整复为主，加以良好的固定。

1. 手法整复

（1）新鲜第1腕掌关节脱位　患者坐位，局部麻醉，助手握前臂，术者一手握拇指在外展位与助手对抗牵引，另一手拇指置于第 1 掌骨基底部，由背侧向掌侧推按复位，以恢复与大多角骨关节面的正常关系，感觉有入臼声，复位即告成功。

（2）新鲜第 2～5 腕掌关节脱位 患者仰卧位，臂丛麻醉，前臂旋前位，助手握第 2～5 指及拇指腕掌关节做牵引，术者双手环抱腕部，在与助手对抗牵引的同时向背侧端提，双拇指将掌骨基底部由背侧向掌侧用力按压，即可复位。

2. 固定方法

（1）第 1 腕掌关节脱位复位成功后，用塑形夹板或铝板或石膏条将拇指固定在外展背伸位 3～4 周。

（2）第 2～5 腕掌关节脱位复位成功后，用塑形夹板固定腕掌关节于功能位并在掌骨基底部加垫，固定 3 周。

复位外固定后，位置难以维持者，可考虑经皮克氏针固定。

3. 练功活动 早期需要重视手指的功能锻炼。去除固定后，可做腕关节的主动伸屈活动，活动应循序渐进。

4. 药物治疗 早期应内服活血祛瘀、消肿止痛类的中药，如舒筋活血汤加减。去除固定后，外用舒筋活络类的中药熏洗患腕。

5. 手术治疗 陈旧性脱位症状不明显者，可不做特殊治疗。若错位严重、症状明显者，需行切开复位内固定，然后做肌腱移位重建韧带，以稳定关节，如时间过久，伴有创伤性或退行性关节炎者，可做关节融合术。

【注意事项】

第 1 腕掌关节脱位容易再脱位，在固定期间需保持掌指关节的背伸外展位，患者定期复查以便及时发现问题，尽快处理。

【思考题】

腕掌脱位诊断要点有哪些？

第十二节 掌指关节脱位

掌指关节脱位是指近节指骨基底部脱离掌指关节向背侧移位，或掌骨头向掌侧移位。以拇指掌指关节脱位最多见，其次为食指掌指关节脱位，第 3～5 指关节脱位少见。

掌指关节由各掌骨头与相应近节指骨基底构成。拇掌指关节为屈戍关节，可做伸屈运动。其他四指的掌指关节为球窝关节，能做屈、伸、内收、外展及环绕活动，但不能做回旋运动。掌指关节周围的关节囊，背侧较为薄弱，桡尺侧有侧副韧带加强，侧副韧带在关节伸直时松弛，屈曲时紧张。因此，掌指关节固定在伸直位时间过长，侧副韧带会短缩，关节变僵，不能屈曲。掌板是纤维软骨板，其远端和近节指骨的基底掌侧相连，较坚固，近端与掌骨颈相连，较薄，掌板形成腱鞘基底的一部分。第 2～5 掌骨头之间，有掌深横韧带相连。掌腱膜的深层横行纤维于各掌骨头处形成掌浅横韧带。

【病因病机】

掌指关节脱位多由掌指关节过度背伸暴力引起，如打球时手指触球不当，或摔倒时手指着地等，受伤时掌指关节极度背伸，外力持续作用于近节指骨，使近节指骨基底部向背侧移位，造成掌指关节的掌侧关节囊紧张，掌骨头穿破掌关节囊而脱出。故掌指关节脱位多为背侧脱位。掌指关节脱位后，掌骨头向掌侧移位，近节指骨基底部向背侧移位，掌侧关节囊纤维板移至掌骨头背面。掌骨头掌侧被掌浅横韧带卡住。一般尺桡侧的侧副韧带不会断裂。但如果外力偏向一侧，或受伤严重时，可造成一侧或双侧侧副韧带断裂，形成侧方脱位，或伴有撕脱骨折。因手指在与拇指一起捏握物品所承受的外力多是尺向外力，故桡侧副韧带损伤较尺侧多见。

对于拇指掌指关节脱位，可能会出现以下几种嵌卡情况：①掌侧关节囊纵性撕裂，卡住掌骨颈。②掌板、拇指掌指关节处的将籽骨嵌在关节面之间。③拇长屈肌腱夹在指骨基底与掌骨头之间。

【诊断要点】

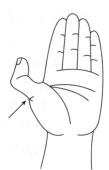

患者多有掌指关节在过度背伸时受到外力的损伤史，如篮球、排球运动员手指端接触球过猛。脱位的掌指关节梭形肿胀、疼痛，指间关节屈曲，掌指关节过度背伸畸形且弹性固定（图6-23），掌指关节功能丧失，在掌横纹处可触及高突的掌骨头。X线片显示近节指骨基底部向背侧移位。

根据受伤史、临床表现和X线检查可做出诊断。

图6-23　拇指掌指关节脱位外观畸形

【治疗】

一般行手法复位，多能成功。如反复多次复位未能成功者，说明脱位的关节有嵌卡，应果断放弃手法复位，采用手术治疗。

1. 整复方法　患者取坐位，术者一手握住患者的掌部，另一手捏持伤指，顺势做拔伸牵引，并将患指置于极度的背伸位，在保持牵引的情况下，用拇指将患者掌骨头向背侧推按，同时食指将指骨基底部压向掌侧并将掌指关节屈曲，即可复位（图6-24）。

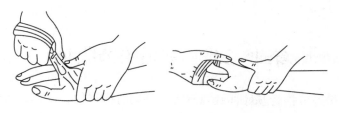

图6-24　掌指关节脱位整复方法

2. 固定方法　复位后，保持掌指关节屈曲位（50°～70°）固定，固定患指于轻度对掌位1～2周，用绷带卷置于手掌心，将脱位的手指固定于背侧的铝板或石膏条上。

3. 练功活动　早期需要重视患指以外手指的功能锻炼。去除固定后，可做患指掌指关节的主动伸屈活动，活动范围由小到大、逐渐进行。

4. 药物治疗　早期应内服活血祛瘀、消肿止痛之剂，可选用舒筋活血汤加减。去除固定后，应重用舒筋活络类中药熏洗患手，如上肢损伤洗方。并可配合轻手法按摩，以理顺筋络。

5. 手术治疗　多次试行手法未能复位者，说明掌骨前方关节囊撕裂，卡住掌骨头，或掌指关节处籽骨嵌在关节间隙内，或拇长屈肌腱被卡在指骨基底与掌骨之间，应手术切开复位（图6-25）。若合并骨折，骨折片明显分离移位，旋转或嵌入关节间隙，导致手法复位失败，或复位后不能维持对位者，需要切开复位、细钢针内固定。若合并侧副韧带断裂或拉长者，需手术修补侧副韧带或重叠缝合。陈旧性掌指关节脱位可行关节融合术。术后用背侧石膏托或支具控制掌指关节，防止过伸即可，不需绝对制动，不限制屈曲，患指关节固定于功能位（50°～70°屈曲位）。晚期复合性掌指关节脱位者，因周围软组织挛缩或瘢痕形成，处理较困难，往往需要切除侧副韧带。复位后常不能获得理想的活动功能。

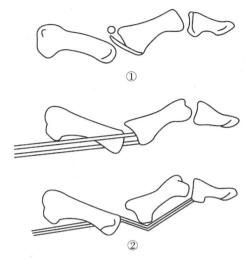

①关节囊阻挡复位　②肌腱阻挡复位

图 6-25　掌指关节脱位关节交锁

【注意事项】

掌指关节脱位整复固定后，应做未固定关节部的功能锻炼，但切忌触摸、揉捏、扭晃该关节，以免发生增生及粘连，而致肿胀长期不消并遗留功能障碍。过早活动可使脱位的关节产生增粗、僵硬、屈伸活动受限等后遗症，故应早期明确诊断并及时处理，防止关节不稳、粘连或并发的创伤性关节炎。

【思考题】

1. 掌指关节脱位诊断要点有哪些？
2. 掌指关节脱位治疗方法有哪些？

第十三节　指间关节脱位

指间关节脱位临床较常见，各手指的近侧和远侧指间关节均可发生脱位。

指间关节由近节指骨滑车与远节指骨基底部构成。该关节为屈戌关节，仅能做屈、伸运动，关节囊的两侧有副韧带加强，屈伸时韧带的松紧变化不大。脱位的方向多为远节指骨向背侧移位，或内、外侧移位，前方脱位极为罕见。近侧指间关节脱位较远侧多见。

【病因病机】

在关节极度过伸、扭转或侧方挤压外力作用时可造成指间关节脱位，有时伴有侧副韧带损伤，严重时侧副韧带断裂，或伴有指骨基底小骨片撕脱。

【诊断要点】

伤后关节呈梭形肿胀、畸形、疼痛、局部压痛，弹性固定，被动活动时疼痛加剧，若指间关节脱位伴侧副韧带断裂，则有异常侧方活动，即分离试验为阳性。临床上侧副韧带不完全性断裂与完全性断裂的鉴别十分困难。

X 线片显示指间关节脱离正常关系，并可确定是否并发指骨基底撕脱性骨折。

【治疗】

指间关节脱位手法复位比较容易。

1. 整复方法　术者一手固定患肢掌部，另一手握伤指末节顺势做拔伸牵引，同时用拇指将脱位的指骨基底部推向前方，食指托顶指骨头向背侧逐渐屈曲指间手指，即可复位（图6-26）。

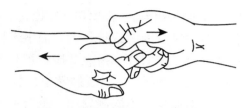

图6-26　指间关节脱位手法复位

2. 固定方法　复位后，用绷带卷垫于指间关节的掌侧，石膏或铝托置于指间关节背侧固定患指于轻度屈曲对掌位（20°）1～2周；亦可采用邻指胶布固定2周；若近侧指间关节脱位合并侧副韧带损伤或撕脱性骨折者，应将关节固定于伸直位3周，以防韧带挛缩，小的撕脱骨折片一般不需特殊处理。

3. 功能活动　早期除患指外可做其余手指的功能锻炼。去除固定后，可做患指指间关节的主动伸屈活动，活动范围由小到大，逐渐进行。

4. 药物治疗　早期应内服活血祛瘀、消肿止痛之剂，可选用舒筋活血汤加减。去除固定后，应重用舒筋活络类中药熏洗患手，如上肢损伤洗方。

5. 手术治疗　若合并骨折，骨折片明显分离移位，旋转或嵌入关节间隙，导致手法复位失败，或复位后不能维持对位者，需要切开复位、细钢针内固定。若合并侧副韧带断裂或拉长者，需手术修补侧副韧带或重叠缝合。陈旧性指间关节脱位及合并关节面骨折破坏严重者，可行关节融合术。术后用背侧石膏托或支具控制掌指关节，防止过伸，不需绝对制动，患指关节固定于功能位。

【注意事项】

指间关节脱位复位较容易，往往伤后患者自行拉复，未能给予及时的固定，或按伤筋处理给予手法按摩；过早活动可使脱位的关节产生增粗、僵硬、屈伸活动受限等后遗症，故应早期明确诊断，及时处理，防止关节不稳、粘连或并发创伤性关节炎。

【思考题】

1. 指间关节脱位诊断要点有哪些？
2. 指间关节脱位治疗方法有哪些？

第十四节　髋关节脱位

髋关节的主要功能是负重，将躯干的重量传达至下肢，并能减轻震荡，其活动范围很大，为人体提供前屈、后伸、内收、外展和旋转的活动功能，因此具有稳定、有力而灵活的特点。髋关节脱位常为强大暴力造成，故患者多为青壮年男性。

髋关节骨性结构由髋臼和股骨头组成。髋臼位于髋骨外侧中部，朝向前外下方。髋臼下缘之缺口，由位于髋臼切迹之间的横韧带弥补，使之成为完整的球窝。通过髋臼切迹与横韧带之间的小孔，股骨头圆韧带动脉进入股骨头。髋臼及横韧带四周镶以一圈关节盂缘软骨，借以增加髋臼深度，股骨头呈球状，其2/3纳入髋臼内。

除骨性稳定外，关节囊及周围韧带、肌肉对髋关节的稳定亦起重要作用。髋关节囊坚韧，由浅层的纵行纤维及深层的横行纤维构成。关节囊的前后均有韧带加强，这些韧带与关节囊的纤维层紧密交错，以致不能互相分离。髂股韧带位于髋关节囊之前，呈倒"Y"形，位于股直肌深面，与关节囊前壁纤维层紧密相连。其尖端起于髂前下棘，向下分为两束，分别抵于转子间线的上部及下部。在髋关节的所有动作中，除屈曲外，髂股韧带均保持一定的紧张状态，在伸髋及髋外旋时，该韧带特别紧张。髋关节脱位时，即以此韧带为支点，使患肢保持特有的姿势；而在整复髋关节脱位时，亦利用此韧带为支点复位。

根据脱位后股骨头所处在髂前上棘与坐骨结节连线的前后位置，可分为前脱位、后脱位及中心性脱位，临床上以后脱位多见；前脱位又可分为耻骨部脱位和闭孔脱位，后脱位又可分为髂骨部脱位和坐骨部脱位。根据脱位后至整复时间的长短，可分为新鲜脱位和陈旧性脱位，脱位超过3周以上为陈旧性脱位。

【病因病机】

直接暴力和间接暴力均可引起脱位，以间接暴力多见。髋关节结构稳定，一旦发生脱位，则说明外力相当强大，因而在脱位的同时，软组织损伤亦较严重，往往合并其他部位多发损伤。本病多因车祸、塌方、堕坠等引起。

1. 后脱位 后脱位多因间接暴力所致。当屈髋90°时，过度内旋内收髋关节，使股骨颈前缘紧抵髋臼前缘支点，此时股骨头位于较薄弱的关节囊后下方，当受到前方来自腿部、膝前向后及后方作用于腰背部向前的暴力作用时，可使股骨头冲破关节囊而脱出髋臼，发生后脱位；或当屈髋90°，来自前方的暴力由前内后冲击，暴力可通过股骨干传递至股骨头，在造成髋臼后缘或股骨头骨折后发生脱位。关节囊后下部裂，髂股韧带多保持完整。脱位后，若股骨头位于坐骨切迹前的髂骨翼上，为髂骨部脱位，较多见；小部分股骨头位于坐骨部位，为坐骨部脱位（图6-27）。

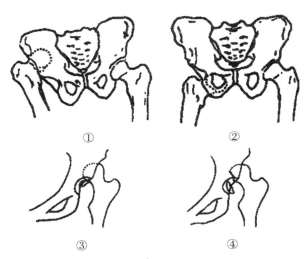

①髂骨部脱位 ②坐骨部脱位
③合并髂骨后缘骨折 ④合并股骨头骨折
图6-27 髋关节后脱位类型

2. 前脱位 前脱位多由强大的间接暴力所致，一般以杠杆力作用为主。当髋关节因外力强度外展、外旋时，大转子顶部与髋臼上缘撞击，股骨头因受杠杆作用而被顶出髋臼，突破关节囊的前下方，形成前脱位。脱位后，若股骨头停留在耻骨支水平，则为耻骨部脱位，可引股动、静脉受压而出现下肢血液循环障碍；若股骨头停留在闭孔，则成为闭孔部脱位，可压闭孔神经而出现麻痹（图6-28）。

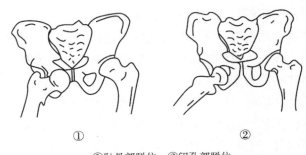

①耻骨部脱位 ②闭孔部脱位

图 6-28 髋关节前脱位类型

3. 中心性脱位 中心性脱位多因传达暴力所致。暴力从外侧作用于大转子外侧时，可传递到股骨头而冲击髋臼底部，进而引起臼底骨折。当暴力继续作用，股骨头可连同髋臼的骨折块一同向盆腔内移位，成为中心性脱位；或当髋关节在轻度外展位，顺股骨纵轴加以冲击外力，也可引起中心性脱位。中心性脱位必然引起髋臼骨折，骨折可成块状或粉碎。中心性脱位时，关节软骨损伤一般较严重，而关节囊及韧带损伤则相对较轻。严重的脱位，股骨头整个从髋臼骨折的底部穿入骨盆，股骨颈部被髋臼骨折片夹住，复位困难。有时发生脱位的同时，会造成股骨头压缩性骨折（图 6-29）。

4. 陈旧性脱位 脱位超过 3 周，则为陈旧性脱位。此时髋关节周围肌腱、肌肉挛缩，髋臼内有纤维瘢痕组织充填，撕破的关节囊裂口已愈合，血肿机化或纤维化后包绕股骨头；长时间的肢体活动受限，可发生骨质疏松及脱钙。

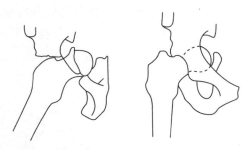

图 6-29 髋关节中心性脱位

有时，特别强大的暴力可在造成脱位的同时造成股骨干骨折。发生时，多是先造成脱位然后暴力或杠杆力继续作用于股骨干再造成骨折。此种类型较常见于后脱位。

【诊断要点】

有明显的外伤史，伤后患髋疼痛、肿胀，功能障碍，畸形并弹性固定。不同类型的脱位，有不同的表现。

1. 后脱位 伤后患髋剧痛，髋部肿胀，臀后部有膨隆，大粗隆向后上移位，常可于臀部触及隆起的股骨头。患肢呈屈曲、内收、内旋及缩短的典型畸形（图 6-30），"粘膝征"阳性。髋关节主动活动丧失；被动活动时，出现疼痛加重及保护性痉挛。若髂股韧带同时断裂（少见），则患肢短缩、外旋。X 线检查见股骨头呈内旋内收位，位于髋臼的外上方，股骨颈内侧缘与闭孔上缘所连的弧线（沈通氏线）中断。对每一例髋关节后脱位的患者，都应该认真检查有无坐骨神经损伤，且应注意有无同侧股骨干骨折。

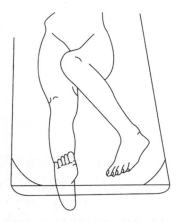

图 6-30 髋关节后脱位的下肢畸形

2. 前脱位 患髋前部疼痛、肿胀，关节弹性固定，活动功能障碍，呈外展、外旋和轻度屈曲的典型畸形，并较健肢长（图

6-31）。在闭孔附近或腹股沟韧带附近可扪及股骨头。若股骨头停留在耻骨上支水平，则压迫股动、静脉而出现下肢血液循环障碍，可见患肢大腿以下苍白、青紫、发凉，足背动脉及胫后动脉搏动减弱或消失。若停留在闭孔内，则可压迫闭孔神经而出现麻痹症状。X线检查可见股骨头在闭孔内或耻骨上支附近，股骨头呈极度外展、外旋位，小转子完全显露。

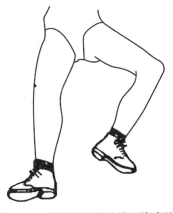

图 6-31　髋关节前脱位的下肢畸形

3. 中心性脱位　髋部肿胀多不明显，但疼痛显著，下肢屈伸功能障碍。脱位严重者，患肢可有短缩，大转子不易扪及，阔筋膜张肌及髂胫束松弛。骨盆分离及挤压试验时疼痛，有轴向叩击痛。若骨盆骨折血肿形成，患侧下腹部有压痛，肛门指检常在伤侧有触痛。X线检查可显示髋臼底部骨折及突向盆腔的股骨头，CT检查可明确髋臼骨折的具体情况。

4. 陈旧性脱位　症状、体征同上，但时间已超过3周，弹性固定更为明显。X线片检查可见局部血肿机化，或因时间长而出现股骨头、颈部骨质疏松，或有关节面呈不规则改变。陈旧性脱位以后脱位多见。

5. 合并骨折　脱位可合并髋臼缘骨折或股骨干骨折。髋臼缘骨折一般在X线摄片上可显示，而临床上不易扪及，可因骨折块大而压迫或直接刺伤坐骨神经。强大暴力造成的股骨干骨折，除有髋关节脱位症状外，并有患侧大腿肿胀、疼痛，异常活动和骨擦音，有成角、缩短畸形。患处压痛及纵轴叩击痛明显。X线检查可见后脱位合并股骨干上1/3骨折时，近折端内收，或骨折向内成角；前脱位合并骨折时，近端呈极度屈曲、外展畸形（图6-32）。

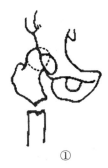 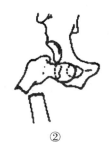

①髋关节后脱位合并股骨干骨折
②髋关节前脱位合并股骨干骨折

图 6-32　髋关节脱位合并股骨干骨折

【治疗】

新鲜脱位一般以手法闭合复位为主；陈旧性脱位力争手法复位，若有困难，可考虑切开复位；脱位合并髋臼缘骨折，一般随脱位的整复，骨折亦可随之复位；合并股骨干骨折，先整复脱位，再整复骨折。复位多采用单腰麻或硬膜外麻醉，陈旧性脱位粘连严重者可采用全麻。

1. 整复方法

（1）后脱位复位手法

1）屈髋拔伸法：患者仰卧于木板床或铺于地面的木板上。助手用两手按压髂前上棘以固定骨盆。术者面向患者，弯腰站立，骑跨于患肢上，术者用一上肢的肘窝套住患肢腘窝部，另一手托住肘后部，使其屈髋、屈膝各 90°。先在内旋、内收位顺势拔伸，然后垂直向上拔伸牵引，使股骨头接近关节囊裂口，略将患肢内外旋转，以解脱关节囊对股骨头的嵌顿，使股骨头滑入髋臼，当听到入臼声后，再将患肢伸直，即可复位（图 6-33）。

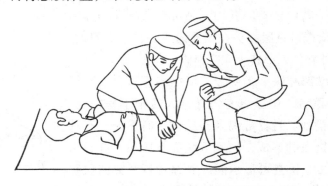

图 6-33　髋关节后脱位屈髋拔伸法

2）回旋法：患者仰卧，助手以双手按压双侧前上棘固定骨盆，术者立于患侧，一手握住患肢踝部，另一手以肘窝提托腘窝部，在向上提拉的基础上，将大腿内收、内旋，髋关节极度屈曲，使膝部贴近腹壁，然后将肢外展、外旋、伸直。在此过程中听到入臼声，即复位成功。因为内收、内旋、屈曲、外展、外旋、伸直是连续的动作，形状恰似一个问号，故又称划问号复位法（图 6-34）。

回旋法是利用杠杆力，采用与脱位过程相反的顺序进行复位。当屈髋牵引，内收、内旋髋关节时，股骨头与髋臼上缘分离；然后继续屈髋屈膝，使股骨头向前下方滑移，再外展、外旋髋关节；利用髂骨韧带为支点，依靠杠杆作用，使股骨头移至髋臼下缘；最后伸直大腿，使股骨头向上滑入髋臼。由于回旋法的杠杆作用力较大，施行手法时动作要柔和，不要使用暴力，以免引起骨折或加重软组织损伤。

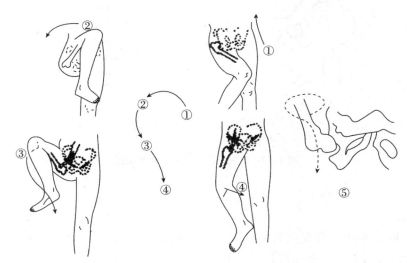

①内收内旋　②屈髋　③外旋外展　④伸髋　⑤整复时股骨干的路线

图 6-34　髋关节后脱位回旋复位法

3）拔伸足蹬法：患者仰卧，术者两手握患肢踝部，用一足外缘蹬于坐骨结节及腹股沟内侧（左髋脱位用左足，右髋脱位用右足），手拉足蹬，身体后仰，协同用力，两手可略将患肢旋转，即可复位（图 6-35）。

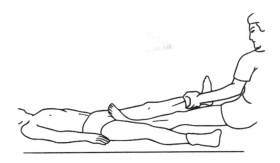

图6-35　髋关节后脱位拔伸足蹬法

4）俯卧下垂法：此法适用于肌肉软弱或松弛的患者。患者俯卧于床沿，双下肢完全置于床外。健肢由助手扶持，保持在伸直水平位。患肢下垂，助手用双手固定骨盆，术者一手握其踝关节上方，使其屈膝90°，利用患肢的重量向下牵引，术者在牵引过程中，可轻旋患侧大腿，用另一手加压于腘窝，增加牵引力，使其复位（图6-36）。

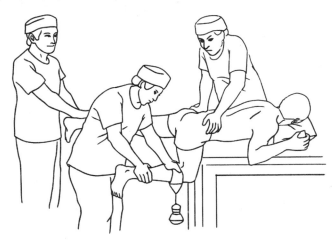

图6-36　髋关节后脱位俯卧下垂复位法

（2）前脱位复位手法

1）屈髋拔伸法：患者仰卧在铺于地面的木板上，一助手将骨盆固定，另一助手将患肢微屈膝，并在外展、外旋位时渐渐向上拔伸至屈髋90°；术者双手环抱大腿根部，将大腿根部向后外方按压，可使股骨头回纳髋臼内（图6-37）。

2）侧牵复位法：患者仰卧于木板床上。一助手用两手按压两髂前上棘以固定骨盆，另一助手用一宽布绕过大腿根部内侧，向外上方牵拉，术者两手分别扶持患膝及踝部，连续伸屈患髋，在伸屈过程中可慢慢内收内旋患肢，如感到腿部突然弹动，同时可听到响声，畸形随着响声消失，即复位成功。

3）反回旋法：操作步骤与后脱位相反，先将髋关节外展、外旋，然后屈髋、屈膝，再内收、内旋，最后伸直下肢（图6-38）。

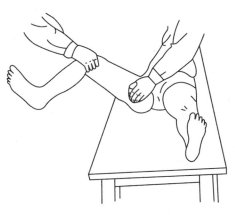

图6-37　髋关节前脱位屈髋拔伸法

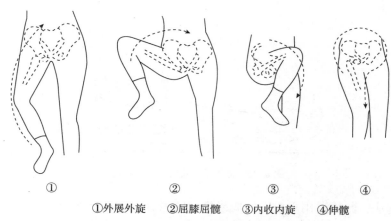

①外展外旋　②屈膝屈髋　③内收内旋　④伸髋

图 6-38　髋关节前脱位反回旋复位法

（3）中心性脱位复位手法

1）拔伸扳拉法：若为轻微移位，可用此法。患者仰卧，一助手握患肢踝部，使足中立，髋外展约30°，在此位置拔伸旋转，另一助手将患者腋窝行反向牵引。术者立于患侧，先用宽布带绕过患侧大腿根部，一手推骨盆向健侧，另一手抓住绕大腿根部之布带向外拔伸扳拉，可将内移之股骨头拉出。触摸大转子，与健侧相比，两侧对称，即复位成功（图 6-39）。

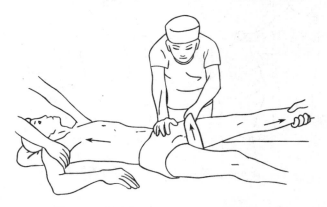

图 6-39　髋关节中心性脱位拔伸扳拉复位法

2）牵引复位法：适用于股骨头突入骨盆腔较严重的患者。患者仰卧位，患侧行股骨髁上牵引，重量为 8～12kg，可逐步复位。若复位不成功，可在大转子部前后位用骨圆针贯穿，或在大转子部钻入一带环螺丝钉，做侧方牵引，侧牵引重量为 5～7kg，在向下、向外两个分力同时作用下，可将股骨头牵出（图 6-40）。经床边 X 线摄片，确实已将股骨头拉出复位后，减轻髁上及侧方牵引的重量至维持量，继续牵引 8～10 周。用此法复位，往往可将移位的骨折片与脱位的股骨头一起拉出。

（4）陈旧性脱位　一般来讲，脱位未超过 2 个月者，仍存在闭合复位的可能，可先试行手法复位。在行手法复位前，先行股骨髁上牵引 1～2 周，重量为 10～20kg，由原来的内收、内旋和屈髋位逐渐改变牵引方向，至伸直和外展位，待股骨头牵至髋臼水平或更低，即可在麻醉下行手法复位。施行手法时，用力应由轻到重，活动范围应由

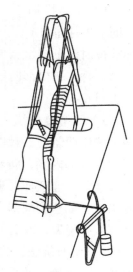

图 6-40　髋关节中心性脱位牵引复位法

小到大，逐步解除股骨头周围的粘连。松动至最大限度，再按新鲜脱位的手法复位。切忌使用暴力，以防发生股骨头塌陷或股骨颈骨折等并发症。如手法复位遭遇困难，不应反复进行而应改行手术治疗。

（5）合并同侧股骨干骨折　两处损伤的处理顺序，应视具体情况而定。在多数情况下，先处理髋关节脱位。用一斯氏针穿过股骨粗隆部或用一螺丝装置拧入股骨近端，用以牵拉复位。对于股骨干骨折，多主张行切开复位内固定术。

2. 固定方法　复位后，可采用皮肤牵引或骨牵引固定，患肢两侧置沙袋防止其内、外旋，牵引重量为 5 ～ 7kg。髋关节后脱位一般维持在外展 30°～ 40°中立位，时间为 3 ～ 4 周；若合并髋臼缘骨折，牵引时间可延长至 6 周左右。髋关节前脱位维持在内旋、内收伸直位，牵引 4 周，避免髋外展。中心性脱位维持在中立位牵引 6 ～ 8 周，要待髋臼骨折愈合后才可考虑解除牵引。合并同侧股骨干骨折者，一般行股骨髁上骨牵引，牵引时主要考虑股骨干骨折的部位及移位方向，时间及注意事项与股骨干骨折相同。

3. 练功活动　整复后即可在牵引制动下，行股四头肌及踝关节锻炼。解除固定后，可先在床上做屈髋、屈膝、内收、外展、内旋、外旋锻炼。以后逐步做扶拐不负重锻炼。3 个月后，做 X 线检查，如股骨头血供良好，才能下地做下蹲、行走等负重锻炼。中心性脱位，因关节面有破坏，床上练习可适当提早，而负重锻炼则应相对推迟，以减少创伤性关节炎及股骨头缺血性坏死的发生。

4. 药物治疗　损伤早期，以活血化瘀为主。若患处肿胀、疼痛较甚，方选活血舒肝汤；若伴腹胀、大便秘结、口干舌燥苔黄者，宜加通腑泄热药，如厚朴、枳实、芒硝等。中期宜理气活血、调理脾胃、兼补肝肾，以四物汤加续断、五加皮、牛膝、陈皮、茯苓等。后期补气血、养肝肾、壮筋骨、利关节，方选健步虎潜丸或六味地黄丸。

外用中药，早期可外敷消肿散，后期以海桐皮汤或下肢损伤洗方熏洗。

5. 手术治疗　后脱位合并大块髋臼缘骨折，妨碍手法复位者，可行切开复位，用螺丝钉固定骨折块，修补关节囊。

中心性脱位，骨折块夹住股骨头难以脱出者，亦可考虑切开复位。如臼底骨折为粉碎者，则不宜切开复位。如考虑有坐骨神经、闭孔神经、股动静脉受压，手法复位不能解除压迫，则应尽快切开复位，以便及时解除压迫。复位后，持续的足背或胫后动脉搏动消失，是手术探查动脉的指征。坐骨神经损伤一般由压迫所致。如考虑为髋臼缘骨折块脱落压迫，要及时去除压迫，使损伤神经早日恢复。

陈旧性脱位时间为 3 ～ 6 个月者，以及上述闭合复位失败者，可行手术切开复位。脱位时间已超过 6 个月，以及上述不宜再复位的患者，截骨术往往是首先考虑的治疗方法，可通过截骨矫正畸形、恢复负重力线，改进功能。

【注意事项】

股骨头缺血性坏死是髋关节脱位的常见并发症。早期复位可缩短股骨头血液循环受损时间，是预防股骨头缺血性坏死最有效的方法。单纯性脱位及时复位固定后功能恢复良好，但延迟负重时间对预防股骨头缺血性坏死有很大好处。即使下地活动后也应尽可能减少患肢的负重，有效防止股骨头缺血性坏死的发生和发展。

【思考题】

1. 髋关节脱位分型、诊断要点有哪些?
2. 髋关节脱位治疗方法有哪些?

第十五节　膝关节脱位

膝关节是人体最大、结构最复杂的关节,由股骨髁、胫骨平台、髌骨构成,属于屈戌关节。膝关节的稳定性主要是靠关节囊、内外侧副韧带、十字交叉韧带、半月板等结构连结、加固和肌肉保护。膝关节外伤性脱位虽不多见,但其损伤的严重程度和涉及组织之广,居各类骨关节损伤之前茅,是一种极为紧急和严重的脱位,因为被视为骨科急诊,需引起重视。

【病因病机】

由于膝关节周围及关节内的特殊韧带结构维持着关节的稳定性,因此膝关节外伤性脱位并不多见。当胫骨上端遭受强大的直接暴力下,如车祸、剧烈对抗的运动等,可造成某些韧带结构的严重撕裂伤,当暴力超出稳定结构提供的保护力量时,膝关节发生脱位。因此,可认为膝关节脱位一定伴有膝关节稳定结构的创伤。在某些情况下,暴力还可能在造成韧带结构损伤的同时,造成胫骨髁的骨折,导致膝关节脱位。

【诊断与鉴别诊断】

1. 诊断与分型

(1) 诊断要点　一般有明确外伤史。伤后膝关节剧烈疼痛、肿胀、功能丧失。不全脱位者,由于胫骨平台和股骨髁之间不易交锁,脱位后常自行复位而没有畸形。完全脱位者,患膝明显畸形,下肢缩短,筋肉在膝部松软堆积,可出现侧方活动与弹性固定,在患膝的前后或侧方可摸到脱出的胫骨上端与股骨下端。合并膝关节交叉韧带损伤时,抽屉试验呈阳性。合并血管损伤时,若出现小腿与足趾苍白、发凉或膝部严重肿胀、发绀,腘窝部有明显出血或血肿,足背动脉和胫后动脉搏动消失,表示有腘动脉损伤的可能。

膝关节正侧位 X 线片可明确脱位的类型、程度及是否有合并骨折。

(2) 分型　传统的分型是依据胫骨髁针对股骨髁的移位方向而定的,分为前侧、后侧、内侧、外侧及旋转脱位。其中,前脱位最常见,内侧、外侧及旋转脱位较少见(图6-41)。分型的主要目的是指导治疗,尽可能地反映出各自的特点。

1) 前脱位:膝关节前脱位时,前交叉韧带、后交叉韧带同时断裂最为常见。内侧副韧带、外侧副韧带也多为同时断裂。合并腘血管或腓总神经损伤者也有所见。在尸体标本上,平均过伸50°时发生腘动脉断裂。

2) 后脱位:后脱位由屈曲的膝关节遭受作用于胫骨前面的向后的暴力而造成。这类脱位较少,但损伤极其严重。脱位后,合并腘窝血管和腓总神经损伤最为多见,同时也可合并严重的前后交叉韧带、胫侧副韧带断裂损伤,并可能发生肌腱断裂或髌骨骨折。

3) 外脱位:胫骨固定,大腿内收时遭受外翻应力可导致外侧脱位。其主要特征为前、后交叉韧带和内侧副韧带断裂,但少有神经血管损伤。膝关节外脱位时可合并髌骨向外脱位。

4) 内侧脱位:可因大腿受到内翻暴力而造成,常合并旋转机制。

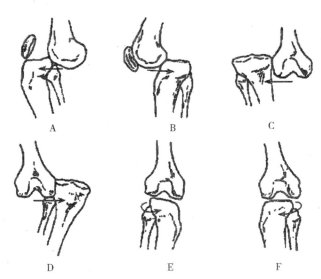

图 6-41　膝关节脱位的类型

5）旋转脱位：多发生在膝关节微屈、小腿固定时，股骨发生旋转，迫使膝关节承受扭转应力而发生膝关节旋转脱位。这种旋转脱位可因位置不同分为前内、前外、后内、后外四种类型。一般移位幅度小，较少合并血管和神经损伤。

膝关节完全脱位时，常造成关节周围软组织的严重撕裂和牵拉伤，并可使肌腱及韧带附着的骨骼，如胫骨结节、胫骨棘及股骨髁撕脱或挤压骨折。

2.鉴别诊断　膝关节脱位同时合并髌股关节紊乱及伸膝装置的损伤需要注意。①髌股关节紊乱：膝关节外脱位者很难避免同时引发的髌骨向外脱位，既有可能存在内侧肌和内侧韧带撕裂，也有可能因撞击而发生关节软骨损伤。②伸膝装置损伤后脱位合并伸膝装置损伤较为常见，可能合并有髌韧带断裂，也可能合并髌骨骨折。以上可通过膝关节 MRI 检查明确诊断。

【治疗】

诊断基本明确后，应对治疗全面衡量。既要考虑治疗的步骤、主次，也要权衡手术的必要性和时机。

1.保守治疗　闭合复位是治疗的首要步骤，应尽快实施。记录肢体的血管神经症状十分重要，即使是在肢体有明显血供障碍时，也需先行闭合复位，审视血供的变化。有血管损伤表现，在复位后未见恢复者，应及时进行手术探查，以免贻误时机。神经损伤如为牵拉性，多可自行恢复，故可不做处理。若韧带、肌腱或关节囊嵌顿而妨碍手法复位，应早期手术复位。神经或韧带断裂如情况允许，亦应早期修补。具体操作步骤如下：①充分麻醉，使肌肉松弛，同时有利于血供的改善。②复位手法：患者取仰卧位。一助手用双手握住患侧大腿，另一助手握住患侧踝部及小腿作对抗牵引，保持膝关节半屈伸位置，术者用双手按脱位的相反方向推挤或提托股骨下端与胫骨上端，如有入臼声，畸形消失，即复位。复位后，将膝关节轻柔屈伸数次，检查关节是否完全吻合，并可理顺被卷入关节间的关节囊及韧带和移位的半月板。一般不主张直接按压骨端复位，以免加重腘动、静脉损伤。③复位后膝关节加压包扎，用长腿夹板或石膏托固定膝关节屈曲20°～ 30°位，固定时间为 6 ～ 8 周。禁止伸直位固定，以免加重血管、神经损伤。

2.手术治疗　闭合复位失败者及合并血管损伤时，应手术切开复位，修补血管。脱位后合并广泛的韧带损伤及关节囊损伤者应考虑进行手术修补。临床应根据合并损伤的具体情况，选择合适的手术修补方法，但以恢复患肢血运和重建膝关节的稳定性为重点。

3. 药物治疗　膝关节脱位的药物治疗按脱位三期辨证论治。

4. 功能锻炼　整复固定后，即可做股四头肌收缩及踝、足趾关节屈伸活动锻炼。4 ～ 6 周后，可在夹板固定下，扶双拐不负重步行锻炼，8 周后可解除外固定。先在床上练习膝关节屈伸，待股四头肌肌力恢复及膝关节屈伸活动等稳定以后，才可逐步负重行走。

【注意事项】

膝关节脱位复位固定后，应抬高患肢，以利消肿。不宜过早做膝关节屈伸活动，如有膝关节明显不稳，应继续延长固定时间，预防创伤性关节炎的发生。

【思考题】

1. 膝关节脱位分型、诊断要点有哪些？
2. 膝关节脱位治疗方法、注意事项有哪些？

第十六节　髌骨脱位

髌骨是人体最大的籽骨，位于股骨下端前面，在股四头肌腱内，上宽下尖，前面粗糙，后面为关节面，与股骨髌面相关节。髌骨上连股四头肌肌腱，下连髌韧带，是伸膝装置的重要组成部分，其后方向两侧倾斜的关节面与股骨两髁间向内侧倾斜的关节面构成髌股关节。由于膝关节存在生理性外翻角，股四头肌中的股直肌、股中间肌及股外侧肌的作用方向是向外上方，与髌韧带不在一条直线上，使髌骨在用力伸膝时，有向外侧移动的倾向。正常发育的股骨外侧髁较内侧髁高起，是阻挡髌骨向外侧移位的屏障。股内侧肌止于髌骨的内侧缘，其下部纤维向内侧斜行，也成为向内侧牵拉髌骨防止其向外侧移动的装置。

【病因病机】

1. 外伤性脱位　在膝关节外翻角度过大、股骨外髁发育不良、股内侧肌肌力弱等基础上，髌骨内侧受到直接暴力打击或猛力伸膝，导致髌骨向外侧越过股骨外髁，发生髌骨外侧脱位，脱位时多发生股内侧肌的撕裂。在暴力的作用下，股四头肌腱或髌韧带断裂，髌骨向下或向上移位，发生髌骨上、下脱位。髌骨的内侧脱位极少见。

2. 习惯性脱位　习惯性脱位多为先天性膝关节发育缺陷引起的继发病损，外伤是诱因。由于韧带松弛、膝外翻、胫股关节旋转变位而使伸膝装置力线改变，骨外侧肌、髂胫束和髌骨外侧支持带挛缩与止点改变而致使髌骨内外侧受力不平衡是诱发脱位的重要原因，股内侧肌松弛和肌力减弱为继发性改变。高位髌骨和髌骨发育异常，也是髌骨习惯性脱位的原因之一。

【诊断与鉴别诊断】

1. 诊断与分型

（1）诊断要点　一般有明确外伤史。临床表现为膝部疼痛、肿胀，膝关节呈半屈曲位，不能伸直。膝前平坦，在膝关节的外侧、上方、下方可触及脱出的髌骨。部分患者就诊时，髌骨已复位，仅表现为关节腔内积血或积液，髌骨内上缘明显压痛。膝关节正侧位 X 线片及膝关节 MRI

可明确脱位的类型和脱位的程度，以及是否有合并骨折或者韧带损伤。

（2）分型

1）髌骨外侧脱位：髌股关节可在多种情况下损伤，外侧脱位机制可在膝关节屈曲情况下，股骨在外旋和固定的胫骨上强力内旋引起。在股四头肌紧张的情况下，牵拉髌骨向外，如果内侧支持带撕裂，髌骨可滑出股骨外髁向外侧脱位。

2）关节内脱位：较为罕见，最常见的报道是水平型，是髌骨围绕其水平轴旋转，并发生绞锁所致，关节面朝上或下。

3）上脱位：发生于有膝关节骨性关节炎的老年人群，髌骨的下角绞锁正对着骨赘的部位，常由膝关节过伸引起。

4）髌骨垂直脱位：直接暴力作用于伸直膝关节的内侧或外侧，髌骨围绕它的垂直轴旋转，使关节面面向内或外，绞锁于股骨髁下，但大部分关节面向下，膝关节处于轻度的屈曲位。

5）髌骨翻转脱位：较为少见。髌骨内缘在高能量外力推移压迫下，致使附着于髌骨内侧缘的股四头肌腱及其扩张部发生断裂，髌骨及髌韧带逆钟向扭转，股四头肌腱外侧扩张部发生断裂，使髌骨最终呈180°翻转。

2. 鉴别诊断　根据本病的临床表现，应与髌骨骨折相鉴别，髌骨骨折一般是发生在严重外伤时，由于牵拉股四头肌的迅速、剧烈牵拉所造成，可伴有膝关节的运动障碍。故髌骨脱位的患者，其关节可以活动，只是较大的活动幅度会造成膝关节的疼痛，根据上述特点以及外伤史可进行区分。

【治疗】

外伤性髌骨脱位，一般以手法整复为主；习惯性脱位，视其具体情况做矫正伸膝装置力线手术。

1. 保守治疗　对于外侧脱位患者多采用手法复位。患者取仰卧位，术者站于患侧，一手握患肢踝部，一手拇指按于髌骨外方，使患膝在微屈状态下逐渐伸直的同时，用拇指将髌骨向内推挤，使其越过股骨外髁而复位。保持长腿石膏托或夹板屈膝20°～30°位，固定时间为2～3周；若合并股四头肌扩张部撕裂，则应固定4～6周，固定时应在髌骨外侧加一压力垫。

2. 手术治疗　外伤性脱位，有严重的股四头肌扩张部或股内侧肌撕裂及股四头肌腱、髌韧带断裂等，均应做手术修补。习惯性髌骨脱位，一般都要手术治疗。根据不同的原因，采取不同的综合手术方式。一般原则是骨骺未成熟的患者，选择软组织手术为主。骨骺发育成熟的患者，可考虑骨性手术。最基本的手术是髌骨外侧挛缩组织的彻底松解，然后根据具体情况，再选择合适的手术方式，以调整伸膝装置力线或重建内侧髌股韧带。

3. 药物治疗　髌骨脱位的药物治疗按脱位三期辨证论治。

4. 功能锻炼　整复固定后，抬高患肢，并积极做股四头肌收缩及踝、足趾关节屈伸活动锻炼。解除外固定后，逐步锻炼膝关节屈伸活动。

【注意事项】

复位后，积极做股四头肌收缩训练。解除外固定后，有计划地指导加强股内侧肌锻炼，逐步锻炼膝关节屈伸的能力。早期避免负重下蹲，以免再发生脱位。

【思考题】

1.髌骨脱位分型、诊断要点有哪些？

2.髌骨脱位治疗方法、注意事项有哪些？

第十七节　距骨脱位

距骨无肌肉附着，全部骨质几乎为软骨关节面所包围，血液供应主要来自距骨颈前外侧进入的足背动脉关节支。胫距关节和距跟骨间韧带所供应的血运有限，因此当距骨脱位后，容易发生缺血性坏死。距骨脱位多由外力所造成，由于周围关节囊和韧带牵拉，手法复位比较困难，但一经整复后，再移位的可能性较小。

【病因病机】

距骨脱位的发生率较其骨折大，多由足部跖屈位强力内翻所引起。此外，当足部急剧内翻，踝关节外侧副韧带断裂，内、外踝骨折时，可发生胫距关节暂时性脱位。当足部轻度跖屈位，强力内翻损伤时，距骨下关节的骨间韧带撕裂伤，跗骨向内脱位，而距骨仍保留在踝穴内时，称为距骨下脱位（图 6-42）。

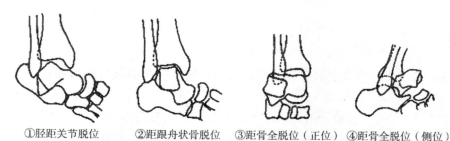

①胫距关节脱位　②距跟舟状骨脱位　③距骨全脱位（正位）　④距骨全脱位（侧位）

图 6-42　距骨脱位

在距骨下骨间韧带断裂的同时，踝关节外侧副韧带亦同时断裂，距骨体可自踝穴脱出，成为距骨全脱位。距骨全脱位时，局部皮肤往往被撕裂，露出距骨关节面或外踝骨折端。皮肤未撕伤者，距骨突出部的皮肤也很紧张，有压迫坏死的可能。

【诊断与鉴别诊断】

1.诊断与分型

（1）诊断要点　患者有明确的外伤史，多为暴力直接冲击所致。患者受伤后足部肿胀及压痛。皮肤往往合并挫伤及裂伤，需要检查皮肤状况。踝关节正侧位 X 线可明确脱位的类型和程度。

（2）分型

1）距骨周围脱位：薄弱的距跟韧带、距舟韧带断裂及关节囊破裂，继而产生距下关节和距舟关节脱位。此时，距骨仍停留于踝穴中，未发生脱位。坚强的跟舟韧带保持完整亦无跟骰关节脱位。按脱位后足远端移位方向，可分为内侧脱位、外侧脱位、前脱位和后脱位。

2）距骨全脱位：在距骨周围脱位的基础上，如果外力继续作用，不仅可使距骨和其他跗骨分离，而且还从踝穴中脱出，发生距骨全脱位。

2. 鉴别诊断　距骨脱位应与踝部骨折相鉴别。两者都有踝部肿胀疼痛、功能障碍的症状，但距骨脱位则疼痛更为剧烈，肿胀严重，常伴有足部疼痛、肿胀、活动受限等。距骨脱位常有踝穴空虚，足部畸形为内旋、内翻位，并呈弹性固定。而踝部骨折则皮下瘀血更为明显，并可触及骨擦音，X 线检查可以鉴别，同时也应与跗骨骨折相鉴别。

【治疗】

1. 保守治疗

（1）胫距关节脱位　胫距关节脱位多并发于踝部骨折或踝部韧带撕裂伤。在整复骨折时，胫距关节脱位常可一并整复。

（2）距骨下脱位　距骨下脱位时，距骨由于其他跟骨的支持而呈下垂畸形。整复方法为麻醉后，由助手把持小腿，术者一手握住足跟，一手握前足，先将足向跟侧强度屈曲牵引，然后将足外翻、外展即可使之整复。整复后用石膏管型将患足固定于背伸 90° 中立位。如脱位时，距骨头的内侧或舟状骨的外侧因撞击而骨折，整复后固定不稳时，可将足固定于外翻位。

（3）距骨全脱位　距骨全脱位发生于足部最大内翻位，距骨可以从其垂直轴心上旋转 90°，以至距骨头指向内侧，并可沿其长轴再旋转 90°，使其下关节指向后侧，因此距骨体处于外踝之前，距骨颈在内侧，与跟骨相接触的关节面指向后侧，与胫骨相接触的关节面位于皮下，手法复位极困难。麻醉下，患者膝部屈曲位，助手行对抗牵引；另一助手一手握足跟，一手握前足，跖屈位牵引，增大胫跟间隙，在将足强力内翻的同时，术者用两拇指向内、后推挤距骨后部，同时沿其纵轴推挤，矫正旋转移位。如有困难，可用跟骨牵引以增宽胫跟间隙进行整复，复位后用下肢石膏固定。

距骨脱位后，严重地损伤了距骨血运，为了使血管再生和防止缺血坏死，石膏固定时间一般不应少于 3 个月。

2. 手术治疗　对于手法复位失败或开放性损伤者，应及时手术复位，以免发生皮肤坏死。一般采用踝部前外侧横切口，术中须注意保护附着于距骨上的软组织，以防发生坏死。术后石膏固定时间与手法整复后相同。陈旧性距骨全脱位，可行距骨切除术或踝关节融合术。

3. 药物治疗　距骨脱位的药物治疗按脱位三期辨证论治。

4. 功能锻炼　固定期间，可进行足背伸、跖屈活动，但不宜做旋转及内、外翻活动。解除外固定后，可逐步练习不负重行走。

【注意事项】

距骨脱位复位后多不稳定，需经常检查复位和固定的情况，防止松动造成的再脱位。

【思考题】

1. 距骨脱位诊断要点有哪些？
2. 距骨脱位治疗方法有哪些？

第十八节　跗跖关节脱位

跗跖关节是由第 1～3 跖骨与第 1～3 楔骨及第 4、5 跖骨与骰骨组成的关节，其位置相当于足内缘中点、外缘中点画一条线，即足背的中部断面。跗跖关节脱位也称 Lisfranc 脱位，多由高处跌下或直接外力作用于前足，跗跖关节突然强屈，跖骨垂直位着地所致。由于跗跖关节背侧关节囊薄弱，可以撕脱而使跖骨基底部向背侧脱位。足背动脉位于第 1、2 跖骨处，分支进入足底形成足底动脉弓，脱位时发生损伤，使血供中断，导致前足坏死。因此整复前后，应注意足部的血液循环情况。跗跖关节脱位好发于成年男性。

【病因病机】

直接或者间接暴力均可导致跗跖关节骨折脱位。在低能量损伤中，直接暴力打击跗跖关节或跖骨负重轴，外旋力导致前足外展，跗跖关节脱位。在高能损伤中，暴力方式较多，损伤形式也较多，常见的有坠落伤引起的软组织损伤、中足的骨筋膜室综合征、楔骨不稳定、距骨骨折、骰骨骨折等。上述损伤的联合作用，可造成中足的不稳定，在足部负重时出现疼痛。跗跖关节的骨折脱位如果不及时治疗可导致中足畸形及足弓塌陷。

【诊断与鉴别诊断】

1. 诊断与分型

（1）诊断要点　Lisfranc 损伤临床上较明显的特征包括：①中足足底的出血斑。②在触诊、运动、负重时，跗跖关节的疼痛。③中足的不稳定性。X 线检查对明显的骨折脱位诊断较明确。跗跖关节损伤最典型的特征是第 1、2 跖骨基底之间或第 1、2 楔骨之间的距离增宽，常合并第 2 跖骨基底或第 1 楔骨的薄片骨折。跗跖关节不稳定在 X 线摄片上有时不明显，需要在一定的麻醉下对足施以旋前、外展的同时摄应力位 X 线片来确认。CT 检查可发现微小的跗跖关节损伤及较小的半脱位。骨扫描对慢性跗跖关节损伤诊断价值较大。

（2）分型　跗跖关节脱位的分型如下。

1）同向型脱位：所有 5 个跖骨同时向一个方向脱位，通常向背外侧脱位。

2）单纯型脱位：单独的某 1～2 个跖骨脱位，多见于第 1、2 跖骨间

3）分离型脱位：第 1 跖骨和其他 4 个跖骨向相反方向脱位。

2. 鉴别诊断　跗跖关节脱位需要与足部单纯软组织损伤相鉴别，通过查体及足部 X 线检查可以鉴别诊断。

【治疗】

跗跖关节脱位后需要及时准确复位，以免肿胀加剧而加大复位难度，并可防止发生血循环障碍。

1. 保守治疗　保守治疗的原则即建立中足解剖学上的稳定性，适应证通常是低能量的扭伤。复位应选择在腰麻或硬膜外麻醉下进行。患者仰卧，膝屈曲 90°位，一助手握踝部，另一助手握前足作对抗牵引，术者站于患侧，按脱位类型做相反方向的牵引，用手直接推压跖骨基底部使之回复。如第 1 跖骨向内，第 2～5 跖骨向外，则用两手掌对向夹挤，将脱出分离的跖骨推向原位。

固定方法：跗跖关节脱位整复后容易再脱位，因此必须做有效的外固定。采用一直角足底后腿托板，连脚固定踝关节背伸 90°中立位。足弓处加厚棉垫托顶，以维持足弓的稳定性；在足背处或足两侧脱出跖骨头处加压力垫，然后上面加一大小与足背相等的弧形纸板，用绷带加压将纸板连足底托板一齐包扎固定 3～4 周。如不稳定且有足弓塌陷者，纸壳固定后以绷带包扎数层，

再将患足置于带足弓托的木板鞋中，扎缚固定。固定时间 4 ～ 6 周。

2. 手术治疗 手术治疗的目的在于恢复 Lisfranc 损伤中所有关节的解剖对线。其中楔骨和骰骨有无合并骨折是判定 Lisfranc 损伤是否稳定的重要标志。临床上首推的手术方式为切开复位不稳定区域及 3.5mm 螺钉坚强内固定，同时也可选用克氏针，但克氏针维持关节稳定的力量较螺纹钉弱。现在达成的共识是内侧三个跗跖关节用螺钉固定，外侧两个用克氏针固定。

3. 药物治疗 跗跖关节脱位的药物治疗按脱位三期辨证论治。开放性脱位者，早期重用清热解毒类药物，如金银花、连翘、蒲公英等。

4. 功能锻炼 固定期间可进行足背伸、跖屈活动，但不宜做旋转及内、外翻活动。解除外固定后，可逐步练习不负重行走。8 周后，可穿有纵弓垫的鞋负重行走锻炼。

【注意事项】

跗跖关节脱位复位后多不稳定，需经常检查复位和固定的情况，防止松动造成的再脱位。

【思考题】

1. 跗跖骨脱位诊断要点有哪些？
2. 跗跖骨脱位治疗方法有哪些？

第十九节　跖趾关节脱位

跖趾关节脱位，是指跖骨头与近节趾骨构成的关节发生分离。临床上以第 1 跖趾关节向背侧脱位多见。跖趾关节由跖骨小头和第 1 节趾骨构成。其结构和功能与掌指关节相似，可做屈、伸、收、展活动，但活动范围较掌指关节小。其中，背伸又比跖屈小，以拇趾最为显著。当全足着地时，跖骨参与形成纵弓，跖趾关节处于伸展状态，跖趾关节囊薄弱，囊的两侧有侧副韧带加强，在 5 个跖骨小头之间，有足底深横韧带相连。趾间关节为滑车关节，可做屈、伸活动。

【病因病机】

跖趾关节脱位不常见，但拇趾跖趾关节的各种不同程度的损伤并不少见。损伤机制最多见的是过伸损伤，由于近节趾骨基底脱向跖骨头的背侧所致（图 6-43）。过屈损伤和外翻损伤较为少见，这些损伤多发生于各种体育运动中。处理这些损伤时，首先要确定是哪些结构损伤，才能有的放矢地治疗。

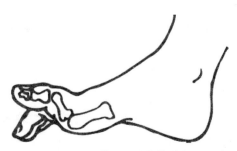

图 6-43　第一跖趾关节脱位

【诊断与鉴别诊断】

1. 诊断与分型

（1）诊断要点　患者有明确踢碰硬物史，局部肿胀，疼痛较剧，患足不敢触地，踇趾背伸过度、短缩，关节屈曲，第 1 跖骨头在足底突出，踇趾近节趾骨基底部向背侧突出，关节呈弹性固定。趾间关节脱位的趾缩短，前后径增大，局部肿胀、疼痛，活动时痛剧，呈弹性固定。常规足的正、侧位及斜位 X 线可显示脱位的方向、有无撕脱骨折、籽骨有无骨折及分离。需要时可在应力下摄 X 线平片，判断关节的稳定性。

（2）分型　跖趾关节脱位可分为背侧脱位、侧方脱位、交锁脱位。

2. 鉴别诊断　跖趾关节脱位需要与足部单纯软组织损伤相鉴别，通过查体及足部 X 线检查可以鉴别诊断。

【治疗】

复位一般以手法为主。开放性脱位可在复位后对创口清创缝合。单纯脱位一般不需要麻醉或仅用局部麻醉。

1. 保守治疗　一助手固定踝部，术者一手持踇趾，或用绷带提拉踇趾用力牵引；一手握前足，先用力做踇趾背伸牵引，加大畸形，然后握足背的踇趾用力将脱出的趾骨基底向远端推出，当滑到跖骨头处，在牵引力的维持下，将踇趾迅速跖屈，即可复位。有时，因屈趾肌腱嵌入关节间隙阻碍趾骨基底部回复，可将跖趾关节极度背伸，以解脱缠绕的肌腱及关节囊，然后用力在背伸位将趾骨基底部推至跖骨头处，再跖屈踇趾，即可复位。跖趾关节脱位整复后，用绷带包扎患处数圈，如果复位稳定，可穿硬底鞋行走，或在背侧用一压舌板或轻便金属板制动以防再脱位，3 ～ 4 周后去除制动，逐渐恢复正常行走。

2. 手术治疗　若跖骨头因暴力过大，穿通跖侧关节囊和足底韧带并移位于足底，形成"扣眼式"嵌顿；同时近节趾骨基底部移位于背侧，而内、外两侧又分别被踇长屈肌腱和蚓状肌卡住，从而套住跖骨头，此时必须切开并分离背侧关节囊及足底韧带才能复位。

3. 药物治疗　早期肿胀疼痛，内服舒筋活血汤；中后期内服补肾壮筋汤或健步虎潜丸。早期用消肿散外敷，中后期以海桐皮汤熏洗患足。

4. 功能锻炼　固定期间，可进行足背伸、跖屈活动，但不宜做旋转及内、外翻活动。解除外固定后，可逐步练习不负重行走。

【注意事项】

固定期间可扶拐下床活动，但患肢不负重。解除固定后，患者可穿一硬底鞋保护。

【思考题】

1. 跖趾关节脱位诊断要点有哪些？
2. 跖趾关节脱位治疗方法有哪些？

第二十节　趾间关节脱位

近节趾骨与远节趾骨间关节发生分离者，称为趾间关节脱位。趾间关节由近侧趾骨的滑车与远侧趾骨的基底构成，关节囊两侧有侧副韧带加强。趾间关节为屈戌关节，仅能做屈、伸活动。趾间关节脱位好发于成年人。

【病因病机】

趾间关节脱位多由踢碰趾端或重物砸压造成，远节趾骨移位于近节趾骨的背侧，若侧副韧带撕断，则可向侧方移位。

【诊断与鉴别诊断】

1. 诊断与分型

（1）诊断要点　一般有明确外伤史。临床表现为趾间关节脱位，脱位的趾缩短、上翘，关节前后径增大，局部肿胀，疼痛，呈弹性固定。足部正、斜位 X 线片可明确诊断及是否合并骨折。

（2）分型　趾间关节脱位可分为近端趾间关节脱位、远端趾间关节脱位、前脱位、后脱位、侧方脱位。

2. 鉴别诊断　趾间关节脱位需要与足部单纯软组织损伤相鉴别，通过查体及足部 X 线检查可以鉴别诊断。

【治疗】

1. 保守治疗　术者一手握踝部或前足，一手捏紧足趾远端，水平牵引拔伸即可复位。趾间关节复位后可外敷消肿膏，以邻趾固定法固定 2～3 周。

2. 手术治疗　开放性脱位若伤口小，可先整复脱位，再缝合伤口；若伤口较大，或伴有骨折时，可在清创时开放复位，对骨折块整复固定，再缝合伤口。术后用石膏托固定 4 周。

3. 药物治疗　趾间关节脱位的药物治疗按脱位三期辨证论治。

4. 功能锻炼　早期即可作踝关节屈伸活动。1 周后肿胀消退，可扶拐以足跟负重行走。3 周后可去除外固定逐步练习负重行走。

【注意事项】

固定后应抬高患肢，以利消肿。固定期间可在患肢不负重的情况下，扶拐下床活动，避免加重损伤。解除固定后，患者可穿硬底鞋保护。

【思考题】

1. 趾间关节脱位诊断要点有哪些？
2. 趾间关节脱位治疗方法有哪些？

中医正骨常用方剂

二　画

二号洗药（《临床正骨学》经验方）

组成：川乌　草乌　花椒　艾叶　苍术　独活　桂枝　防风　红花　刘寄奴　透骨草　伸筋草各 9g

功效与适应证：温经散寒，舒筋通络，活血止痛。用于四肢骨折、脱位、伤筋等损伤后期局部僵硬、挛缩酸痛。

用法：水煎后趁热熏洗患处。

十全大补汤（《医学发明》）

组成：党参 10g　白术 12g　茯苓 12g　炙甘草 5g　当归 10g　川芎 6g　熟地黄 12g　白芍 12g　黄芪 12g　肉桂（焗、冲服）0.6g

功效与适应证：益气补血。治损伤后期气血虚弱，溃疡脓水清稀，自汗，盗汗，萎黄消瘦，不思饮食，倦怠气短。

用法：水煎服，每日 1 剂。

七厘散（伤科七厘散《良方集腋》）

组成：血竭 30g　麝香 0.36g　冰片 0.36g　乳香 4.5g　没药 4.5g　红花 4.5g　朱砂 0.36g　儿茶 7.2g

功效与适应证：活血逐瘀，定痛止血。治跌打损伤，瘀滞作痛，割伤出血。

用法：共研细末，米酒调服，每服 0.2g，每日 1 ～ 2 次，或调敷患处。

八正散（《和剂局方》）

组成：车前子　木通　瞿麦　萹蓄　滑石　栀子仁　大黄　甘草

功效与适应证：清热泻火，利水通淋。用于腰部、骨盆损伤后并发少腹急满、尿频、尿急、淋漓不畅或癃闭、口渴欲饮、脉实数等。

用法：上药各等份，共研细末，用灯心汤送服，每次 6 ～ 10g，每日 4 次。亦可拟定药量作汤剂。水煎服，每日 1 ～ 3 次。

八珍汤（《正体类要》）

组成：党参 10g　白术 10g　茯苓 10g　炙甘草 5g　川芎 6g　当归 10g　熟地黄 10g　白芍 10g　生姜 3 片　大枣 2 枚

功效与适应证：补益气血。用于损伤中后期气血俱虚，创面脓汁清稀、久不收敛者。

用法：水煎服，每日 1 剂。

三　画

大成汤（《仙授理伤续断秘方》）

组成：大黄 20g　芒硝（冲服）10g　当归 10g　木通 10g　枳壳 20g　厚朴 10g　苏木 10g　川红花 10g　陈皮 10g　甘草 10g

功效与适应证：攻下逐瘀。治跌打损伤后，瘀血内蓄、昏睡、二便秘结者，或腰椎损伤后伴发肠麻痹，腹胀者。

用法：水煎服，药后得下即停。

上肢损伤洗方（《中医伤科学讲义》经验方）

组成：伸筋草 15g　透骨草 15g　荆芥 9g　防风 9g　红花 9g　千年健 12g　刘寄奴 9g　桂枝 12g　苏木 9g　川芎 9g　威灵仙 9g

功效与适应证：活血舒筋。用于上肢骨折、脱位、扭挫伤后筋络挛缩酸痛。

用法：煎水熏洗患肢。

四　画

五加皮汤（《医宗金鉴》）

组成：当归（酒洗）10g　没药 10g　五加皮 10g　芒硝 10g　青皮 10g　川椒 10g　香附子 10g　丁香 3g　地骨皮 3g　牡丹皮 6g　老葱 3 根　麝香 0.3g

功效与适应证：和血定痛舒筋。用于伤患后期。

用法：煎水外洗（可去麝香）。

五皮饮（《太平惠民和剂局方》）

组成：五加皮　地骨皮　生姜皮　大腹皮　茯苓皮

功效与适应证：健脾化湿，理气消肿。

用法：水煎服。

六味地黄（丸）汤（《小儿药证直诀》）

组成：熟地黄 25g　怀山药 12g　茯苓 10g　泽泻 10g　山茱萸 12g　牡丹皮 10g

功效与适应证：滋水降火。治肾水不足、腰膝酸痛、头晕目眩、咽干耳鸣、潮热盗汗、骨折后期延退愈合等。

用法：水煎服，每日 1 剂。或将药研末，炼蜜成丸，每服 10g，每日 3 次。

双柏（散）膏（《中医伤科学讲义》）

组成：侧柏叶 2 份　黄柏 1 份　大黄 2 份　薄荷 1 份　泽兰 1 份

功效与适应证：活血解毒，消肿止痛。治跌打损伤早期，疮疡初起，局部红肿热痛，或局部包块形成而无溃疡者。

用法：共研细末作散剂备用，用时以水、蜜糖煮热调成厚糊状外敷患处。亦可加入少量米酒调敷，或用凡士林调煮成膏外敷。

五　画

左归丸（《景岳全书》）

组成：熟地黄 4 份　怀山药 2 份　山萸肉 2 份　枸杞子 2 份　菟丝子 2 份　鹿角胶 2 份　龟甲 2 份　川牛膝 1 份半　蜜糖适量

功效与适应证：补益肾阴。治损伤日久或骨疾病后、肾水不足、精髓内亏、腰膝酸软、头昏眼花、虚热、自汗、盗汗等症。

用法：共为细末，炼蜜为小丸。口服，每服 10g，每日 1～2 次。

右归丸（《景岳全书》）

组成：熟地黄 4 份　怀山药 2 份　山萸肉 2 份　枸杞子 2 份　菟丝子 2 份　杜仲 2 份　鹿角胶 2 份　当归 1 份半　附子 1 份　肉桂 1 份　蜜糖适量

功效与适应证：补益肾阳。治骨及软组织损伤后期，肝肾不足，精血虚损而致神疲气怯，或心跳不宁，或肢冷酸软无力。

用法：共为细末，炼蜜为小丸。口服，每服 10g，每日 1～2 次。

归脾汤（《济生方》）

组成：白术 10g　当归 3g　党参 3g　黄芪 10g　酸枣仁 10g　木香 1.5g　远志 3g　炙甘草 4.5g　龙眼肉 4.5g　茯苓 10g

功效与适应证：养心健脾，补益气血。治骨折后期气血不足、神经衰弱及慢性溃疡等。

用法：水煎服，每日 1 剂。亦可制成丸剂服用。

四物汤（《仙授理伤续断秘方》）

组成：川芎 6g　当归 10g　白芍 12g　熟地黄 12g

功效与适应证：养血补血。治伤患后期血虚之证。

用法：水煎服，每日 1 剂。

四黄散（膏）（《证治准绳》）

组成：黄连 1 份　黄柏 3 份　大黄 3 份　黄芩 3 份

功效与适应证：清热解毒，消肿止痛。治创伤感染及阳痈局部红肿热痛者，

用法：共研细末，以水、蜜调敷，或用凡士林调制成膏外敷。

生血补髓汤（《伤科补要》）

组成：生地黄 12g　芍药 9g　川芎 6g　黄芪 9g　杜仲 9g　五加皮 9g　牛膝 9g　红花 5g　当归 9g　川续断 9g

功效与适应证：调理气血，舒筋活络。治扭挫伤及脱位骨折的中后期，患处未愈合并有疼痛者。

用法：水煎服，每日 1 剂。

生肌玉红膏（《外科正宗》）

组成：当归 5 份　白芷 1.2 份　白蜡 5 份　轻粉 1 份　甘草 3 份　紫草 0.5 份　血竭 1 份　麻油 40 份

功效与适应证：活血祛腐，解毒镇痛，润肤生肌。治溃疡脓腐不脱、新肌难生者。

用法：先将当归、白芷、紫草、甘草四味，入油内浸 3 日，慢火熬微枯，滤清，再熬滚，入血竭化尽，次入白蜡，微火化开。将膏倾入预放水中的盅内，等候片刻，把研细的轻粉末放入，搅拌成膏。将膏匀涂纱布上，敷贴患处。并可根据溃疡面局部情况的需要，掺撒提脓祛腐药在膏的表面上外敷，效果更佳。

六　画

壮筋养血汤（《伤科补要》）

组成：当归 9g　川芎 6g　白芷 9g　续断 12g　红花 5g　生地黄 12g　牛膝 9g　牡丹皮 9g

杜仲 6g

功效与适应证：活血壮筋。用于软组织损伤。

用法：水煎服。

壮筋续骨丹（丸）（《伤科大成》）

组成：当归 60g　川芎 30g　白芍 30g　熟地黄 120g　杜仲 30g　川断 45g　五加皮 45g　骨碎补 90g　桂枝 30g　三七 30g　黄芪 90g　人工虎骨 30g　补骨脂 60g　菟丝子 60g　党参 60g　木瓜 30g　刘寄奴 60g　土鳖虫 90g

功效与适应证：壮筋续骨。用于骨折、脱位、伤筋中后期。

用法：共研细末，糖水泛丸，每次服 12g，温酒送下。

血肿解（《简明正骨》）

组成：木通 12g　赤芍 30g　黄芩 12g　大黄 12g

功效与适应证：活血法瘀，止痛消肿。治疗损伤初期，局部肿胀、青紫，全身症状不明显者。

用法：水煎服。

导赤散（《小儿药证直诀》）

组成：生地黄　木通　甘草梢

功效与适应证：清热利水。用于下焦及膀胱湿热，小便短赤而涩，尿时刺痛。

用法：加入竹叶适量，水煎服。

七　画

苏木煎（《简明正骨》）

组成：苏木 30g　大力草 30g　卷柏 9g　艾叶 30g　羌活 9g　牛膝 9g　伸筋草 30g　鸡血藤 30g

功效与适应证：通经活络，疏利关节。治损伤后期果节僵凝、气血停滞之。

用法：水煎服。

伸筋片（《临床正骨学》）

组成：制马钱子 21g　地龙 30g　乳香 9g　没药 9g　麻黄 9g　麻根炭 9g　五加皮 9g　防己 9g　血竭 9g　骨碎补 9g

功效与适应证：活血伸筋，通络止痛。用于各种损伤之后期筋肉不舒、关节僵硬、麻木酸痛等症。

用法：上药共为细末，依次制片，每片重 0.3g。每次 5 片，每日 3 次。

伸筋膏（《临床正骨学》）

组成：马钱子 9g　地龙 12g　透骨草 9g　红娘 12g　生山甲 9g　僵蚕 12g　汉防己 9g　仙灵脾 12g　当归尾 15g　生大黄 12g　泽兰叶 12g　没药 9g　乳香 9g　骨碎补 9g　王不留行 9g　细辛 9g　五加皮 9g　豨莶草 9g　十大功劳叶 30g　蜈蚣 4 条　丝瓜络 12g　麻黄 12g　土鳖虫 12g　独活 9g　生草乌 9g　甘遂 30g　五倍子 9g　肉桂 9g　防风 12g　枳实 9g　牛蒡子 9g　血余炭 9g

功效与适应证：散瘀止痛，舒筋活血，疏风通络。适应于骨折、脱位的中后期及软组织损伤等症。

用法：取麻油 2000mL 置锅内，将上药放麻油内炸枯去渣，炼油滴水成珠，下樟丹 1000g，搅匀而成，取药膏适量摊于布上，贴患处。

补中益气汤（《东垣十书》）

组成：黄芪 15g　党参 12g　白术 12g　陈皮 3g　炙甘草 5g　当归 10g　升麻 5g　柴胡 5g

功效与适应证：温经通络，补益肝肾。用于腰部损伤的中后期。

用法：水煎服。

补肾壮筋汤（丸）（《伤科补要》）

组成：熟地黄 12g　当归 12g　牛膝 10g　山萸肉 12g　茯苓 12g　续断 12g　杜仲 10g　白芍 10g　青皮 5g　五加皮 10g

功效与适应证：补益肝肾，强壮筋骨。治肾气虚损，习惯性关节脱位等。

用法：水煎服，日 1 剂，或制成丸剂服。

补肾活血汤（《伤科大成》）

组成：熟地黄 10g　杜仲 3g　枸杞子 3g　破故纸 10g　菟丝子 10g　归尾 3g　没药 3g　山萸肉 3g　红花 2g　独活 3g　淡苁蓉 3g

功效与适应证：补肾壮筋，活血止痛。治伤患后期各种筋骨酸痛无力等症，尤以腰部伤患更宜。

用法：水煎服。

补筋丸（《医宗金鉴》）

组成：沉香 30g　丁香 30g　川牛膝 30g　五加皮 30g　蛇床子 30g　茯苓 30g　肉苁蓉 30g　当归 30g　熟地黄 30g　牡丹皮 30g　木瓜 24g　人参 9g　广木香 9g　白莲心 30g

功效与适应证：补肾壮筋，益气养血，活络止痛。治跌仆，伤筋，血脉壅滞，青紫肿痛。

用法：共为细末，炼蜜为丸，如弹子大，每丸重 9g，每次服 1 丸，用无灰酒送下。

八　画

拔毒生肌散（《武汉中药成方集》）

组成：冰片 30g　红升丹 72g　轻粉 72g　龙骨 72g　甘石 72g　黄丹 72g　媲石膏 600g　白蜡 15g

功效与适应证：拔毒生肌。用于各种分泌物较多的创面。

用法：各药分别为末，用茧丝筛筛过，掺撒于创面上。

虎骨膏（《临床正骨学》）

组成：当归 12g　红花 12g　白花 12g　木瓜 12g　川牛膝 12g　杜仲 12g　荆芥 12g　防风 12g　苍术 12g　桂枝 12g　川断 12g　乳香 12g　没药 12g　麻黄 12g　天麻 12g　川乌 12g　草乌 12g　灵仙 12g　茜草 12g　赤芍 12g　苍耳子 12g　千年健 12g　石决明 12g　地虱 12g　龙骨 12g　地龙 12g　秦艽 12g　骨碎补 12g　羌活 12g　独活 12g　自然铜 12g　儿茶 12g　五加皮 12g　土鳖虫 12g　象皮 12g　虎骨 12g　血竭 12g　透骨草 12g　海风藤 12g　全蝎 12g　艾叶花椒 12g　梅片（后入）12g　麻油 2500mL　樟丹 1250g

功效与适应证：活血通络，散风除湿，续筋接骨。适应于骨折、脱位、伤筋之后期，局部冷楚酸痛、筋络不舒等。

用法：取膏药适量摊在布上，贴患处。

和血舒筋方（《四肢骨折和脱臼治疗图解》）

组成：当归 12g　川断 12g　川木香 12g　威灵仙 12g　白芍 12g　忍冬藤 18g　五加皮 12g

鸡血藤 15g

功效与适应证：和养血脉，舒展筋络。治跌打损伤，筋络挛痛。用于骨折及伤筋中期。

用法：水煎服。

和营止痛汤（《伤科补要》）

组成：赤芍 9g　当归尾 9g　川芎 6g　苏木 6g　陈皮 6g　桃仁 6g　续断 12g　乌药 9g　乳香 6g　没药 6g　木通 6g　甘草 6g

功效与适应证：活血止痛，祛瘀生新。治损伤积瘀肿痛。

用法：水煎服。

肢伤一方（《外伤科学》经验方）

组成：当归 12g　赤芍 12g　桃仁 10g　红花 6g　黄柏 10g　防风 10g　木通 10g　甘草 6g　生地黄 12g　乳香 5g

功效与适应证：行气活血，祛瘀止痛。治跌打损伤，瘀肿疼痛。用于四肢骨折或软组织损伤初期。

用法：水煎服。

肢伤二方（《外伤科学》经验方）

组成：当归 12g　赤芍 12g　续断 12g　威灵仙 12g　生薏仁 30g　桑寄生 30g　骨碎补 12g　五加皮 12g

功效与适应证：祛瘀生新，舒筋活络。治跌打损伤，筋络挛痛。用于四肢损伤的中、后期。

用法：水煎服。

肢伤三方（《外伤科学》经验方）

组成：当归 12g　白芍 12g　续断 12g　骨碎补 12g　威灵仙 12g　川木瓜 12g　天花粉 12g　黄芪 15g　熟地黄 15g　自然铜 10g　土鳖虫 10g

功效与适应证：补益气血，促进骨合。用于骨折后期。

用法：水煎服。

狗皮膏（成药）

功效与适应证：散寒止痛，舒筋活络。治跌打损伤及风寒湿痹痛。

用法：烘热外贴患处。

九　画

栀子散（验方）

组成：栀子 当归。

功效与适应证：消肿化瘀，适用于损伤初期，肿胀疼痛。

用法：共为细末，酒或醋调敷伤处。

复元活血汤（《医学发明》）

组成：柴胡 15g　天花粉 15g　当归尾 15g　红花 6g　穿山甲 10g　酒大黄 30g　酒浸桃仁 12g

功效与适应证：活血祛瘀，消肿止痛。治跌打损伤，血停积于胁下，肿痛不可忍者。

用法：水煎，分两次服，如服完第 1 次后，泻下大便，得利痛减，则停服，如 6 小时后，仍无泻下者，则服第 2 次，以利为度。

顺气活血场（《伤科大成》）

组成：苏梗　厚朴　枳壳　砂仁　归尾　红花　木香　赤芍　桃仁　苏木　香附

功效与适应证：行气活血，祛瘀止痛。用于胸腹挫伤，气滞胀满作痛。

用法：按病情定剂量，水煎，可加入少量米酒和服。

独参汤（《景岳全书》）

组成：人参 10～20g

功效与适应证：补气、摄血、固脱。治失血后气血衰虚。虚烦作渴，气随血脱之危症。

用法：水炖服。近年来亦有制成注射剂用。

活血止痛汤（《伤科大成》）

组成：当归 12g　川芎 6g　乳香 6g　苏木 8g　红花 5g　没药 6g　土鳖虫 3g　三七 3g　赤芍 9g　陈皮 5g　落得打 6g　紫荆藤 9g

功效与适应证：活血止痛。治跌打损伤肿痛。

用法：水煎服。临床常去紫荆藤。

活血止痛散（《临床正骨学》经验方）

组成：归尾 15g　红花 15g　苏木 15g　白芷 15g　姜黄 15g　灵仙 15g　羌活 15g　五加皮 15g　海桐皮 15g　牛膝 15g　川楝子 15g　土茯苓 15g　乳香 6g　花椒 9g　透骨草 30g

功效与适应证：活血舒筋，通络止痛。适应于跌打损伤后期，局部肿痛，筋脉不舒等症。

用法：煎水熏洗患处。

活血祛瘀方（《四肢骨折和脱臼治疗图解》）

组成：当归 10g　赤芍 10g　红花 12g　栀子 10g　桃仁 10g　泽兰 10g　生地黄 15g　三七末 3g（冲服）

功效与适应证：活血祛瘀，消肿止痛。治跌打损伤，瘀肿疼痛。用于骨折及伤筋初期。

用法：水煎服。

活血散（《中医正骨经验概述》）

组成：乳香 15g　没药 15g　血竭 15g　贝母 9g　羌活 15g　木香 6g　厚朴 9g　制川乌 3g　制草乌 3g　白芷 24g　麝香 1.5g　紫荆皮 24g　生香附 15g　炒小茴 9g　甲珠 15g　煅自然铜 15g　独活 15g　续断 15g　虎骨 15g　川芎 15g　木瓜 15g　肉桂 9g　当归 24g

功效与适应证：活血舒筋，理气止痛。治跌打损伤，瘀肿疼痛，或久伤不愈。

用法：共研细末，开水调成糊状外敷患处。

活血舒肝汤（平乐郭氏祖传方）

组成：桃仁　红花　归尾　赤芍　陈皮　厚朴　枳壳　槟榔　柴胡　黄芩　大黄　甘草

功效与适应证：祛瘀活血，疏肝理气止痛。用于伤后瘀滞，胸胁不利，精神不振或有低热，局部疼痛者。

用法：水煎服。

祛瘀消肿膏（《临床正骨学》）

组成：血竭 9g　儿茶 6g　没药 9g　乳香 9g　元胡 12g　川椒 6g　麝香 1.5　冰片 1.5g　赤小豆 30g　地龙 30g

功效与适应证：活血化瘀，消肿止痛，使用于跌打损伤初期，局部肿胀疼痛。

用法：以上各味共为细粉，用蜜或饴糖调敷伤处。

十　画

桃仁承气汤（《温疫论》）

组成：桃仁 9g　大黄（后下）15g　芒硝（冲服）6g　当归 9g　芍药 9g　牡丹皮 9g

功效与适应证：活血祛瘀，泄热泻下。治跌打损伤，血滞作痛，大便秘结，或下腹蓄瘀等症。

用法：水煎服。

健步虎潜丸（《伤科补要》）

组成：龟胶 2 份　鹿角胶 2 份　虎胫骨 2 份　何首乌 2 份　川牛膝 2 份　杜仲 2 份　锁阳 2 份　当归 2 份　熟地黄 2 份　灵仙 2 份　黄柏 1 份　人参 1 份　羌活 1 份　白芍 1 份　白术 1 份　附子 1.5 份　蜜糖适量

功效与适应证：补气血，壮筋骨。治跌打损伤，血虚气弱，筋骨萎弱无力，步履艰难。

用法：共为细末，炼蜜为绿豆大，每服 10g，空腹淡盐水送下，每日 2 ～ 3 次。

海桐皮汤（《医宗金鉴》）

组成：海桐皮 6g　透骨草 6g　乳香 6g　没药 6g　当归 5g　川椒 10g　川芎 3g　红花 3g　威灵仙 3g　甘草 3g　防风 3g　白芷 3g

功效与适应证：舒筋活络，行气止痛。治跌打损伤疼痛。

用法：共为细末，布袋装，煎水熏洗患处。

消肿止痛膏（《外伤科学》经验方）

组成：姜黄　羌活　干姜　栀子　乳香　没药

功效与适应证：祛瘀消肿止痛。治损伤初期瘀肿疼痛者。

用法：共研细末。用凡士林调成 60% 软膏敷患处。

消肿活血汤（《简明正骨》）

组成：苏木 9g　红花 6g　川芎 9g　丹参 15g　灵仙 9g　乳香 6g　没药 6g　五加皮 15g

功效与适应证：行气活血，消肿止痛。用于损伤中期。

用法：水煎洗。

消瘀止痛药（《中医伤科学讲义》经验方）

组成：木瓜 60g　栀子 30g　大黄 150g　蒲公英 60g　土鳖虫 30g　乳香 30g　没药 30g

功效与适应证：活血祛瘀，消肿止痛。用于骨折伤筋，初期肿胀疼痛剧烈者。

用法：共为细末，饴糖或凡士林调敷。

十一画

理气止痛汤（经验方）

组成：丹参 9g　广木香 3g　青皮 6g　炙乳香 5g　枳壳 6g　制香附 9g　川楝子 9g　延胡索 5g　柴胡 6g　路路通 6g　没药 5g

功效与适应证：活血和营，理气止痛。用于气分受伤、郁滞作痛等。

用法：水煎服。

接骨丹（《临床正骨学》）

组成：土鳖虫 60g　制自然铜 90g　血竭 30g　穿山甲 60g　地龙 90g　鸡骨 150g　骨碎补 120g　归尾 90g　麻黄 30g　制马钱子 9g　制无名异 120g

功效与适应证：活血化瘀，续筋接骨。适用于跌打损伤，筋断骨折。

用法：上药共为细末，依次制片，每片重 0.3g。成人每次 6～7 片，每日 3 次，小儿酌减，孕妇忌服。

接骨丹

归尾 12g　乳香 30g　没药 30g　自然铜 30g　骨碎补 30g　桃仁 30g　大黄 30g　雄黄 30g　白及 30g　血竭 15g　土鳖虫 15g　三七 15g　红花 15g　儿茶 15g　麝香 15g　朱砂 6g　冰片 6g

功效与适应证：活血止痛接骨。用于跌打损伤，筋断骨折。

用法：共为细末。每服 2～3g，每日服 2 次。

接骨续筋药膏（《中医伤科学讲义》经验方）

组成：自然铜 3 份　荆芥 3 份　防风 3 份　五加皮 3 份　皂角 3 份　茜草根 3 份　续断 3 份　羌活 3 份　乳香 2 份　没药 2 份　骨碎补 2 份　接骨木 2 份　红花 2 份　赤芍 2 份　土鳖虫 2 份　白及 4 份　血竭 4 份　硼砂 4 份　螃蟹末 4 份　饴糖或蜂蜜适量

功效与适应证：接骨续筋。治骨折、筋伤。

用法：共为细末，饴糖或蜂蜜调煮外敷。

接骨紫金丹（《杂病源流犀烛》）

组成：土鳖虫　乳香　没药　自然铜　骨碎补　大黄　血竭　硼砂　当归

功效与适应证：祛瘀、续骨、止痛。治损伤骨折，瘀血内停者。

用法：共研细末。每服 3～6g，开水或少量酒送服。

接骨膏（《外伤科学》经验方）

组成：五加皮 2 份　地龙 2 份　乳香 1 份。

用法：共为细末，蜂蜜或白酒调成厚糊外敷。亦可用凡士林调煮成膏外敷。

麻子仁丸（《伤寒论》）

组成：麻子仁 500g　芍药 250g　枳实 250g　大黄 500g　厚朴 250g　杏仁 250g

功效与适应证：润肠通便。适用于脾约证及肠胃燥热，便秘，多用于虚人及老人便秘或习惯性便秘。

用法：共为细末，炼蜜为丸，每次服 9g，日服 1～2 次。

续骨活血汤（《中医伤科学讲义》经验方）

组成：当归尾 12g　赤芍 10g　白芍 10g　生地黄 15g　红花 6g　土鳖虫 6g　骨碎补 12g　煅自然铜 10g　续断 12g　落得打 10g　乳香 6g　没药 6g

功效与适应证：祛瘀止血，活血接骨。治骨折及软组织损伤。

用法：水煎服。

续骨紫金丹（《中医伤科学讲义》经验方）

组成：酒炒当归 4 份　熟地黄 8 份　酒炒菟丝子 3 份　骨碎补 3 份　续断 4 份　制首乌 4 份　茯苓 4 份　白术 2 份　牡丹皮 2 份　血竭 2 份　怀牛膝 5 份　红花 1 份　乳香 1 份　没药 1 份　儿茶 2 份　鹿角霜 4 份　自然铜 2 份

功效与适应证：活血止痛，续筋接骨。治筋伤骨折。

用法：共为细末，每次服 3～5g，每日 2～3 次。

十二画

跌打养营汤（《林如高正骨经验》）

组成：西洋参 3g（或党参 15g）　黄芪 9g　当归 6g　川芎 4.5g　熟地黄 15g　白芍 9g　枸杞

子 15g　怀山药 15g　续断 9g　砂仁 3g　三七 4.5g　补骨脂 9g　骨碎补 9g　木瓜 9g　甘草 3g

功效与适应证：补气血，养肝肾，壮筋骨。用于骨折中、后期。

用法：水煎服。

舒筋止痛水（《林如高正骨经验》）

组成：三七粉 18g　三棱 18g　红花 30g　生草乌 12g　生川乌 12g　归尾 18g　樟脑 30g 五加皮 12g　木瓜 12g　怀牛膝 12g　70% 酒精 1500mL 或高粱酒 1000mL

功效与适应证：舒筋活血止痛。用于跌打损伤局部肿痛者。

用法：密封浸泡 1 个月后备用，将药水涂擦患处，每日 2 ～ 3 次。

舒筋汤（《外伤科学》）

组成：当归 12g　陈皮 9g　羌活 9g　骨碎补 9g　伸筋草 15g　五加皮 9g　桑寄生 15g　木 瓜 9g

功效与适应证：祛风舒筋活络。适用于骨折脱位后期及软组织损伤所致筋络挛痛。

用法：水煎服。

舒筋活血汤（《伤科补要》）

组成：羌活 6g　防风 9g　荆芥 6g　独活 9g　当归 12g　续断 12g　青皮 5g　牛膝 9g　五加 皮 9g　杜仲 9g　红花 6g　枳壳 6g

功效与适应证：舒筋活络。治软组织损伤及骨折脱位后期筋肉挛缩者。

用法：水煎服。

舒筋活络药膏（《中医伤科学讲义》经验方）

组成：赤芍 1 份　红花 1 份　南星 1 份　生蒲黄 1 份半　旋覆花 1 份半　苏木 1 份半　生草 乌 2 份　生川乌 2 份　羌活 2 份　独活 2 份　生半夏 2 份　生栀子 2 份　生大黄 2 份　生木瓜 2 份　路路通 2 份　饴糖或蜂蜜适量

功效与适应证：活血止痛。治跌打损伤肿痛。

用法：共为细末。饴糖或蜂蜜调敷。凡士林调煮亦可。

象皮膏（《伤科补要》）

第 1 组：大黄 10 份　川芎 5 份　当归 5 份　生地黄 5 份　红花 1.5 份　川黄连 1.5 份　甘草 2.5 份　荆芥 1.5 份　肉桂 1.5 份　麻油 25 份

第 2 组：黄蜡 25 份　白蜡 25 份

第 3 组：象皮 2.5 份　血竭 2.5 份　乳香 2.5 份　没药 2.5 份　珍珠 1 份　人参 1 份　冰片半 份　土鳖虫 5 份　白及 1.5 份　白蔹 1.5 份　龙骨 1.5 份　海螵蛸 1.5 份　百草霜适量

功效与适应证：活血生肌，接骨续损。治开放性损伤及各种溃疡腐肉已去，且已控制感染，无明显分泌物，期待肉芽生长而愈合者。

用法：第 1 组药物用麻油熬枯，去渣取油，入第 2 组药物炼制成膏。第 3 组药分别为末，除百草霜外，混合后加入膏内搅拌，以百草霜调节稠度，装瓶备用。用时直接摊在敷料上外敷。也可将药分别为末混合后，用凡士林调煮，制成象皮膏油纱外用。

十三画及以上

腰伤一方（《外伤科学》经验方）

组成：当归 12g　赤芍 12g　续断 12g　秦艽 15g　木通 10g　延胡索 10g　枳壳 10g　厚朴 10g　桑枝（先煎）30g　木香（后下）5g

功效与适应证：行气活血，通络止痛。治腰部损伤初期，积瘀肿痛，或兼小便不利者。

用法：水煎服。

腰伤二方（《外伤科学》经验方）

组成：钩藤 12g　续断 12g　杜仲 12g　地黄 12g　当归 12g　独活 12g　牛膝 10g　威灵仙 10g　白芍 5g　炙甘草 6g　桑寄生 30g

功效与适应证：补养肝肾，舒筋活络。治腰部损伤中、后期，腰部酸痛者。

用法：水煎服。

新伤续断汤（《中医伤科学讲义》经验方）

组成：当归尾 12g　土鳖虫 6g　乳香 3g　没药 3g　丹参 6g　自然铜（醋）12g　骨碎补 12g　泽兰叶 6g　延胡索 6g　苏木 10g　续断 10g　桑枝 12g　桃仁 6g

功效与适应证：活血祛瘀，止痛接骨。用于骨损伤初、中期。

用法：水煎服。

膈下逐瘀汤（《医林改错》）

组成：当归 9g　川芎 6g　赤芍 9g　桃仁 9g　红花 6g　枳壳 5g　牡丹皮 9g　香附 9g　延胡索 12g　五灵脂 9g　甘草 5g

功效与适应证：温肾止遗，缩尿固涩。主治下元虚冷，小便频数及小儿遗尿。

用法：水煎服。

主要参考书目

［1］张俐.中医正骨学.北京：中国中医药出版社，2016

［2］黄桂成，王庆普.中医正骨学.北京：人民卫生出版社，2013

［3］王琦，徐展望.中医正骨学.上海：上海科学技术出版社，2012

［4］胥少汀.实用骨科学.4版.北京：人民军医出版社，2012

全国中医药行业高等教育"十四五"规划教材

全国高等中医药院校规划教材（第十一版）

教材目录（第一批）

注：凡标☆号者为"核心示范教材"。

（一）中医学类专业

序号	书名	主编		主编所在单位	
1	中国医学史	郭宏伟	徐江雁	黑龙江中医药大学	河南中医药大学
2	医古文	王育林	李亚军	北京中医药大学	陕西中医药大学
3	大学语文	黄作阵		北京中医药大学	
4	中医基础理论☆	郑洪新	杨柱	辽宁中医药大学	贵州中医药大学
5	中医诊断学☆	李灿东	方朝义	福建中医药大学	河北中医学院
6	中药学☆	钟赣生	杨柏灿	北京中医药大学	上海中医药大学
7	方剂学☆	李冀	左铮云	黑龙江中医药大学	江西中医药大学
8	内经选读☆	翟双庆	黎敬波	北京中医药大学	广州中医药大学
9	伤寒论选读☆	王庆国	周春祥	北京中医药大学	南京中医药大学
10	金匮要略☆	范永升	姜德友	浙江中医药大学	黑龙江中医药大学
11	温病学☆	谷晓红	马健	北京中医药大学	南京中医药大学
12	中医内科学☆	吴勉华	石岩	南京中医药大学	辽宁中医药大学
13	中医外科学☆	陈红风		上海中医药大学	
14	中医妇科学☆	冯晓玲	张婷婷	黑龙江中医药大学	上海中医药大学
15	中医儿科学☆	赵霞	李新民	南京中医药大学	天津中医药大学
16	中医骨伤科学☆	黄桂成	王拥军	南京中医药大学	上海中医药大学
17	中医眼科学	彭清华		湖南中医药大学	
18	中医耳鼻咽喉科学	刘蓬		广州中医药大学	
19	中医急诊学☆	刘清泉	方邦江	首都医科大学	上海中医药大学
20	中医各家学说☆	尚力	戴铭	上海中医药大学	广西中医药大学
21	针灸学☆	梁繁荣	王华	成都中医药大学	湖北中医药大学
22	推拿学☆	房敏	王金贵	上海中医药大学	天津中医药大学
23	中医养生学	马烈光	章德林	成都中医药大学	江西中医药大学
24	中医药膳学	谢梦洲	朱天民	湖南中医药大学	成都中医药大学
25	中医食疗学	施洪飞	方泓	南京中医药大学	上海中医药大学
26	中医气功学	章文春	魏玉龙	江西中医药大学	北京中医药大学
27	细胞生物学	赵宗江	高碧珍	北京中医药大学	福建中医药大学

序号	书 名	主 编		主编所在单位	
28	人体解剖学	邵水金		上海中医药大学	
29	组织学与胚胎学	周忠光	汪 涛	黑龙江中医药大学	天津中医药大学
30	生物化学	唐炳华		北京中医药大学	
31	生理学	赵铁建	朱大诚	广西中医药大学	江西中医药大学
32	病理学	刘春英	高维娟	辽宁中医药大学	河北中医学院
33	免疫学基础与病原生物学	袁嘉丽	刘永琦	云南中医药大学	甘肃中医药大学
34	预防医学	史周华		山东中医药大学	
35	药理学	张硕峰	方晓艳	北京中医药大学	河南中医药大学
36	诊断学	詹华奎		成都中医药大学	
37	医学影像学	侯 键	许茂盛	成都中医药大学	浙江中医药大学
38	内科学	潘 涛	戴爱国	南京中医药大学	湖南中医药大学
39	外科学	谢建兴		广州中医药大学	
40	中西医文献检索	林丹红	孙 玲	福建中医药大学	湖北中医药大学
41	中医疫病学	张伯礼	吕文亮	天津中医药大学	湖北中医药大学
42	中医文化学	张其成	臧守虎	北京中医药大学	山东中医药大学

（二）针灸推拿学专业

序号	书 名	主 编		主编所在单位	
43	局部解剖学	姜国华	李义凯	黑龙江中医药大学	南方医科大学
44	经络腧穴学☆	沈雪勇	刘存志	上海中医药大学	北京中医药大学
45	刺法灸法学☆	王富春	岳增辉	长春中医药大学	湖南中医药大学
46	针灸治疗学☆	高树中	冀来喜	山东中医药大学	山西中医药大学
47	各家针灸学说	高希言	王 威	河南中医药大学	辽宁中医药大学
48	针灸医籍选读	常小荣	张建斌	湖南中医药大学	南京中医药大学
49	实验针灸学	郭 义		天津中医药大学	
50	推拿手法学☆	周运峰		河南中医药大学	
51	推拿功法学☆	吕立江		浙江中医药大学	
52	推拿治疗学☆	井夫杰	杨永刚	山东中医药大学	长春中医药大学
53	小儿推拿学	刘明军	邰先桃	长春中医药大学	云南中医药大学

（三）中西医临床医学专业

序号	书 名	主 编		主编所在单位	
54	中外医学史	王振国	徐建云	山东中医药大学	南京中医药大学
55	中西医结合内科学	陈志强	杨文明	河北中医学院	安徽中医药大学
56	中西医结合外科学	何清湖		湖南中医药大学	
57	中西医结合妇产科学	杜惠兰		河北中医学院	
58	中西医结合儿科学	王雪峰	郑 健	辽宁中医药大学	福建中医药大学
59	中西医结合骨伤科学	詹红生	刘 军	上海中医药大学	广州中医药大学
60	中西医结合眼科学	段俊国	毕宏生	成都中医药大学	山东中医药大学
61	中西医结合耳鼻咽喉科学	张勤修	陈文勇	成都中医药大学	广州中医药大学
62	中西医结合口腔科学	谭 劲		湖南中医药大学	

（四）中药学类专业

序号	书　名	主　编		主编所在单位	
63	中医学基础	陈　晶	程海波	黑龙江中医药大学	南京中医药大学
64	高等数学	李秀昌	邵建华	长春中医药大学	上海中医药大学
65	中医药统计学	何　雁		江西中医药大学	
66	物理学	章新友	侯俊玲	江西中医药大学	北京中医药大学
67	无机化学	杨怀霞	吴培云	河南中医药大学	安徽中医药大学
68	有机化学	林　辉		广州中医药大学	
69	分析化学（上）（化学分析）	张　凌		江西中医药大学	
70	分析化学（下）（仪器分析）	王淑美		广东药科大学	
71	物理化学	刘　雄	王颖莉	甘肃中医药大学	山西中医药大学
72	临床中药学☆	周祯祥	唐德才	湖北中医药大学	南京中医药大学
73	方剂学	贾　波	许二平	成都中医药大学	河南中医药大学
74	中药药剂学☆	杨　明		江西中医药大学	
75	中药鉴定学☆	康廷国	闫永红	辽宁中医药大学	北京中医药大学
76	中药药理学☆	彭　成		成都中医药大学	
77	中药拉丁语	李　峰	马　琳	山东中医药大学	天津中医药大学
78	药用植物学☆	刘春生	谷　巍	北京中医药大学	南京中医药大学
79	中药炮制学☆	钟凌云		江西中医药大学	
80	中药分析学☆	梁生旺	张　彤	广东药科大学	上海中医药大学
81	中药化学☆	匡海学	冯卫生	黑龙江中医药大学	河南中医药大学
82	中药制药工程原理与设备	周长征		山东中医药大学	
83	药事管理学☆	刘红宁		江西中医药大学	
84	本草典籍选读	彭代银	陈仁寿	安徽中医药大学	南京中医药大学
85	中药制药分离工程	朱卫丰		江西中医药大学	
86	中药制药设备与车间设计	李　正		天津中医药大学	
87	药用植物栽培学	张永清		山东中医药大学	
88	中药资源学	马云桐		成都中医药大学	
89	中药产品与开发	孟宪生		辽宁中医药大学	
90	中药加工与炮制学	王秋红		广东药科大学	
91	人体形态学	武煜明	游言文	云南中医药大学	河南中医药大学
92	生理学基础	于远望		陕西中医药大学	
93	病理学基础	王　谦		北京中医药大学	

（五）护理学专业

序号	书　名	主　编		主编所在单位	
94	中医护理学基础	徐桂华	胡　慧	南京中医药大学	湖北中医药大学
95	护理学导论	穆　欣	马小琴	黑龙江中医药大学	浙江中医药大学
96	护理学基础	杨巧菊		河南中医药大学	
97	护理专业英语	刘红霞	刘　娅	北京中医药大学	湖北中医药大学
98	护理美学	余雨枫		成都中医药大学	
99	健康评估	阚丽君	张玉芳	黑龙江中医药大学	山东中医药大学

序号	书 名	主 编		主编所在单位	
100	护理心理学	郝玉芳		北京中医药大学	
101	护理伦理学	崔瑞兰		山东中医药大学	
102	内科护理学	陈 燕	孙志岭	湖南中医药大学	南京中医药大学
103	外科护理学	陆静波	蔡恩丽	上海中医药大学	云南中医药大学
104	妇产科护理学	冯 进	王丽芹	湖南中医药大学	黑龙江中医药大学
105	儿科护理学	肖洪玲	陈偶英	安徽中医药大学	湖南中医药大学
106	五官科护理学	喻京生		湖南中医药大学	
107	老年护理学	王 燕	高 静	天津中医药大学	成都中医药大学
108	急救护理学	吕 静	卢根娣	长春中医药大学	上海中医药大学
109	康复护理学	陈锦秀	汤继芹	福建中医药大学	山东中医药大学
110	社区护理学	沈翠珍	王诗源	浙江中医药大学	山东中医药大学
111	中医临床护理学	裘秀月	刘建军	浙江中医药大学	江西中医药大学
112	护理管理学	全小明	柏亚妹	广州中医药大学	南京中医药大学
113	医学营养学	聂 宏	李艳玲	黑龙江中医药大学	天津中医药大学

（六）公共课

序号	书 名	主 编		主编所在单位	
114	中医学概论	储全根	胡志希	安徽中医药大学	湖南中医药大学
115	传统体育	吴志坤	邵玉萍	上海中医药大学	湖北中医药大学
116	科研思路与方法	刘 涛	商洪才	南京中医药大学	北京中医药大学

（七）中医骨伤科学专业

序号	书 名	主 编		主编所在单位	
117	中医骨伤科学基础	李 楠	李 刚	福建中医药大学	山东中医药大学
118	骨伤解剖学	侯德才	姜国华	辽宁中医药大学	黑龙江中医药大学
119	骨伤影像学	栾金红	郭会利	黑龙江中医药大学	河南中医药大学洛阳平乐正骨学院
120	中医正骨学	冷向阳	马 勇	长春中医药大学	南京中医药大学
121	中医筋伤学	周红海	于 栋	广西中医药大学	北京中医药大学
122	中医骨病学	徐展望	郑福增	山东中医药大学	河南中医药大学
123	创伤急救学	毕荣修	李无阴	山东中医药大学	河南中医药大学洛阳平乐正骨学院
124	骨伤手术学	童培建	曾意荣	浙江中医药大学	广州中医药大学

（八）中医养生学专业

序号	书 名	主 编		主编所在单位	
125	中医养生文献学	蒋力生	王 平	江西中医药大学	湖北中医药大学
126	中医治未病学概论	陈涤平		南京中医药大学	